U0087626

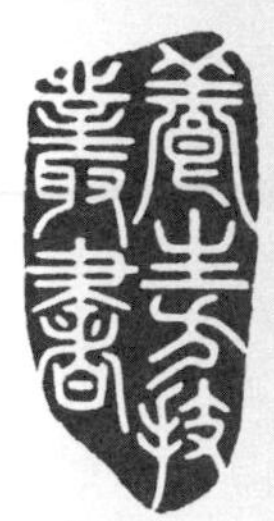

李建民 主編

華佗隱藏的手術

A Visual Journey through Chinese External Medicine and the World of Bodily Experience

外科的中國醫學史

李建民 著

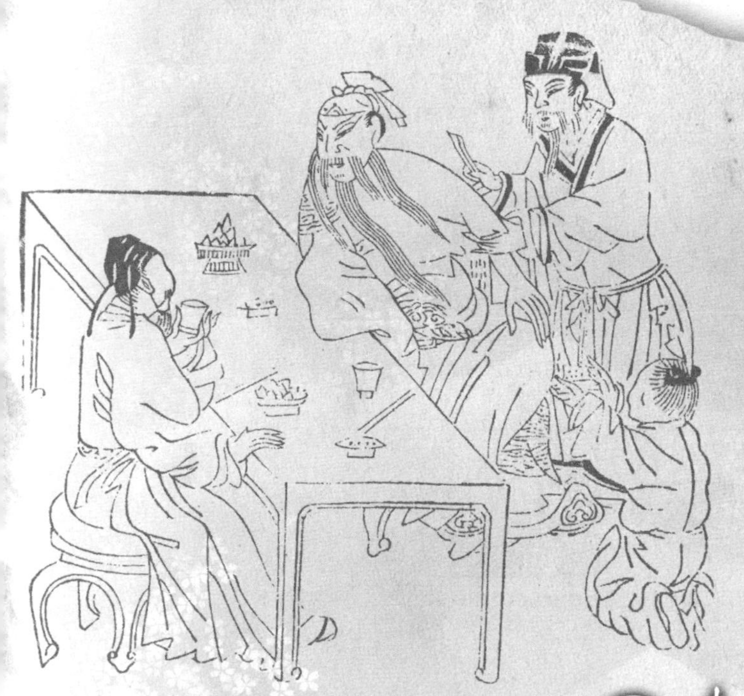

東大圖書公司

國家圖書館出版品預行編目資料

華佗隱藏的手術:外科的中國醫學史 / 李建民著.——
初版二刷.——臺北市:東大,2017
面; 公分.——(養生方技叢書)

ISBN 978-957-19-3031-2 (平裝)

1. 中醫史 2. 外科

410.92 99024744

© 華佗隱藏的手術
——外科的中國醫學史

主　編	李建民
著作人	李建民
企劃編輯	蕭遠芬
責任編輯	黃毓芳
美術設計	郭雅萍
發行人	劉仲文
著作財產權人	東大圖書股份有限公司
發行所	東大圖書股份有限公司
	地址　臺北市復興北路386號
	電話　(02)25006600
	郵撥帳號　0107175-0
門市部	(復北店) 臺北市復興北路386號
	(重南店) 臺北市重慶南路一段61號
出版日期	初版一刷　2011年3月
	初版二刷　2017年1月
編　號	E 410400

行政院新聞局登記證局版臺業字第〇一九七號

ISBN 978-957-19-3031-2 (平裝)

http://www.sanmin.com.tw 三民網路書店

「養生方技叢書」總序

這是一套展現人類探索生命、維護身心以及尋求醫治的歷史書系。

中國早期的「醫學」稱之為「方技」。《漢書・藝文志》有關生命、醫藥之書有四支：醫經、經方、房中、神仙。西元第三世紀，漢魏之際世襲醫學與道教醫療傳統的陸續成形，表現在知識分類上有極明顯的變化。《隋書・經籍志》的醫方之學與諸子之學並列，而「道經部」相應道教的成立，其下有房中、經戒、服餌、符籙之書。醫學史整體的趨勢，是逐漸把神仙、房中之術排除於「醫」的範疇之外。

醫學雖與神仙、房中分家，但彼此間的交集是「養生」。中國醫學可以界說為一種「老人醫學」、一種帶有長生實用目的所發展出來的學說與技術。養生也是醫學與宗教、民間信仰共同的交集，它們在觀念或實踐有所區別，但也經常可以會通解釋。中醫經典《素問》的第一篇提出來的核心問題之一即是：「夫道者年皆百數，能有子乎?」養生得道之人能享天年百歲，能不能再擁有生育能力? 答案是肯定的。這不僅僅是信念與夢想，歷來無數的醫者、方士、道家等各逞己說、所得異同，逐漸累積經驗，匯集為養生的長河。

醫學史做為現代歷史學的一個分支時間很短。完成於五十年前的顧頡剛《當代中國史學》中只提到陳邦賢的《中國醫學史》一書。事實上，當時的醫學史作品大多是中、西醫學論戰的產物。反對或贊成中醫都拿歷史文獻作為論戰的工具。撰寫醫學史的都是醫生，歷史學者鮮少將為數龐大的醫學、養生文獻做為探索中國文化與社會的重要資源。余英時先生在追述錢賓四先生的治學格局時，有句意味深長的話：「錢先生常說，治中國學問，無論所專何業，都必須具有整體的眼光。他所謂整體眼光，據我多年的體會，主要是指中國文化的獨特系統」。今天我們發展醫學史，不能只重視醫學技術專業而忽略了文化整體的洞見。這段話無疑足以發人省思。

如今呈現在讀者面前的醫學史書系，除了有幾冊涉及傳統中國醫學之外，我們還規劃了印度、日本、韓國的醫學史。有些史料第一次被譯介，有些領域第一次被研究。我們也邀請西洋醫學史的學者加入，日後我們也將請臺灣醫學史、少數民族醫學史研究有成的學者貢獻他們最傑出的成果。

我們同時期待讀者通過這一套書系，參與各時代、各地域的人們對生命的探索與對養生的追求，進而反省自己的生活，並促進人類在疾病、醫療與文化之間共同的使命。

李建民

自 序

記得年輕的時候，讀了許多奧地利作家 Stefan Zweig (1881–1942) 的作品。Zweig 的作品有很大一部分屬於歷史。他寫的歷史既有想像力，文筆又流暢；我常想現在的歷史作品，能夠跟 Zweig 的創作一樣那就好了。他的作品之一《人類的群星閃耀時》，其中一章寫 1815 年 6 月拿破崙的滑鐵盧之役，因為種種的原因，包括格魯希 (Emmanuel de Grouchy, 1766–1847) 的判斷錯誤，整個戰役一時逆轉。Zweig 寫得又緊湊，又發人深省：「格魯希考慮的這一秒鐘卻決定了他自己的命運、拿破崙的命運和世界的命運。在瓦爾海姆的一家農舍裡逝去的這一秒鐘決定了整個十九世紀。而這一秒鐘全取決於這個迂腐庸人的一張嘴巴。」

漫長的歷史，其變化往往取決於某些關鍵時刻甚至一瞬間。Zweig 說：「歷史是真正的詩人和戲劇家，任何一個作家都別想超越它。」

《華佗隱藏的手術》是一部醫學通史。醫學史的研究，如史學大家劉咸炘 (1896–1932) 所形容的「異學」，不在史學正統與主流之內；但這也與臺灣學風變遷有關，劉咸炘在《學略》說：「蓋學問不得其本，風會盛衰，迭相勝負，變無可變，棄而之他，斯固事理之必然。」

這本小書，雖然處理中醫外科從戰國一直到明清的漫長歷史，但也請各位讀者特別注意某些歷史時期的關鍵性。我基本上把中醫外科歷史分為兩大段，一是「手術的年代」，大概在唐代以前；另一是中醫外科的「內科化」時期，時間在宋代以降，自此中醫外科基本上沒有太大的變化。這兩段時期其實是重疊的，不過期間的分水嶺還是非常清楚。

清末民初的醫家彭子益 (1871–1949)，教導他人如何學習中醫外科，他說：「外科以徐靈胎《外科正宗》為最好，按其所用之藥之性，以系統學中氣、榮衛、臟腑、陰陽之理求之，便學著矣。」這完全是中醫外科「內科化」以後的結果，如果回顧歷史，就會發覺中醫外科有各式各樣的發展。

這本小書一氣直說，沒有學術論著的腳注形式。今人的主要二手研究，直接寫入正文，如張贊臣、尚志鈞、韋以宗、干祖望等。至於原始史料，若一一注出引述之版本，則本書的篇幅將會比目前的厚一倍。

中醫外科雖經歷了「內科化」，但如十八世紀的醫家徐靈胎所說，外科之法旨在「外治」。顧乃強、顧伯華的〈略論陳實功外治十法及其在臨床的應用〉，也指出這位明代外科醫家的治療除了開刀手術之外，有各式各樣的「外治法」。陳實功的著作稱《正宗》；外治即外科的正宗？與陳氏同一時代的吳文炳《軍門秘傳》，據稱是中醫第一本「戰傷外科專書」，外治膏藥仍佔相當醒目的地位。而其內容也有手術療法，及麻醉、止血諸方（馬繼興等選輯，《日本現存中國稀覯古醫籍叢書》）。

Thomas Bernhard 說：「盡可能做到不依賴任何人和事，這是第一前提，只有這樣才能自作主張，我行我素。」他又說：「只有真正獨立的人，才能從根本上做到真正把書寫好。」做為學者，往往是大學制度的一員，或是公務人員，受制於制度及人際關係，如何做一個真正獨立的人？許多學者如果一天沒做個什麼「長」之類的，他就不舒服；這些人行政工作一個接一個，做學問似乎只是兼差。也有些學者，一天到晚只想得到什麼「獎」之類的，看到別人得到什麼獎就渾身不舒服。

這本小書只為愛書、愛思考的人而寫，而習史者亦可於擿埴索塗之下，有所參照。在寫作風格上，我也盡量地自由發揮、不拘一格。有沒有可能變換一種寫作的表達，而爭取某一程度的「獨立」？

寫作是個人隱私。每一部作品多多少少含有自傳性。一個作者一生當中寫過許許多多的作品，但所有的作品都是「同一部」。就像所有的創作者一樣，一個學者只有在寫作的時候才感覺到快樂。女性導演 Liliana Cavani (1937–) 說：「我拍的電影是我自己希望在銀幕上看到的電影，如此而已。」著述者為己之學。作品本身是自給自足的。

我不想界定這本書是醫療史、身體史或其他；也許是屬於某一種「隱秘史」（Peter Burke，《什麼是文化史》）罷。

寫作《華佗隱藏的手術》的一開始，曾經跟家父談過這件事情，我沒有把握他到底知不知道我要做的工作。因為那時候他老年失智的情況已經慢慢地惡化。

最近我跟我三歲多的兒子看以前的照片，我告訴他有些照片中的人物是爺爺。他好奇地問，他怎麼從來沒看過爺爺？爺爺去哪裡？那些照片都是他剛出生不久照的，之後我的父親退化的情況急速惡化。接著他就癱臥在床，又不久他必須靠著插管維生。今年的父親節，我到加護病房看他，他的身上有呼吸管、食管、尿管，長滿了帶狀疱疹。看著父親在病床的樣子，我第一次體會「任人擺佈」這句話的意思。我俯身就父，告訴他他的孫子問候他好不好？我的這本小書的初稿，於父親節完成了。付剞劂之日，將本書獻給我深愛的父親，李鎮富先生。

李建民序於

2009.8.8

二稿於香港中文大學「比梭溪書室」2010.5.9

中國朝代年表

朝代 Dynasty, 國號 National Title	時期 Time Period
夏 Xia	公元前2070～前1600年
商 Shang（殷 Yin）	公元前1600～前1046年
周 Zhou	公元前1046～前256年
西周 Western Zhou 東周 Eastern Zhou	公元前1046～前771年 公元前770～前256年
春秋時代 Spring and Autumn Period	公元前770～前476年
戰國時代 Warring States Period	公元前475～前221年
秦 Qin	公元前221～前207年
漢 Han	公元前206～220年
西漢 Western Han 新 Xin 東漢 Eastern Han	公元前206年～8年 9年～25年 25～220年
三國 Three Kingdoms	220～265年
魏 Wei 蜀 Shu 吳 Wu	220～265年 221～263年 222～280年
晉 Jin	265～420年
西晉 Western Jin 東晉 Eastern Jin	265～316年 317～420年

五胡十六國 Sixteen Kingdoms by Five Clans of Barbarians	304～439年
前趙 Former Zhao	304～329年
成漢 Cheng Han	304～347年
後趙 Later Zhao	319～350年
前涼 Former Liang	324～376年
前燕 Former Yan	337～370年
前秦 Former Qin	351～394年
後秦 Later Qin	384～417年
後燕 Later Yan	384～409年
西秦 Western Qin	385～431年
後涼 Later Liang	386～403年
南涼 Southern Liang	397～414年
南燕 Southern Yan	398～410年
西涼 Western Liang	400～420年
北涼 Northern Liang	401～439年
夏 Xia	407～431年
北燕 Northern Yan	409～436年
南北朝 Northern and Southern Dynasties	386～589年
南朝 Southern Dynasties	420～589年
劉宋 Liu Song	420～479年
南齊 Southern Qi	479～502年
南梁 Southern Liang	502～557年
南陳 Southern Chen	557～589年

北朝 Northern Dynasties	386～581年
北魏 Northern (Later) Wei	386～534年
東魏 Eastern Wei	534～550年
西魏 Western Wei	535～556年
北齊 Northern Qi	550～577年
北周 Northern Zhou	557～581年
隋 Sui	581～618年
唐 Tang	618～907年
五代十國 Five Dynasties and Ten Kingdoms	907～960年
五代 Five Dynasties in the North	907～960年
後梁 Later Liang	907～923年
後唐 Later Tang	923～936年
後晉 Later Jin	936～947年
後漢 Later Han	947～951年
後周 Later Zhou	951～960年
十國 Ten Kingdoms in the South	902～978年
吳 Wu	902～937年
南唐 Southern Tang	937～976年
南平 Southern Ping（荊南）	925～963年
楚 Chu	927～951年
前蜀 Former Shu	907～925年
後蜀 Later Shu	934～965年
閩 Min	909～946年
北漢 Northern Han	951～979年
南漢 Southern Han	917～971年
吳越 Wu Yue	907～978年

宋 Song	960～1279年
北宋 Northern Song 南宋 Southern Song 遼 Liao（契丹 Khitan） 西夏 Western Xia（Tangut） 金 Jin（女真 Juchen）	960～1127年 1127～1279年 916～1125年 1032～1227年 1115～1234年
元 Yuan（蒙 Mongol）	1271～1368年
明 Ming	1368～1644年
清 Qing（滿 Manchu）	1644～1911年

華佗隱藏的手術

——外科的中國醫學史

目　次

大抵癰疽一科，尤難於諸科，所謂菩薩心、劊子手是也。得非心傳契妙，莫能臻此。——陳自明（約 1190–1272），《外科精要》

第一章　楔　子

祝味菊的偏見?

我國醫學，向無系統。就病理學而論，亦向無專籍。雖有《內經》一書，其中之涉及病理者頗多，然意旨微妙，語多空泛，且條理極其紊亂，初學得之非特茫無頭緒，亦且難於領會。至於西醫之病理書，則其敘述，井井有條，理論亦較為確當，殊非國醫籍所能比擬。

——祝味菊 (1884–1951),《病理發揮》

你所不知道的中國醫學史

關於醫學的「真相」是難以理解的。關於中國醫學史的原貌更是以偏概全。

不僅是中國古典醫學的病理，包括生理、解剖、治療的方法等等，有時候的確會讓現代的讀者，甚至專業的中醫師，有如上面引文所示祝味菊的種種感喟。中醫的確在許多方面令人茫無頭緒，而且難以領會。

舉例來說，一個人如果有「情志型的胃潰瘍」，按照中醫診斷的邏輯，肝木生土，可以使用四逆散。因為按照古典醫學的講法，肝主要的作用是主謀慮，而且跟人情緒的怒有密切關係。然而中醫學的五行結構是個循環，患者如果換了另外一種情況，就不能套用上述的診斷；而所開的藥方也因此有不同的適應症 (indication)。中醫的肝病不同於西醫所指稱的肝病。中醫的肝病是從若干主要症狀著手的，如「脇痛」，「嘔吐」，「胸滿」，「脘脹不食」，「飧泄」等等症狀入手。如此一來，中國醫學似乎成了一門自圓其說的學問 (a science of epistemological justification)？

你對中醫的看法是什麼呢？針灸很神妙、很神奇？把脈玄之又玄？中藥副作用少，但好像有時候也沒有什麼效果？

一般人對中醫還有什麼看法呢？中醫長於內科？今天大概很少有中醫師，會掛出自己是「中醫外科」的招牌罷。中醫如果有外科，又是治療哪些疾病的範疇呢？相對於中醫內科的治療方式，以湯液的方藥為主，中醫外科的治療方法有何特色？

我在長庚醫學院教書，我的學生並不完全了解什麼是中醫外科。有一個學生說：中醫外科其實就是「皮膚科」(皮科)；他說，中醫外科現在已經式微了，最多只是治療青春痘而已。如果檢讀程運乾編寫的《中醫皮膚病學簡編》(1983)，其中有關中醫古典外科文獻相當豐富。而且歷代的中醫外科所治療的疾病，限於癰、疽、疔、癤、瘰癧、岩（癌）症、皮膚病及少數的內癰（內臟潰瘍）；在抗生素發明後，癰、疽、疔、癤這一大類的疾病也已經顯著地減少了。

反之，我們很容易找到許多題名為「中醫內科」的教科書。例如，天津市中醫醫院內科編寫的《中醫內科》(1975) 便以外感熱病為全書主體。這些疾病表現為季節性、易傳染、或集體流行等特徵。

因此有開刀的需要、或必須動手術的疾病，絕大部分的人腦筋裡不會想到中醫。一般之見中醫是沒有「手術傳統」的醫學？但中國歷史上不是有一個華佗嗎？不過有些人腦筋會想起，華佗冤死，他的著作早被獄卒燒掉了；中國的手術傳統，在他一代及身而絕？

打開中國醫學史，上述的種種成見是正確的嗎？

中醫外科＝江湖郎中？

這幅圖（圖 1）是 1911 年刊登在上海《神州日報》的漫畫。這個攤子上面寫了兩個大字「外科」，這個「外科」不是西醫的外科，而是中醫的外科——一位貌似江湖郎中的醫生，正把火吹滅，另一手把已經加熱過的膏藥，貼在病人身上。

在郎中的攤子上，還掛了一個大大的葫蘆，似乎故作神秘；是啊，他葫蘆裡到底賣的是什麼藥呢？其實這個典故，是出自《後漢書・方術列傳》。中醫外科的形象，到了近代，已經是這副德性了。這種「路邊攤外科」似乎不太衛生；不過要講求「衛生」的觀念恐怕是現代醫學慢慢才建立起來的。

在《神州日報》另外有一幅漫畫（圖 2），醫館門口掛著「大方脈」（內科）的牌子，一個醫者邊為婦人把脈，並一派悠閒地喳吧喳吧乾吸著他的長烟管。

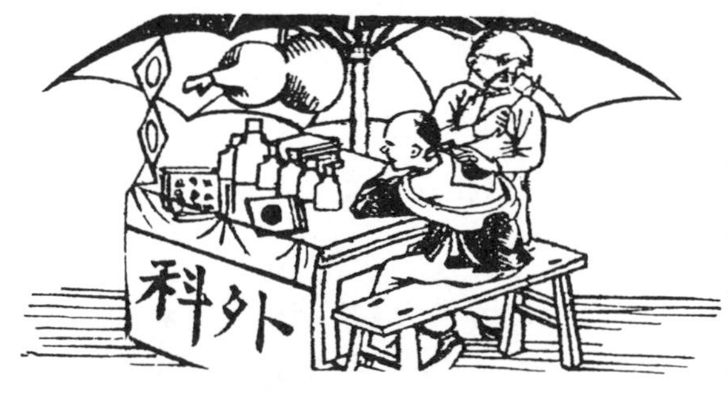

圖 1：二十世紀《神州日報》上的漫畫。清・西周生《醒世姻緣傳》第六十七回：「這外科十個倒有十一個是低人」。中醫外科是中醫史被遺忘的傳統。

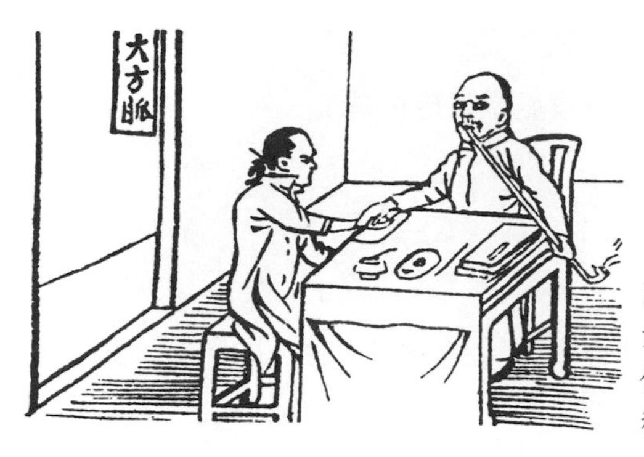

圖 2:《神州日報》漫畫的中醫「大方脈」(內科)。清末醫者余聽鴻提倡「治外科必須通內科」;中醫內科有不斷擴大化的趨向。

目不轉睛的注視

與《神州日報》大約同時代的《點石齋畫報》(1884 年 5 月 8 日創刊—1898 年),有這麼一幅叫做「治傷妙手」的圖畫(圖 3),是當時人並不難遇到的場面:一個因為械鬥而受傷的患者,而接受治療的日常生活小插曲罷。

病人躺在床上,腸子已經流出來了。醫生先讓患者喝下酒,目的大概是為了麻醉,解除病人的疼痛。腸子流出來後,接觸空氣會稍稍胖大,所以醫生用雪水淋澆數回,讓腸子恢復原狀,而後將腸子塞入腹腔,並用棉針縫合。

請看這幅圖在整個治療過程中,許多閒雜人等在觀看,他們好奇地看著、議論著這位老醫師妙手回春。一位婦人站在傷者前說三道四的,在醫師背後有一個人,躲在門縫之後,並目不轉睛地注視著這極具戲劇性的一瞬!

相較於前面內科診斷的場面,「治傷妙手圖」無疑充滿了緊張、扣人心弦的元素。一個中醫內科診斷的畫面,大概就是醫生凝神把脈,或開

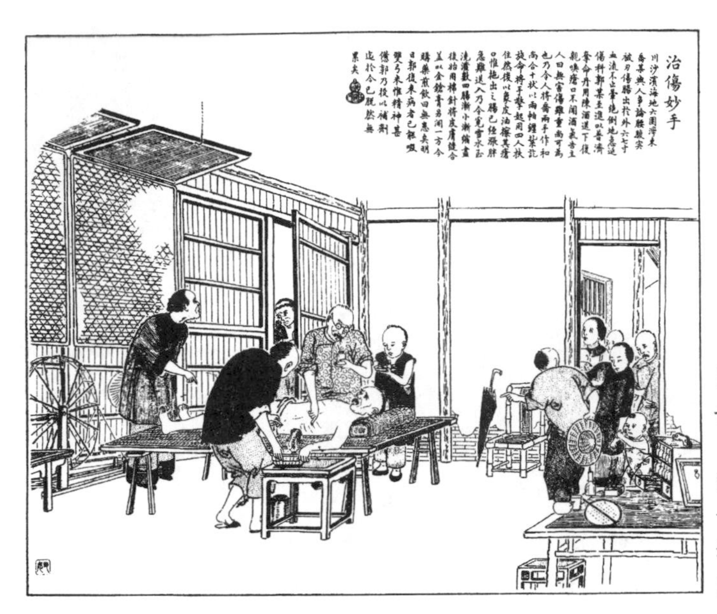

圖 3：這是吳友如（?–1893）在《點石齋畫報》的作品。畫面裡十九世紀中醫傷科手術空間堪稱簡陋。

藥方，有時候會針灸，如此罷了。

治療的方法，「內治」（飲湯藥）、「外治」（手術）給予旁觀者，更給予病人完全不同的體驗。後者，在醫療實踐可視為一種「表演」(mise-en-scéne)?

我們閱讀中國醫學史，似乎都忽略了中醫外科的故事?

美麗新生命

妻子說，她永遠忘不了那天早上我推著兒子走進開刀房、厚重的鋼門關起來的那一刻。那是李憫出生的第八天，除了吃就是睡；他動心臟手術的一早必須空腹，使得他哭鬧地想要吃奶，妻子著急地解開衣扣被護士制止，淚水忍不住奪眶而出。我們看著那小小的身軀在大而冰冷的手術臺上，心裡一陣一陣緊。

除了學術上的興趣以外，我個人的這件經歷讓我警覺「外科」的重要性。我的第二個小孩，在出生後的第三天被檢查出來有嚴重性的心臟病「大血管轉位」。醫生解釋說，嬰兒的心室主動脈與肺動脈生長完全顛倒，也就是結構性的錯誤。有些案例快則一週，慢則數月一定會因為結構錯誤而導致死亡。

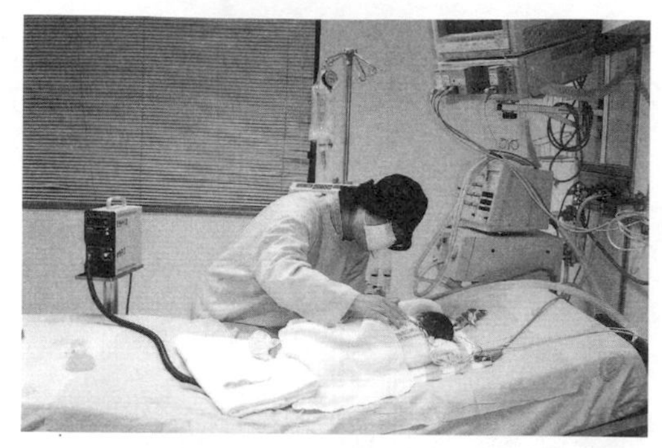

圖 4：這是臺大醫院，李憫心臟手術後住進恢復室。

臺灣 1960 年代以前，醫生面對這種先天性的心臟病是束手無策的；醫界嘗試為小生命開刀，但失敗率頗高。一直到 1990 年代以後，血管交換手術 (arterial switch procedure) 逐漸成熟，更多的先天性心臟病孩童因此而受惠。

這個手術必須鋸開嬰兒的胸骨，找出錯位的兩條血管再縫回去，同時對細如髮絲的冠狀動脈進行重植的工程。縫補心臟的階段，李憫的全身循環暫停，抽出他的全身血液由體外循環機運作；這個時候的李憫會呈現假死狀態，手術雖然長達八個小時，但真正關鍵時間只在二十至四十分鐘，若來不及完成的話李憫則有生命危險之虞。

這無疑是一個精密的外科手術。事實上，臺灣能做這種手術也不過十幾年。審視身上密布各種管線的新生命，四周嘟嘟作響的監視器，以及偶爾傳來一個與李憫相同病症，手術十分順利卻在兩個月後猝死的消息，干擾著我們的心情。

開刀容易，傷口癒合難。當我們把孩子接回家後，親自護理他的傷口，才發覺他從胸長達到腹部的傷口，有一局部始終是流有膿水而無法癒合。我們再一次送回臺大醫院，住院的醫師檢視傷口以後，馬上叫我們住院。經過細菌培養，才知道小孩子的傷口已經受到細菌的感染；從此一個月，一天四次醫院對小孩注射抗生素，他的傷口才慢慢癒合了。

這件事讓研究中國醫學史的我大受刺激。我一直以為大部分的疾病，只要把把脈、吃吃藥，偶爾扎個針灸就會好。但無可奈何有些疾病必須要動手術。像我兒子這個病，中醫就毫無辦法。首先，這種人體結構性的錯誤，要不是有精密的檢驗儀器，光是把脈是檢查不出來的。而現代中醫沒辦法動任何手術的；這也讓我突然想到，在漫長的歷史時代，如果有必須動手術的案例，中醫師到底如何處理？特別是傳統中醫並無細菌感染的概念，傷口久不癒合，他們怎麼辦？我們在小說裡面讀到華佗幫關公開刀，用以襯托關公的勇敢；其實大部分的人是平凡人，不像關公如此勇敢，開刀會痛，嚴重的時候發生休克。如何進行手術，特別是長時間、細緻的手術，真的是一大問題。而嬰孩與成年人的各種生理機轉十分類似，但是由於解剖學上的大小和相互關係與成年人的身體不同，對嬰孩動手術更是難上加難。

「無菌」的技術世界

現代化的外科手術，是要盡可能地避免患者傷口感染的問題。因此外科手術必須要在一個無菌技術 (aseptic technique) 的環境中進行。舉例來說，醫生如何刷手 (scrubbing) 是一種特殊的技術，醫生必須要接受一種特殊的練習；如何穿罩袍，甚至如何脫手套，都有一定的程序。而整個手術的區域，必須仔細地刷洗，患者必須剔毛等等，這都是全新的概念！而且經過可靠的研究，醫者動手術的過程中，如果有太多談話，不僅會困擾病人，手術中因為空氣引起的細菌感染，也會大大地增加。

請讀者比較前面《點石齋畫報》中「治傷妙手圖」所呈現的中醫外科手術的場面，這是兩種完全不同醫療概念，所展現出來的外科風景。

中醫也可以介入手術

我們與前面那一張《點石齋畫報》，中醫外科手術的畫面來做個比較吧。

這是 1970 年代（針麻大約起於 1958 年），一張中國大陸的中醫在展示針刺麻醉手術的圖片。所有參與的醫生，都身穿防護衣、手套、頭罩、口罩等等，簡單來說，動手術必須在一個「無菌」的環境裡。這是一個嶄新的概念。病人也同時在一個儀器可以監控的條件之下，接受治療。

請讀者特別注意：手術床上的病人，是一個女性的患者，她正在對著鏡頭微笑著。1970 年代中國對外開放，展示中醫的進步性，是告訴外

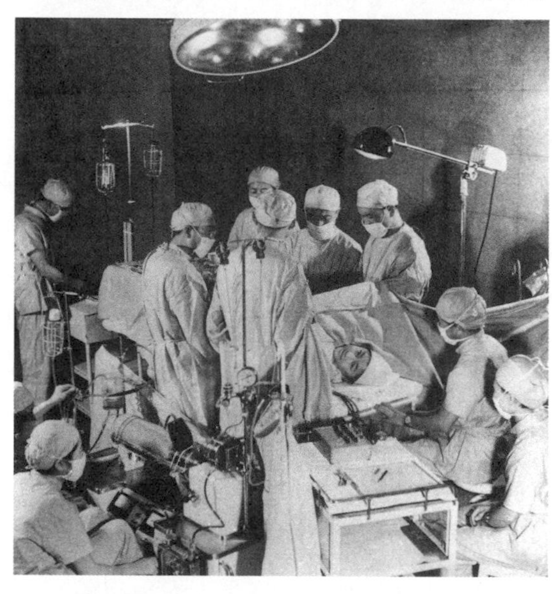

圖 5：針刺麻醉的技術，最早是 1958 年 8 月 30 日由上海第一人民醫院耳鼻喉科醫生尹惠珠完成的。

人中醫也可以介入開刀。有趣的是，一般人不是認為中醫長於內科嗎?為什麼這段時期中國對外宣傳的時候,卻特別展示中醫外科手術這部分?令人費解。

關於針灸麻醉的技術，以 1970 年代這段時間最盛；那段時期，主要是靠大量地宣傳以塑造典範。1972 年《人民日報》大肆宣傳了針刺麻醉獲得成功的消息。

報紙的消息可以盡信嗎？那是一個到處充滿魔法的激情年代。

美國哈佛大學公共衛生學院的心臟科教授 Bernard Lown 回憶，他在 1973 年跟著美國心臟科醫師代表，初次訪問中國大陸，這也是他第一次接觸到傳統中醫。也是在這個時候，他親眼目睹到中國官方宣傳針灸在手術上可以取代麻醉劑。在他的回憶錄 *The Lost Art of Healing* 有一段生動地記錄了他跟他的同仁，參觀了一位二十來歲年輕人心室中隔缺損的手術：「我剛好站在手術臺的正前方，所以能就近觀察病人的臉。整個畫面看起來很怪異，對我們這些受西醫訓練的醫師來說，感覺很不真實。手術中，病人好幾次張開眼睛說話，雖然他完全沒有心跳，一位傑出的外科醫師和我站得很近，好幾次用手肘輕輕推我，滿腹狐疑地對我說：『你也看到我看到的東西嗎?』他還悄悄說我們是讓中國人施了魔法，被集體催眠了。」

針刺止痛的技術容或可議；但如李約瑟所評估的，由於中共成功的宣傳，使中醫針灸引起現代科學家關注的程度「遠比其他任何技術進步都要深遠」(《中國古代科學》)。

Lown 的描述與我們前面所看到的針灸麻醉宣傳照的情況，是非常接近。這一類宣傳照大同小異，患者似乎是聽到指示：他們對著鏡頭微笑著，並愚弄著滿腹疑惑的觀眾?

我們回顧「中國人民解放軍廣州部隊總醫院」編寫的《針刺麻醉手

冊》(1973)：「針麻手術是在病人神志清醒的狀態下進行的。病人除了痛覺遲鈍或消失外，觸覺、溫覺、深感覺、運動及其他生理機能都能保持正常狀態。這樣就可以充分發揮病人在手術過程中的主觀能動性，和醫務人員一起用毛主席的教導互相鼓勵……。」

技術本位——手感

外科與內科的差別在哪裡？我覺得技術在外科是更根本的要素。臺大醫學院陳鐵宗醫生編譯的《外科基本手術技術》(1979)，在一開始就提到「許多實用的臨床技術多半由口授或學徒制的教學方式而流傳下來」。也就是說外科是以實作為基礎，而且不經老師的指點，一些非常基本的手術術式，初學者往往不知所措。舉例來說，手術傷口的縫合，最後往往需要打結 (tying knots)；醫生打結的技術好壞，足以影響患者傷口的癒合，而打結的方法有上百、上千種，這是一門技藝，是醫生反覆練習，可能也是其本身的一種天賦。手感的養成，不是死讀書而來，並不是把《內經》讀熟就可以的。什麼宇宙論、什麼陰陽五行、什麼虛實寒熱，這些實作的技術，跟你了不了解這些玄學，一點關係都不相干。

顧實 (1878–1956) 論西醫手術

余少富於好奇心，亦嘗粗學西醫，而以身嘗試，幾不保其生命，乃知西醫之道，一言以蔽之曰：「原以扶強抑弱。」更美言之曰：「汰弱留強。」強者幸而免，弱者必死矣。惟至衛生防疫，是其所長而已。是故西醫者，醫生而兼劊子手者也。不似我中醫之純粹為醫生者也。

從揚西抑中變為揚中抑西

一直到顧實的年代，動手術對中國人而言仍是極為新奇的體驗。顧實是東南大學中文系的教授，他的書《漢書藝文志講疏》、《重考古今偽書考》等，至今仍是我非常喜愛閱讀的著作。他對中西醫的態度，一開始是批評中醫。他說：「宗教的中藥，唯心的說明多，故以臆說勝。科學的西藥，唯物的說明多，故以實事勝。嗟夫！使天下事可徒憑臆說而不問實事者，則雖乾坤之毀，其如我何。而無如實事之不可掩，則今之中藥，雖欲不變於西藥，烏可得哉，烏可得哉。」

可是到了宣統二年 (1910)，顧實因為長年的右睪丸水疝，經英國醫士行摘睪術之後，神志慘鬱。突然之間他開始反對西醫，上面就是他在 1928 年所寫的長篇大論，說西醫乃醫生兼劊子手。跟他同時代的人江紹原 (1898–1983) 讀了他這些牢騷議論，便告訴魯迅 (1881–1936)，魯迅知道這件事後便說：「現在的人並不是今天確信這個，明天又改信那個，而是今天不信這個，明天也不信那個，不管他們口頭怎樣說；所以他（魯迅先生自己）『是不去研究他們的』。」魯迅是西醫出身的作家，當然反對中醫。

前面提到了針刺麻醉，接受手術的身體感，對許多人曾經難以言喻的經歷。林健雄編寫的《針刺麻醉探秘》(1972)，曾記載一位膿胸病人扈書軒的案例；他後來接受中醫針麻手術：「……過去，由於麻醉藥物的作用，扈書軒在手術後好幾天都昏昏沉沉，心慌氣短，吃不下飯，睡不好覺。有幾次手術後，因為嗓子裡堵滿了泡沫痰，咳不出來，發生窒息，醫生只好替他切開氣管輸送氧氣，才把他搶救過來。」

所謂的「身體感」，最主要的是來自患者主觀的疾病體驗，其實每個人有相當大的差異性。焦慮敏感的病人極可能過分放大自己身體的不適感；反之，老人或大部分糖尿病患卻很容易忽略自己身體所發出的警訊。

謝觀 (1880–1950) 論中西醫手術

治外必本諸內，是中醫要訣。其對於外症之辨別陰陽、消腫、潰膿、托里生肌、開刀、打針諸法，均極有研究。其能兼通內科，熟諳臟腑病理者，用藥尤精當。今人多謂內症宜中法，外症宜西法，殊不知西醫長處，在解剖縫割及清潔，於槍彈機械傷最宜，若關於六淫七情之外症，則懵然莫辨其由來，但守見症治症之旨，故收效不及中法之速。

歷來的中國醫學史都是「內科學史」。近代中醫提出「內症宜中法，外症宜西法」試圖切割；但 1930 年代謝觀的著作獨持異見。

謝觀評論中西醫外科的長短。西醫的外科主要是處理槍彈機械相關的外傷，善於手術。至於中醫的外科，主要是治療因為內科所引起的腫瘍、潰瘍；他認為這些疾病主要是因為人體內部所引起的，只是表現在體表而已。而且治療的原則是「治外必本諸內」，事實上這種想法是中醫外科長期「內科化」以後的結果。換言之，謝觀的意思不是中西醫各自在內科、外科有所長，而是中、西外科也各有所長。我在這本小書的很多部分反覆闡述這個觀念（詳下）。

外科手術對我們現代人的日常生活而言，幾乎是非常普通的體驗；但如前所述，顧實因為手術的緣故，以至於在中西醫學之間搖擺不定。而謝觀以中醫本位肯定西醫手術善於治外症，但仍然肯定中醫治療外科疾病內外兼治的「內科化」思路。豈不知中國醫學史也曾經有一段類似西醫的手術的年代？

接著，就讓我們進入中國醫學史的手術世界罷。

第二章　手術的年代

技術與醫學主流思潮

Whether an operation was performed or not depended not so much on whether the surgeons were able to perform such an operation technically or not as on the medical theories prevailing at the time.

——Henry E. Sigerist (1935)

什麼時候要動手術?

很多人直覺地以為，手術的成功或者是執行，主要是取決於有沒有這種技術。例如外科手術必須要有麻醉、止血等相關的醫療條件配合。事實上情況並不盡然，有時候反而是取決於醫者敢不敢做。儘管在條件比較差的情況之下，像沒有無菌式的手術房，有人以最簡陋、直接的方式取出子彈，或拔出箭頭。在必要或緊急的情況，甚至也不講究什麼消毒的步驟。

要不要動手術? 瑞士裔的美國醫學史家 Henry E. Sigerist (1891–1957) 認為要不要動手術，在正常的情況下是由當時最主流的醫學理論來做決定。其實也不一定。有時候動手術的技術不成問題，但患者因為各種理由不願意做（例如愛美），或者基於某種宗教禁忌而選擇其他代替的療法。

回顧歷史，將會發現在中國醫療史有一段可以稱之為手術的年代。這些種種手術的記載，並不是因為當時的技術已經達到某種水平，也不全然是當時的主流醫學理論支持這些手術的實踐。

一個切入中國醫學史的新角度

中醫歷代外科書目 231 種（張贊臣，《中醫外科醫籍存佚考》）：

1. 東漢 3 種 (1～3)
2. 南北朝 3 種 (4～6)
3. 隋代 7 種 (7～13)
4. 唐代 12 種 (14～25)
5. 宋代 32 種 (26～57)
6. 金、元 8 種 (58～65)
7. 明代 60 種 (66～125)
8. 清代 101 種 (126～226)
9. 1911 年後 5 種 (227～231)

中醫外科發展的主要趨向——一個假設

中醫內科的典籍可謂汗牛充棟，相對來說外科的書籍少得可憐。

上面是近代一位有名的老中醫，上海中醫學院張贊臣 (1904–1993) 所編著的一本重要著作。張贊臣收集了中國外科著作一共 231 種。他所收集的外科書籍未必完全，但其所顯示的整個發展趨勢，應該是沒有錯誤的。其中，在外科書籍 231 種之中，1911 年以後，這個領域幾乎是乏人問津。也就是中醫外科到了近現代，跟西醫外科幾乎是把整個距離拉開了。他也在書中提到一個重要的外科史上的轉變：「宋代以前，對外科病的治療，內服方不佔主要地位，經過陳自明的倡導，不但方劑的種類增多，而且在醫療技術方面也有進一步的提高。」他所提到宋代醫家陳自明，我們在這本書的第三章，會提到他的重要著作《外科精要》。

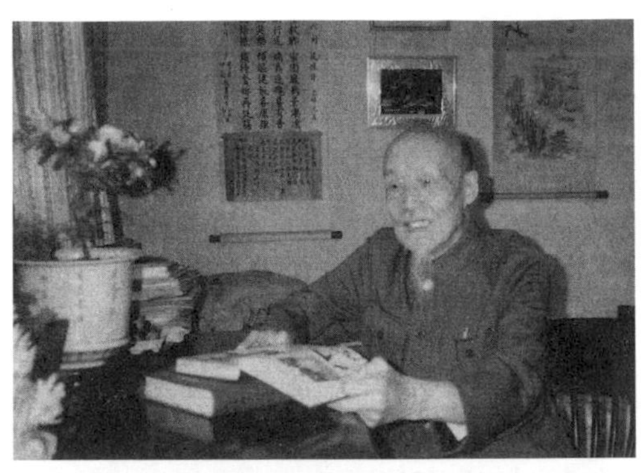

圖 6：張贊臣是耳鼻喉科、外科大家。他主編的《醫界春秋》(1926–1937) 是近代中醫界重要的學術刊物之一。

其實中醫外科的治療方法，內服方（湯劑）的增多，只是中醫外科「內科化」的一個面向而已。「內科化」是這本小書迤邐不輟的一個主要脈絡。此外，我們會在這本書詳細地敘述，中醫外科其實存在著一個尚未為人所了解的手術傳統。一直到傳統時代結束，中醫外科重視手術，然最終手術的保守派取得了勝利。而這個歷史的發展，不僅是中醫外科的歷史，亦是中醫內科不斷擴大化的歷史。換一句話說，這個發展歷程同時是中醫領域不斷地縮小，甚至是式微的過程。

中醫外科的重要性

在我研究中國醫學史的歷程裡，沒有注意中醫外科史的問題。目前中國醫學史研究的主流，基本上是針灸、內科傾向所建構出來的身體觀（感）及技術史，不少醫學史研究者以學習針灸做為入門，甚至本身即是針灸醫生。然而，如果回顧歷史，外科的起源無疑早過內科；人類在環境受刀傷，皮膚有潰瘍，易受感染，甚至各種原因造成體表的腫脹，或者骨傷脫臼等等，無疑佔絕大部分。《左傳》說：「三折肱知為良醫。」折肱多為出臼、骨折等外科病。而內科的成立需要在經絡學說、臟象學說等條件成熟後，才逐漸與外科有所區隔。

最早醫學的目光所凝視的身體是皮膚、肌（筋）肉、骨骼，而不是相對抽象的氣、經脈等概念罷。

從開顱術說起

中醫外科史或許可以從中國第一個成功的手術案例說起。

2001 年 3 月，山東省廣饒縣傅家村，編號為 392 號墓葬新出土了人骨標本。根據考古人員的推斷，這個墓葬的年代屬於大汶口文化的中期偏晚，距今也有五千多年。

392 號墓主的頭蓋骨，根據相關學者例如山東大學齊魯醫院神經外科教授鮑修鳳先生的研究，墓主曾經腦顱受傷並進行開顱手術治療，在

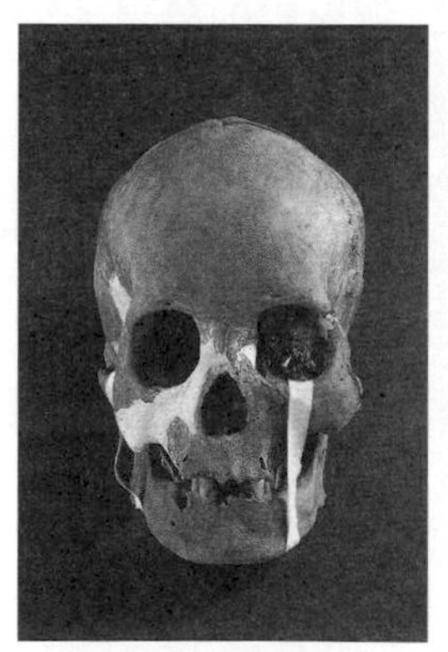
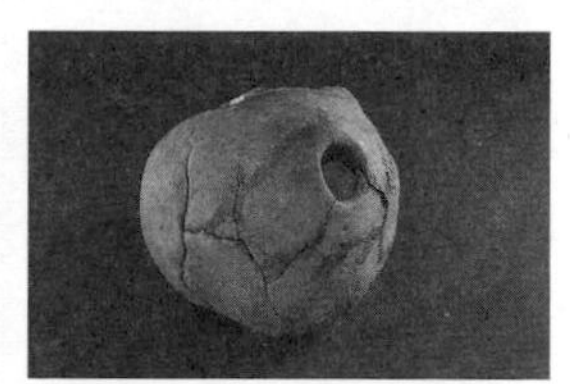
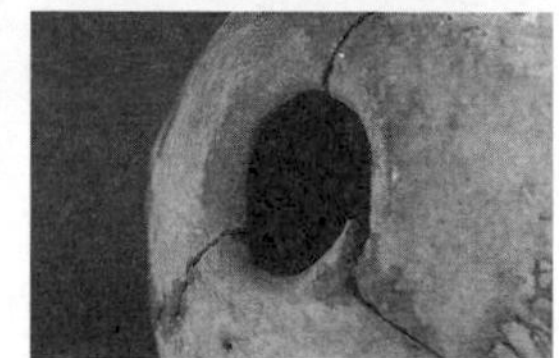

圖 7：人工開顱手術後墓主長期存活、骨組織修復的例子。

術後還存活一段時間。報告說:「該顱骨的近圓形缺損應係人工開顱手術所致。此缺損邊緣的斷面呈光滑均勻的圓弧狀，應是手術後墓主長期存活、骨組織修復的結果。這是中國目前所見最早的開顱手術的成功實例。」這個頭骨右側頂骨靠後部，有一個因手術所形成的 31 × 25 毫米，近圓形的缺損，請讀者仔細地看這張照片。

當時動開顱術的人，到底使用什麼樣的器械？以至於能夠在止痛技術、感染知識缺乏的情況之下進行這種手術，而患者竟然可以存活相當時間？

除了山東廣饒出土的頭蓋骨以外，新疆吐魯番、青海民和、大通、河南安陽、黑龍江泰來等地都出現了一些留有開顱手術的頭骨。事實上這種開顱手術的頭骨，在世界各地都有發現。大部分的顱骨手術所留下來的手術部位，據統計都是在頭部的左側或是正面。有的學者推測之所以會如此，是因為古代的這些手術，可能都是因為戰爭受傷而造成的。大部分人都是用右手拿武器，因此在戰場上搏鬥時，受傷者往往是左側的頭部受到擊打。不過也不能排除這些受手術者本身是因為疾病的緣故，例如顱骨本身長了腫瘤，開顱術可以減低腦壓，緩解疼痛等。

著名的醫學史家范行準 (1906–1998)，在談到中國醫學史的最遠古的時代說，人類最早期其實最注意兩大類的疾病，「傳染病與外科創傷較被重視」。他的說法也顯示了外科歷史的重要性。如果我們翻開文獻的記載，《周禮》的醫官有「疾醫」與「瘍醫」的分職，正好是處理上述兩大類的疾病。

中醫外科的範疇（《周禮》）

中醫外科史的「外科」這個術語，最早起於南宋，我們在第三章會提到。早期跟外科有關的疾病與治療方法，稱之為瘍醫。不過，古代內科或外科的醫生，有時候都是要動手術的。這裡指的「手術」，在中國古代主要是利用刀、針等器械，侵入人體以治療疾病或設法改變身體的狀態。

值得一提的是，本書以下所使用的「手法」（清代醫者徐靈胎）、「手術」（清代醫者馬培之）等術語，都是傳統中醫曾經使用過的名詞，並非從西醫移植而來。而「手術」一詞，在民國以後更廣泛使用。我們查閱行政院中醫藥委員會網站 102 種傳統中醫典籍電子檔，以及《中華醫典》收錄 650 本關於外科針灸的典籍，只有兩本書使用「手術」這個詞，而這兩本書都是民初的外科書籍（《外科方外奇方》、《瘍科綱要》）。

中醫界有人嘗試依照手術做為區分內外科的依據，大概是起於二十世紀的四〇年代開始。孟慶雲指出：「中醫曾以手術操作為主屬外科，非手術為主的治療屬內科，又把瘡瘍和皮膚病獨立為皮膚科，這種劃分象類西醫學的分科。」（《中醫百話》）以下我們就來看，大致成書於戰國時代的《周禮》，有關瘍醫的記載。

《周禮》中有所謂「瘍醫」，其所處理的疾病包括四類：腫瘍（未潰瘡瘍）、潰瘍（已潰瘡瘍）、金瘍（銳器傷的創傷）、折瘍（骨折或脫臼）等。而各種「瘍」所引起的身體感如腫、痛、癢 (pruritus)、膿 (pus) 及麻等，與內科疾病相當不同。中醫外科疾病大多以生于體表，目之可視或手可以直接診見為特徵；在病因方面則偏向局部的、外在的因素。以下我們有進一步討論。

《周禮》中的瘍醫

《周禮》把醫生的職責一分為四，其中「疾醫」一職類似於後世的內科醫生（疾醫主要處理的疾病是季節性的流行病或傳染病），而「瘍醫」近乎後世的外科醫生；瘍醫所處理的相關疾病，都是後世題名為「外科」或「瘍科」相關典籍所需處理的疾病。

漢代的經學家鄭玄 (127–200) 在註解《周禮》有關瘍醫的部分，特別提到應該是漢代的外科治療方法之一：「今醫人有五毒之藥合黃堥（音茅）置石胆、丹砂、雄黃、礬石其中，燒之三日三夜，其煙上著，以雞羽掃取之以注瘡。」由於很多外科疾病，是體表肌肉潰爛感染的疾病；上述的治療方法顯示，至少在東漢時期，中國醫學已經有人工煉製汞劑，以治療外科疾病，特別是腐蝕瘡肉。中醫外科用藥多礦物藥，大凡石類多主癰疽。例如，粗理黃色磨石、礪石、麥飯石等。尚志鈞〈古方用礦石治癰疽例〉一文有討論，此外，李零的研究也發現了，做為服食的許多礦物藥及煉丹術的原料，許多兼有「治外傷效果」（《中國方術正考》）。我們在這本小書的第四章，會提到所謂的升藥與降藥，這一類腐蝕肌肉的藥方。腐蝕性藥物與內科的內服藥方，完全是不一樣的。

《周禮》瘍醫提到的治療方式，除了用腐蝕性的藥物去除腐肉以外，同時也使用一種外治法，稱之「劀殺」法。「劀」讀作「刮」，主要是運用器具刮去體表的膿血、消除腐肉。這也類似一種手術療法。雖然手術並不能用來定義中醫「外科」，但中醫「外科」的治療方式與內科的差別，是後者主要以內服藥為主，而外科主流更多的是使用外治法。早期中醫可以稱為「外治醫學」。

上述二種都是瘍醫外治法。清代的名醫徐靈胎 (1693–1771) 在他的重要著作《醫學源流論》一篇論文〈瘍科論〉就提到：「瘍科之法，全在外治，其手法必有傳授。凡辨形察色，以知吉凶，及先後施治，皆有成法。必讀書臨症，二者皆到，然後無誤。其升降圍點，去腐生肌，呼膿止血，膏塗洗熨等方，皆必純正和平，屢試屢驗者，乃能應手而愈。」不過徐靈胎也強調，外科的醫生跟內科的醫生差別，後者有時候可以無師自通，甚至通過讀書學成，但外科的情況更強調師徒傳授：「外科總以傳授為主，徒恃學問之宏博無益也。有傳授，則較之內科為尤易。」

有人以為中醫外科「偏重內治」，這完全是印象式、沒有史料根據的說法，由李競等編寫的《瘡瘍外治法》(1998) 臚列了傳統中醫各種外治法，包括「手術療法」。

徐靈胎總結外科之所以跟內科的區別，後者的治療方法主要是內服方藥，而「瘍科之法，全在外治」。中醫的外治法是各式各樣的，我們舉湯藥的經典《傷寒論》為例，在這本書中就提到了不少外治法。例如治療服用大青龍湯後，出汗過多而以溫粉撲法，又例如首先運用了通便的栓劑，和治婦女陰中生瘡的洗滌用藥。其他又如鼻內吹藥、塞耳、灌耳、舌下含藥、浸足、坐藥、薰法、暖臍、烙法等等。而在中醫外科所提到的外治法中，後世外科最有爭議的當然是利用刀針的手術療法。

徐靈胎也提到外科疾病與內科不同，因此在用藥上也有所差異：「外科則多用現成之藥，尤不可辨，其立心尤險。先使其瘡極大，令人驚惶而後治之，並有能發不能收，以致斃者。又有偶得一方，如五灰膏、三品一條槍之類，不顧人之極痛，一概用之，哀號欲死，全無憐憫之心。」

總結來說，《周禮》的瘍醫所處理的疾病，與疾醫不同；瘍科所處理的疾病，大都是有外表症狀可憑的「有形之疾」，而在治療方法偏向外治法包括手術。這兩點應該是瘍醫與內科最大的區別。

外科疾病的特徵

如上所述，《周禮》中的瘍醫，治療的疾病有腫瘍、潰瘍、金瘍、折瘍等等。這些疾病大約有三種共同的特徵：其一，為局部疾病；其二，可以目擊或者手測；其三，病灶為紅腫熱痛；有些潰則膿血流出。

然求之三義於內科，如丹毒，如鼻病，如扁桃腺炎（即單蛾雙蛾），如猩紅熱等，都有局部症狀可以目測。而腫紅熱痛甚至潰爛者，有些內科疾病也是如此。內外科病之不易區分如是。局部病變而引起功能障礙、神經障礙、血行障礙不可勝類，大則癰瘍，小則疔毒，聚則痔漏，散則疥瘡，這些外科疾病所發的症狀，有時候與急性傳染病或慢性雜病並無絲毫差異。

反之，因全身疾病而外透於人體局部者，亦不可勝數。舉例來說，糖尿病之患癰毒，結核病之患瘰癧，營養不良之濕疹，血行不良之瘡癬等等，均類似外科疾病而非外科手術與方劑所能完全處理，而有待內外科共同治療。以下所附相關的圖像，依稀足以顯示上述中醫外科疾病的基本特徵。

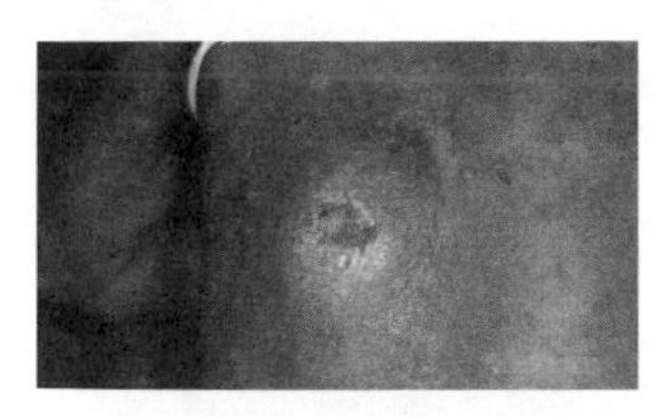

圖 8：瘍醫所治療的疾病是「有形之病」。《靈樞》提到「願盡聞癰疽之形」，外科之病證多有形狀可憑。這是背疽圖。

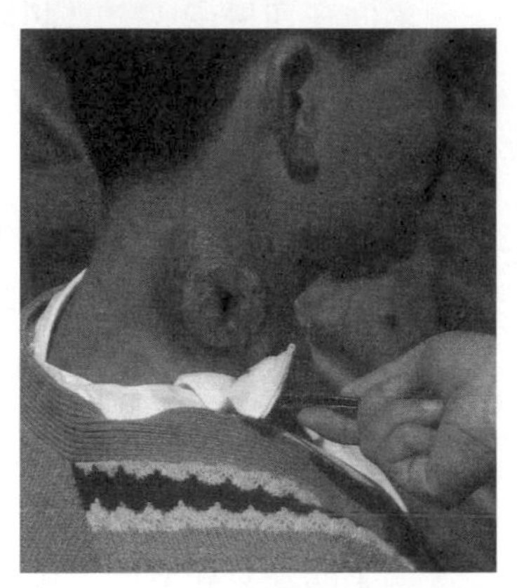

圖 9：瘰癧，或稱頸淋巴結結核。該病潰破後，有膿液流出，創口形成了一個空腔，其狀可怖。

俞跗的三種不同面貌

中國人對早期神醫的想像，有一位與扁鵲齊名，為人所忽視的醫生「俞跗」，在他種種不同的面貌裡面，其中以外科醫的形象出現，最引人注目。

俞跗出現在相關的史料，以西漢年間幾本著作最為豐富。這些記載似乎有一個共同的資料來源，比較有趣的是，可以從不同作者改動的痕跡，了解當時醫學的思想。漢文帝時代的博士官韓嬰，在他的《韓詩外傳》記錄了許多古代故事與傳說的典籍，說「俞跗之為醫也，搦（音懦）木為腦，芷草為軀，吹竅定腦，死者復生。」這裡似乎說，俞跗用木與草製成了一個人偶，而且對著這個人形吹氣或者薰灼其九竅而治病；這似乎是一個巫醫的形象。

然而在司馬遷（約前 145—前 90）的《史記》，俞跗卻成了一個可以動大手術的神醫，「一撥見病之應，因五臟之輸，乃割皮解肌，訣脈結筋，搦髓腦，揲（音舌）荒爪幕，湔浣腸胃，漱滌五臟。」司馬遷改動有關俞跗的相關記載，俞跗的醫術例如切開患者的皮膚、剖開肌肉，輸通筋脈，結紮筋腱，最後手術者可以直接處理人的膈膜，甚至清洗腸胃；毫無疑問，這是現代醫學才能達到的醫學境界。而這些記載「割皮、解肌、訣脈、結筋」，符合人體一層一層、由表到深的結構。司馬遷為什麼可以想像出這些手術的細節？

到了西漢末年劉向（前 77—前 6）受命校閱古籍於天祿閣，並撰寫了《說苑》等書。在《說苑》中，俞跗的形象再次有所變化，此時俞跗既非巫醫也非能動大手術的外科醫，而是比較接近我們所認識的，熟識人體的經脈，而用按摩、吹氣、薰灼等一般人比較熟悉的辦法，來治療昏迷病人的醫生：「俞跗之為醫也，搦腦髓，束肓莫（膜），炊灼九竅而定經絡，死人復為生人。」

其中上述的「經絡」這個詞的出現，在非醫學的典籍當中，除了《漢書・藝文志》與《說苑》以外，還不見於漢代其他的典籍。

俞跗在上述三種典籍裡面不同的面貌，巫醫擁有的特殊技藝似乎更接近於外科醫的形象；司馬遷也說扁鵲飲用了一種特殊的藥物，之後就可以隔著牆透視另一邊的人。扁鵲利用這種本事，可以看到病人五臟病兆的部位，這種具有 X 光般的眼力與俞跗神乎其技的外科手術是一樣的。司馬遷應該不是好說神怪的人，但這個故事他改動得最多，俞跗的醫術最具戲劇性。他本身受過宮刑，而且有關扁鵲與淳于意的資料有若干涉獵，因此對這個時期的外科手術應該不陌生？

淳于意病案所顯示的戰國西漢醫學

如前所述，雖然《周禮》有「瘍醫」的醫學分工，但在實際上民間的醫生處理各式各樣的疾病；傷瘍等外科疾病，在這個時候並不是一個獨立的醫學分科。我們就以記載比較豐富的淳于意的病案來做說明。淳于意（前 205—前 150）臨淄（今山東淄博）人，因其曾任太倉長，故有「倉公」之稱。

我們先來品味幾則精彩的醫案。

在淳于意極為豐富的醫療經驗裡面，曾經治療齊國的御史大夫屬下的辦事官員頭痛的問題，這位患者在腸胃之間長了「毒瘡」，他預測患者在五天之後肌膚會腫起，八日之後「嘔膿死」。這是因為患者體內有「內疽」，而導致了體內臟器潰爛，產生了病理的粘液（膿）。病人嘔膿，膿盡則死。

另外一則淳于意的病案裡，他診斷了齊王身旁的侍郎：「肺傷，不治，當後十日丁亥溲血死。」這位患者肺臟破損，淳于意預測他即將在十天之後尿血而死。原因是死者生前從馬摔下、跌在石頭上。這在《周禮》的瘍醫中，是屬於外傷的範疇。淳于意也治療齊國一名侍醫叫做「遂」的病人，這位侍醫好五石（五種礦物藥），由於礦物藥吃了以後，身體容易發熱，而且在體表長疽或癰瘡之類的疾病。淳于意診斷，五石之類剛烈之藥，進入體內催動陽氣：「陰病益衰，陽病益著，邪氣流行，為重困于俞（穴），忿發為疽。（淳于）意告之後百餘日，果為疽發乳上，入缺盆，死。」果然，這位侍醫在身體長了毒瘡，發作的部位在乳頭上部，並且慢慢擴及鎖骨的上窩，最後死亡。

淳于意留下的病案，絕大部分都是跟內科有關的案例，不過從上面所舉的例子來看，他也處理有關瘍醫外傷等等的相關疾病。這種情況，也發生在名醫扁鵲的身上；扁鵲能治療各式各樣的疾病，如「帶下醫」（帶下指帶脈以下的疾病，類似後代的婦科病）、「耳目痺醫」（專治耳聾、眼花、四肢不通的疾病）、「小兒醫」等等。史書上形容扁鵲隨著各地不同的習俗，而改變行醫的類別。

除了扁鵲或淳于意之類的名醫，當時的社會應該存有各式各樣的庸醫，這些醫生能看的疾病很有限，不難想見從事外科或瘍醫之類的醫生，有不少是這一類的醫生。陳直先生 (1901–1980) 在他的一篇鮮為人知的論文〈戰國醫人小璽匯考〉，利用戰國時代的印璽，討論那個時代醫生執業的情況。從他所收集的史料來看，從事外科的醫生不少，如「事瘍」、「事疕」、「事癰」、「兼瘍」、「瘍丁（疔）」等等的醫者最多。此外，這些史料也提到了不少醫者，可以治療疥瘡、慢性潰瘍、體表有痣、腫痤（音矬）、疣、乾癬以及腫瘤等疾。

上述古璽的史料所提到的疾病史料，包括後代所謂的內外科疾病，但外科病為多。陳直解釋說，戰國這些醫生一人不能兩工，只能治療一種疾病，發揮專長。事實上，這些醫人的印璽並不能說明當時「醫學分工的細密」，反而說明有不少所謂的醫生，他們的醫學技術只專治療某些外科的疾病，與前述扁鵲、淳于意等名醫兼通各科不一樣。

與《內經》同時代的出土文獻

除了前述的傳世文獻以外，我們也來看看近年來出土文獻的一些相關記載。

1973 年底，湖南長沙馬王堆三號漢墓，出土了大量的古醫書簡帛。與外科有關的是一本方書《五十二病方》，這本方書的成書年代是公元前三世紀末左右的寫本。根據最早整理這批醫書的研究團隊「馬王堆帛書整理小組」指出，這本應該是中國最早的醫方，內容記載了相關疾病「尤以外科病名為多」，而且在治療方法上也包括極為豐富的手術。《五十二病方》總共有 283 方，308 法；內飲方藥有 62 方、祝由方有 34 方，其他的治療方法都是屬於廣義的外治法。這是《五十二病方》極為顯著的特色。

在《五十二病方》中的外科疾病，因為器械性所引起的外傷佔很大的部分，舉例來說，有「金傷」、「刃傷」、「傷者」、「血出」等名稱。另外有因為寒冷所引起的凍傷、與漆接觸過敏所引起的漆瘡。書中也提到了不少化膿性的疾病、癰疽等等。相關性的潰瘍性疾病、動物咬傷、肛門疾患（如痔瘡等等）、皮膚病、腫瘤（癭、疣）等等。

特別值得我們注意的是，《五十二病方》存在為數相當可觀的手術療法。舉例來說，如果人被狗咬傷，「令毋痛及易瘳法」，就是讓患者躺臥，同時用酒清洗傷口，並用刀將傷口擴創，使壞血有所出路，減低惡化的危險。這是在還沒有狂犬病血清的球蛋白可以注射年代的具體作法。

《五十二病方》有不少手術是跟痔瘡有關，例如肛門周圍有突出來的痔瘡，大的似棗，小的似棗仁；治療的方法是用動物的角做為拔罐工具，將痔核撥出，再將痔核用小繩子結紮起來之後，用刀割除。

書中關於痔瘡的手術，另外一例有非常詳細的記載，步驟如下：牝痔之息肉塞著肛門，可將狗殺死，取一個狗膀胱，扎掉兩個出口，用一條小竹管插入膀胱內，將做好的狗膀胱慢慢插入肛門內，向膀胱吹氣，使之產生一定壓力，向外拉將息肉拉引出肛門之外，用刀將息肉割掉，再用準備好的黃芩末敷在傷口上。

另外治療小腿慢性潰瘍的外科疾病，治療方法主要是用藥水來清洗創口，同時要把腐爛的肌肉進行清瘡的手術。直到新肉長出，清瘡的手術才停止；而且這種方法也合併內服或外敷的藥物一起治療：「肉產，即毋入湯中矣，即自合而瘳矣。服藥時毋禁，及治病毋時。」

又例如人身上如果長了末端大如馬奶、根部細小的贅疣，可以用白附子減輕患者手術的疼痛，再以繩子綁在病灶的根部，將疣拔除。

這段時期有關外科手術的記載，如《五十二病方》所示，應該大部分記載在方書之中。我們如果仔細檢查理論性的醫籍如《內經》，就會發覺手術的相關記載，相對來說十分地少（詳下下節）。《漢書・藝文志》的分類，這個時期有關醫學或生命相關的知識體系，有「方技略」一門。在「方技略」的四大分支裡面，有所謂的「經方」一支。「經方」是指常用的醫方或病方書。在《漢書・藝文志》裡面就收錄了《金創瘲瘛方》三十卷。這無疑是跟外傷有關的醫方書。

所謂的「瘲（音縱）瘛（音契）」這一類疾病，有人說是癇疾。瘛在古代是瘋狗的意思。我們在《五十二病方》也發現了被犬咬傷也是屬於外科的疾病。

關於出土文獻，我們還要提到張家山《脈書》。1983 年在湖北江陵縣張家山 247 號漢墓出土了大批的竹簡。墓主人去世於公元前 186 年或其後不久。而這位墓主的身分是一名低級官僚。從隨葬品判斷，他喜歡法律、算術及醫學等實用性相關知識。跟外科有關的記載出現在《脈書》。

《脈書》一共有六十六枚竹簡，內容分為兩部分，第一部分描述了六十幾種疾病，基本上是從頭到足次第的排列。

張家山《脈書》第一部分所敘述的六十幾種疾病，有關外科的疾病過半。《脈書》記載這些疾病，從頭到身體，接著從身體內部的臟器到腳，然後是敘述全身性的症狀。這本書在講解各種疾病不同部位的名稱，甚至同類病灶在不同部位就有一個專屬疾病名稱，舉例來說：「病在頭，農為□，疕為禿，養為□」、「在面，疕為包」、「在身，疕如疏，養，為加（痂）」。

《脈書》對疾病的命名、歸納，也是「內病」（與人體內部經絡、內臟相關疾病）不斷深化、增加的界定過程 (framing)。商代留下的甲骨資料，有「疾首」、「疾目」、「疾腹」、「疾耳」等，都是以人體部位命名的。到了《脈書》已涉及對個別疾病的病理過程，如對腸中的病分為十一種不同情況解說。不久，醫家即按照經脈的循行歸納相關的疾病群。

《脈書》的診斷方法，只用到所謂的望診與切診（觸摸）這兩種方式，其中只有極為少數的疾病，涉及到問診及聞診。這本書所顯示的診斷方式主要是直接診查，即對局部具體病灶進行治療的模式。中醫外科的身體觀與身體感，與內科有何根本性的差異，是我們必須關注的。

醫者固然可以透過各式各樣的診斷技巧來探知病人身體說不出的秘密。但是由於每種疾病性質不一樣，也很難有一個比較普遍的標準以做為診斷。患者的身體感也常常不容易用精確的語言來表達，每個人對語言的運用能力其實也有相當的差別。而身體感也可能是患者受到暗示，或者經由學習而來。當我們閱讀醫籍的時候，往往對古代一些身體感的描述感到陌生，如《傷寒論》所說的「欲作奔豚」，到底是怎麼樣的一種身體感知呢？我們研究醫學史不可忽略病人主觀身體感受及其歷史語境，但其實這種研究取向也有它一定的局限性。

蟲論與氣論

戰國兩漢的身體觀與病因觀，以氣論為主流；這幾乎是研究這一段醫學史的常識。不過，如果我們仔細看前述的張家山《脈書》所提到的六十幾種疾病，不僅外科疾病為大多數，書中特別提到的病因又以「蟲」令人感到印象深刻。

如果我們閱讀當時的主要經典，例如《靈樞》就說：「喜怒不適，食飲不節，寒溫不時，則寒汁流於腸中，流於腸中則蟲寒，蟲寒則積聚，守於下管，則腸胃充郭，衛氣不營，邪氣居之。人食則蟲上食，蟲上食則下管虛，下管虛則邪氣勝之，積聚已留，留則癰成，癰成則下管約。」可見一些化膿性的疾病，主要的病因是為蟲，這種病也叫做蟲癰。在稍晚的醫書，唐代的《外台秘要》轉述了第三世紀醫家王叔和的觀點，王叔和云：「其候口唇皆生瘡，唾血，上唇內有瘡如粟者，則心中懊憹痛，如此則此蟲在上，乃食五臟，若下唇內生瘡，其人喜眠者，此蟲在下，食下部方。」顯而易見，這些人體的蟲會導致各式各樣的傷口及相關的症狀。東漢晚年的道教經典，甚至把一些相關的外科疾病與蟲有所連繫：「疽癘傷疥，盡從腹中三蟲之屬。」

這裡所提到與外科疾病有關的各式各樣的蟲，與當時氣的學說多多少少有一些關連。《大戴禮記》、《淮南子》都有提到所謂「風主蟲」的講法。大約第一世紀的《說文解字》也說：「風動蟲生，故蟲八日而化。」這裡所提到的風（或者是氣），其實與蟲的病因學說發展是密不可分的。中國第七世紀的醫書《諸病源候總論》把很多外科疾病，歸因於蟲。其中很多的論點，是來自於佛教，同時夾雜了中國傳統的蟲論概念：「三尸九蟲，常居人腸胃，腸胃虛則動，上食受於五臟，則心懊而悶，齒齗、唇口並生瘡；下受食於腸，則肛門傷爛，而穀道開也。」

人體的局部潰瘍，如腸胃、齒齗、唇口、肛門等處都與蟲的病因論有關；這是中醫想像的病因。

另一個角度看《內經》

除了前面所說的病因觀以外，《黃帝內經》的治療技術以針灸為主，特別是戰國時代所發展的毫針療法。關於針灸的歷史，黃龍祥《黃龍祥看針灸》(2008) 是一部很不錯的入門書籍，作者是中國中醫科學研究院的學者，曾經撰寫極為大量針灸史的研究。《黃龍祥看針灸》是綜合他過去的研究，以深入淺出的方式為一般大眾所撰寫的普及讀物。

在這本書中特別提到針灸與手術的一些關連，例如針灸的九針（九種不同形製的針）系統，有些針具就是用來手術用的。舉例來說，馬王堆醫書《五十二病方》曾經使用砭針來刺陰頹的手術，方式如下：先將患者的睾丸向上推，再向下拉陰囊外皮，用鈹形砭石從旁刺入放水。後用藥膏塗抹傷口，再用火灸以防止傷口感染。這個手術療法到了《內經》有一段極為類似的記載：「莖垂者，身中之機，陰精之候，津液之道也。故飲食不節，喜怒不時，津液內溢，乃下留於睾，血道不通，日大不休，俯仰不便，趨翔不能，此病滎然有水，不上不下，鈹石所取。形不可匿，常不得蔽，故命曰去爪。」這個稱之為去爪的外科手術，主要是治療睪丸中積水的相關疾病。

在這本書中還提到《內經》一種很古老的針法，稱之為「發蒙」。這種針法主要是一種眼科手術，只不過是用針來代替現在所謂的手術刀。黃龍祥說在古代「針灸不斷地探索新的技術，也從不排除手術，最早九針中的鈹針、大針就用於外科手術，之後眼科醫生又根據其特殊的需求，從九針中演化出整套的專用程度更高的眼科針具。」

黃龍祥也特別提到由於技術的失傳，往往導致我們對《黃帝內經》保存的技術理解的失誤，他舉例來說《內經》中有一篇稱為〈經筋篇〉，其實主要就是談有關「肌肉」相關疾病，而且現代醫家根據對〈經筋篇〉的重新理解，而發明了小針刀的治療方法，這種療法是傳統針法與手術療法的結合。

特別值得一提的是，黃龍祥以相當的篇幅討論，如何解讀古代的經脈圖像。他認為經脈圖基本的性質是「示意圖」：「所謂示意圖，是用來說明不同組件的相互關係及其連接方式，而不表示各組件的真實形態及實際位置。」他又說：「既然是示意圖，在標準畫法出現之前，就會出現種種不同的表現法，宋以前經脈圖的情形正是如此。元代以後由於經穴圖的盛行和經絡圖漸漸亡佚，人們對於典型的經脈圖已經越來越陌生了。再加上元末以下，腧穴按十四經排列者漸多，經穴圖多兼及經絡圖的內容；一些與經絡圖酷似的圖實由明堂圖多次簡化而來，以至於後人常常將經絡圖與經穴圖混為一談。」換言之，不了解這些不同系統圖說的演變，拿其中一幅畫或相關的圖直接「看圖說話」，可能是不太合適的。

腧穴定位與肌肉系統

黃龍祥另外有一件研究工作值得一提。他重新整理東漢時期的腧穴經典《黃帝明堂經》；除了文獻研究以外，他還考慮到現代攝影技術可以應用在重新繪製新的經穴圖，甚至他自己充當人體模特兒（包括妻子、兒子）。為了實現拍攝新的經穴圖，他前後拍攝照片超過兩萬張。

根據黃龍祥的研究，古代醫者在針灸腧穴定位上，與他們對肌肉的認識有相當密切的關係，「有時甚至是主要依據」。

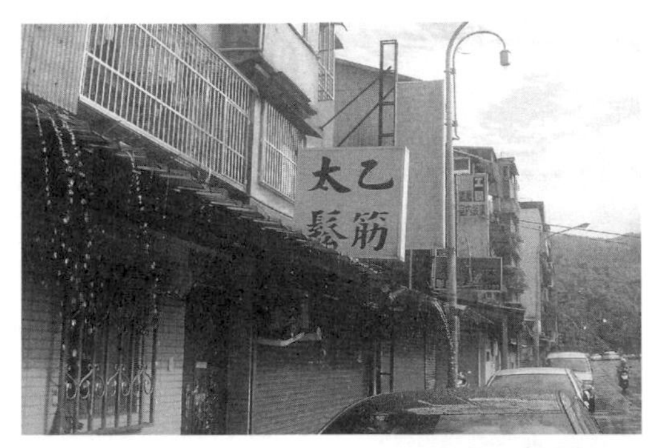

圖 10：這是臺北南港一家「鬆筋」推拿的店面招牌。「筋」肉主要是對人體關節屈伸、運動起作用的。《說文》解釋「筋」是「肉之力」也。

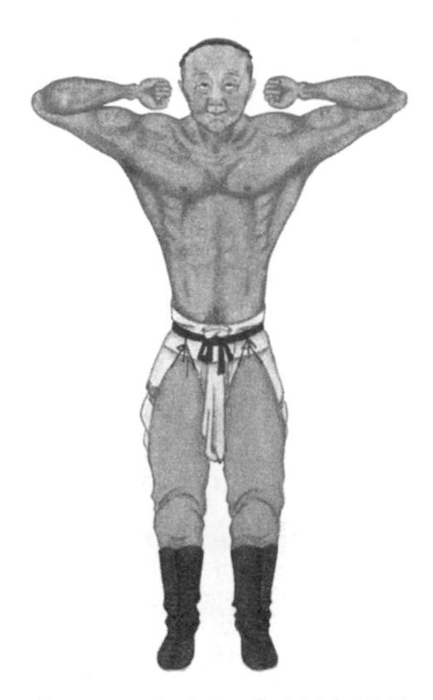
圖 11：清代坦夫所編撰的《調氣煉外丹圖式》(三套功法)。圖中所畫人物多表現「筋肉」，有人以為這可能是受西洋繪畫的影響；未必。

舉例來說，要找到「髀關」這個穴，《黃帝明堂經》是如此描述這個穴道的位置：「髀關，在膝上、伏兔後交分中」，文中所說的「分」是指人體上的分肉，所謂的「交分」是指在兩條肌肉相交的地方。「伏兔後」大概就在股直肌近端內側的肌肉所形成的一個像三角形的凹陷。當人體在擺出某種姿勢的時候，肌肉的結構產生明顯的變化，學習針灸者很容易找到這個三角形凹陷。

再舉一個例子來說明，《黃帝明堂經》說：「曲泉，在膝內輔骨下，大筋上，小筋下陷者中，屈膝得之。」這裡的意思是，如果要找到曲泉這個穴，必須熟悉人體膝內側、後內側的幾條筋肉。而所謂的「屈膝得之」，意思是告訴患者如果擺出一定的姿勢才易於取穴。顯而易見地，古典針灸典籍，對人體體表的肌肉，包括筋肉系統有深刻的理解。如黃龍祥所說的，肌肉系統有時候還是腧穴定位的主要參考標準。

古人發現腧穴的規律之一正如《千金要方》所概括的：「以肌肉紋理

節解縫會宛陷之中，及以手按之，病者快然。」黃龍祥的研究成果顯示：「古代針灸醫家為了針灸腧穴定位，對於肌肉的走行、相互關係以及在特定體位下所呈現出的特定凹陷等，有極為細密的觀察。」

因此如何重新理解古典中國醫學的肌肉系統，無疑是我們研究中國醫學史新的課題之一。黃龍祥將針灸腧穴定位這套學問，與他自己所發展出來的「針灸表面解剖學」連繫起來。我特別推薦讀者可以參閱他最新的研究《實驗針灸表面解剖學》。

《黃帝明堂經》並沒有留下圖譜；我們可以欣賞黃龍祥以自己為模特兒，重新繪製的經穴圖。事實上，中醫的圖譜如果缺乏文字的說明，這些圖其實無法解讀。因此我們今天利用圖像來進行研究，應該採用文圖互證的方法；有些圖在中醫知識裡面，甚至只是輔助性的。

中醫學說的基礎是氣血、經脈、臟象，不過本書討論的是外科的疾病，主要是與肌肉（及筋肉）更為密切的疾病；我們在以下有更詳細的討論。

《內經》中的「外科」

《黃帝內經》是一部綜合性的醫學經典，這本書所涉及到的疾病有各式各樣的，其中又以廣義的內科疾病佔絕大部分。舉例來說，王進全、李璽主編的《內經類證論治》(1987)，打散《內經》的原文，重新編輯，共分為五十一病類、三百一十四症。這本工具書很清楚的顯示，有關外科疾病在整本《內經》中是極為少數的。然《內經》如何討論外科及相關的疾病，是這個小節關注的課題。

我個人閱讀《內經》，以為《素問・生氣通天論》應該是討論外科疾病最有系統的一篇文獻。在這一篇裡面談到人體所謂的「陽氣病變」：「內閉九竅，外壅肌肉，衛氣散解。」這一類型的疾病，包括許多外科疾病在內，主要是因為人體的孔竅閉塞，導致肌肉的壅滯，衛氣（陽氣）就會流散不固。舉例來說：「汗出見濕，乃生痤（音矬）、疿。」「勞汗當風，寒薄為皶（音扎），郁乃痤。」痤是小的癰，也有人稱之為癤子。而疿是因為熱所生的小瘡，似現在夏天常常見到的汗疹。上述的外科疾病，都是因為熱而產生的各種皮膚病。

《素問・生氣通天論》也提到：「高粱之變，是生大丁。」古代人觀察因為飲食肥甘味厚或營養太好，人體的內部熱氣無法排洩，很容易產生疔瘡之類的疾病。再者，如果外面的寒邪侵入人體的脈中，導致衛氣失調，也容易引起人的體表有「瘻」（音漏）之類的疾病。古代醫家所謂的「瘻」，指的是潰瘍潰爛之後，久久不收口，體表留有小的孔道，經常流汁或者是流膿。外科疾病也可以稱為「衛氣病變」。

古人認為人體的體表腠理，開多而少閉；陽氣發散，往往產生瘡瘍。《素問・五常政大論》說：「溫熱者瘡。」這似乎也顯示了外科疾病是顯現於體表的一種「熱病」。《靈樞・癰疽》解釋化膿性的外科疾病說：「寒氣化為熱，熱勝則腐肉，肉腐則為膿，膿不瀉則爛筋。」這裡認為人體外界的寒邪如果入侵人體之中，就會導致血塞不通；寒氣在體內久郁化熱，最後導致肌肉的腐爛。這種熱或許也可以稱之為「局部的熱」（詳下）罷。

《內經》對外科疾病病理的解釋，又提到了一個原則，在《素問・至真要大論》說：「諸痛、癢、瘡，皆屬於心。」這是什麼意思呢？這段經文為後代外科著作屢屢引用，基本上還是從「熱」的角度來解釋外科疾病。在古典醫學「心」是屬於「火」。北京中醫學院的程士德教授(1919–2009)的理解或許可以做為參考。他說：「古代的瘡字，含義較廣，代表了所有的外症。所以，除了指癰、疽、癤、發背等外，還包括了所有的皮膚病在內。」這篇經文解釋外症的產生原因，不外乎心火亢盛，熱壅血滯，導致肌肉的潰爛。程士德說：「熱甚肉腐，營血不通，不通則痛。熱勢不甚，營血運行不暢則癢；亦可見於血中濕熱挾風邪而透於肌表的濕疹等。」（參見《內經理論體系綱要》）

總之，外科局部「熱病」與內科六經「熱病」（傷寒等）之間，或許可以做極有趣的對比。

外科疾病有形狀、顏色等具體的徵狀可以目驗、手觸。當時的醫生也注意到了，在人體的某些部位如果有癰疽等疾病，是難以治療的。《靈樞・寒熱病》就說如果癰疽特別長在伏兔部、小腿部、背部的督脈以及膀胱經所行經的地方、背部五臟腧穴所在、頸部等幾個部位，即有生命危險。

上述的癰疽大概是很難處理的絕症，不過這一段時期的醫學，並不避畏手術。《素問・病能論》即主張：「夫癰氣之息者，宜以針開除去之。夫氣盛血聚者，宜石而瀉之。」這裡的「息」指的是息肉或腐肉。「石」指砭石，是指一種邊緣銳利的石塊，也是類似於手術刀或者《內經》九針的前身；它主要是被用來排除人體的膿血。同樣在《靈樞・通評虛實論》也說：「所謂少針石者，非癰疽之謂也，癰疽不得頃時回。」意思是說，所謂少用針刺與砭石，並不是指癰疽之類的外科疾病而言；人體若有癰疽應該立刻進行手術排除膿血，不可有一點猶豫的時間。

利用刀針化膿性的疾病，《素問・長刺節論》：「視癰小大，深淺刺，刺大者多血，小者深之。」

《靈樞・刺節真邪》另有一段口訣：「凡刺癰邪，無迎隴，易俗移性，不得膿，詭道更行，去其鄉，不安處所乃散亡，諸陰陽過癰者，取之其輸瀉之。」這裡提到針刺癰疽的方法，不可迎著癰邪旺盛的情勢，而應避其銳勢，慢慢地改變疾病的性質，這樣就不會嚴重到化膿就可以治癒。大概《內經》大部分的治療方式，是以針刺為主，因此有關方劑治療外科疾病的記載非常地少。這跟南宋以後，外科專著以內服湯劑為主的趨向迥異其趣。

《內經》中有關外科疾病的脈診記錄，只六、七處左右，零星不成系統。相對於書中內科疾病各式各樣的脈診記錄，我們只能推測外科疾病並不重視脈診（詳下）。這個問題在後世的一些外科典籍裡面也都有提到。中醫外科「內科化」以後，脈診才被強調；在這之前直接以手或眼睛接觸或觀察患者的具體病灶，是醫者最常用的診斷方法。

廣義的外科包括骨傷科，《內經》中包括骨傷科的記載，比起癰疽等等的疾病又更為稀少。《靈樞・賊風》就提到：「若有所墮墜，惡血在內而不去。」這裡提到人因為跌撲、從高處墜落下來以至於有淤血積留在體內；如果遇到喜怒過度的情緒變化，或者飲食不當，氣候忽冷忽熱，這樣就會引發疾病。這裡提到的是因為外力而引起的內傷。

《靈樞・邪氣臟腑病形》也提到因為外力而導致的內傷，就是傷及體表，但會導致內臟的損壞，這些傷害易在人體有其他情況的時候發病：「有所墮墜，惡血留內，若有所大怒，氣上而不下，積於脇下，則傷肝。有所擊撲，若醉入房，汗出當風，則傷脾。有所用力舉重，若入房過度，汗出浴水，則傷腎。」其實，《內經》基本上還是以內因為主，也就是外在的風邪要入侵內臟，必須在臟氣先傷於內在的條件下，才能乘虛而入。

此外，犬咬或其他畜獸咬傷，屬於外科處理的範圍。《素問・骨空論》就提到犬咬的傷處，應當使用灸法，「即以犬傷病法灸之」。若按照稍後《千金翼方》的治療方法理解：「治狂犬咬人，令人吮去惡血盡，灸百壯後，日日灸，百日止。」

總結來說，《內經》中對外科疾病的論述，以火熱病理為主。而治療上以針灸以及相關手術為處理方式。關於手術療法，以下我們就以一個比較詳細的記載進一步說明。我們就看《靈樞・四時氣》記載用鈹針、筒針放出腹腔積水的手術。

《靈樞・四時氣》的腹水手術

患水病而不兼風邪的，應先在環谷下三寸處，先用鈹針刺之，然後插入中空如筒的針，又復退出，反覆操作，以便將水排盡。同時用布袋束腹部，如果束得不緊病人則煩悶不舒，如果束得緊些，病人就舒適安靜。應當隔日一刺，直到水排盡時才停止。同時要飲用通閉行水的藥物，以利小便，免得積水再腫。可以在針刺時服用藥物，但正在服藥時，不要吃飯，正在吃飯時則不要服藥，且要禁吃其他傷脾助水的食物一百三十五天。

放液穿刺術 (paracentesis)

一般以為《內經》是內科的經典，而且主要的治療技術是以針灸為主，甚至連有關方藥的記載都非常的有限。如前所述，這種刻板的印象並不完全正確。

例如，這裡所提到治療水腫的方式是施行放水的手術，這種放水的穿刺術，間日施行一次，一直到水腫退盡為止。另外，《靈樞・刺節真邪》記載男性睪丸因水腫而俯仰不便，甚至行動受限，則使用鈹針或砭石來治療這種外形臃腫、而一般衣褲都無法遮蔽的疾病。這種放液穿刺術，原理跟現代醫學治療有關液體聚集在腹腔的手術是一樣的，只不過後者的醫療器械以及避免感染的手法，更為細密、規範而已。

《黃帝內經》放腹水的手術，到了東晉《肘後備急方》中也提到了。腹臍有水不消退，用針從肚臍下二寸針入，讓水流出。患者的腹脹感減輕就行了。這是公元四世紀左右的手術。

如果我們將《黃帝內經》的腹水手術做為一個對照，現代的放液穿刺術，主要的方法是在患者的腹部，先使用酒精等消毒的程序，並且在已經消毒過的腹部皮膚上，敷上無菌的毛巾。接著進行麻醉，在皮膚垂直二公分左右，進行切割，一直深入到肌膜，之後插入套針，放在腹膜腔之內，拔出套針的軸心，讓患者身體內的液體可以流出來。在患者腹腔多餘的體液除盡之後，拔除套針止血，縫合傷口。

從《周禮》瘍醫到《內經》，整體趨勢可見，早期中國醫學不避畏手術。

局部的「熱」——肌肉病變

古代人如何理解發生在體表上的潰瘍?《素問・生氣通天論》:「營氣不從，逆於肉理，乃生癰腫。」這句話所謂的「肉理」，是指肌肉的紋理。到底古代的醫家如何理解體表出現了腫塊，甚至內部有膿血?

「營氣不從」到底是什麼意思呢? 在《內經》這部經典裡面，認為人體有營氣（有時候又寫作榮氣）與衛氣；營氣跟血通常有比較密切的關係，人從食物中攝取養分，吸收入血液，就隨著人體的脈管在全身循環。而所謂的衛氣，相對來說循行在體表的皮膚、分肉之間:「循皮膚之中，分肉之間，熏於肓膜，散於胸腹，逆其氣則病，從其氣則愈。」中醫師金壽山 (1921–1983) 就理解《內經》的相關經文以為，衛氣的功能近似於肌肉在運動時發生的熱能。人體內的營氣跟衛氣的運行要保持平衡才不會生病。

衛氣具有的生理功能，《靈樞・刺節真邪》:「衛氣不行，則為不仁。」不仁就是沒有感覺。也可見得從病理的角度，衛氣具有管理人肢體、感覺與動作的功能。《靈樞・癰疽》說：「寒邪客於經絡之中則血泣，血泣則不通，不通則衛氣歸之，不能復反，故癰腫。」這裡對人體體表潰瘍的解釋是，寒邪之氣進入人體體表，致使內部血脈不通，特別是體表的衛氣與侵入的寒氣相互搏鬥，引起肌肉腐爛。

《素問・氣穴論》有更為直接的說明：「邪溢氣壅，脈熱肉敗，榮衛不行，必將為膿。」也就是人體局部的熱凝滯而不能運行，而導致了肌肉的病變。人類體表的肌肉腫脹，甚至有潰瘍，都是根據這個原理。《素問・風論》謂：「風氣與太陽俱入，……與衛氣相干，其道不利，故使肌肉憤䐜而有瘍。」這裡也同樣提到邪氣侵犯人體，衛氣與之抗爭於體表，最後導致肌肉腫大而潰瘍之類的病變。

《內經》也提到「脾（胃）主肌肉」的相關論點，外科疾病既然是肌肉病變，治療的方法也就是去腐肌、生新肌。這反映在外科手術及藥物治療等方面。甚至到了後代治療外科的疾病，格外強調維護胃氣的重要性。例如 1831 年，許克昌、畢法所編纂《外科證治全書》就有長篇大論：「善治外症者，無論大小輕重，必先固其胃氣。察其能食不能食以驗之。能食之，胃氣強，內顧無憂，固可專治外症；不能食者，胃氣弱，中州（因為脾胃居於五臟之中，故比喻為中州）坐困，禍起蕭墻。必先定內患，令其能食，待氣血有所資賴，然後再治外症，所謂本立而道生也。」

中醫外科想像力的「目光」集中在身體的何處呢？

在栗山茂久富有洞見且影響深遠的作品《身體的語言——從中西文化看身體之謎》(*The Expressiveness of the Body and the Divergence of Greek and Chinese Medicine*) 告訴讀者：中西醫學根本的差異，一重視脈穴，一重視肌肉；「中國醫家也沒有能夠指稱『肌肉』的術語。對於肌肉的重視是西方特有的。」可是，仔細檢閱古典醫書，「肌肉」、「筋肉」、「分肉」、「䐃肉」等術語幾乎是隨處可見的。一般說法，「脾主肌肉」、「肝主筋」，這些說法也與古希臘醫學的論述並不相同。李鼎曾初步地將中國醫學對「肌肉」的相關術語群有所疏理；他認為古典的肌肉指的是皮下脂肪，而「筋」近似現在指稱的肌肉。另外，「分肉」是有「分理」的肉，而「䐃肉」指體表隆起的大肉。筋可以指整條肌肉，其根部附著于骨的稱之為腱。

在臨床上，病人痙攣、抽搐、拘急、震顫等屬於「肝主筋」的範疇。而虛浮、腫脹、消瘦、飲食不當等屬於「脾主肌肉」的範疇。這些早期經典的論述，在中醫外科「內科化」階段發揮一定的指導作用。

《內經》的身體觀與中醫外科

中醫與西方醫學的根本差別，真的如同栗山茂久所言在於有沒有重視肌肉嗎？我發覺西方的醫學有把身體比喻為機器的悠久傳統。直至現代，例如 Michael Behe 的 *Darwin's Black Box* 這本書也是如此，他形容細菌鞭毛有各種精美的配件 (parts)，人體就像一種複雜又不能簡化的 (irreducible complexity) 機器。如果人體一如機器，那麼對裡面零件的修復與替換，就是非常理所當然的事。而中醫往往把人體比喻為自然的一部分，例如《靈樞・逆順肥瘦》：「黃帝曰：願聞自然奈何？岐伯曰：臨深決水，不用功力，而水可竭也。循掘決沖，而經可通也。此言氣之滑澀，血水清濁，行之逆順也。」在堤岸的深處掘開缺口，不必花費多少力氣，就可以將水順勢放完；沿著地下的穴道開溝，很容易就使水道通暢。人的身體也是一樣的，因勢而利導。這會不會就是中醫外科停滯的理論上原因?

解剖與手術

傳統中醫的手術，似乎都是比較簡單的小手術，並沒有涉及到胸腹腔內部的複雜手術。事實上，比較複雜的手術，需要相對精確的解剖學知識來支撐。

中國古代無疑具有以醫學為目的的解剖活動。《靈樞・經水》:「若夫八尺之士，皮肉在此，外可度量切循而得之，其死，可解剖而視之。」當時似乎已有死體解剖術了。不過，我們拿《內經》中出現最多的「五臟」解剖知識來講，例如，《內經》並沒有見到有關「脾」的解剖部位，僅僅非常簡單地提到脾與胃以膜相連，如此而已。在成書於公元第二世紀左右的《難經》指出了，脾的形象為扁且長，很多傳統中醫的臟象圖，也就是按照這個形象來描繪。這些脾臟圖，畫得非常簡單，毫不誇張的說，樣子有點像牛舌餅。《難經》還提出了，位於脾臟旁邊「有散膏半斤」。什麼是「散膏」呢? 這本中醫經典並沒有說明。根據現代學者的研究，有人認為中醫的脾，就是類似今天西醫的「脾」，或有以為是「胰」，或兩者兼而有之。更重要的是，《內經》已經指出了脾臟主要是具有消化的功能，這當然跟現代醫學的說法不一樣。

《內經》雖然沒有關於脾臟的解剖描述，但有相當多對它功能性的敘述。舉例來說，《素問・經脈別論》:「飲入於胃，游溢精氣，上輸於脾，脾氣散精，上歸於肺。」這裡提到有關脾氣在人體內的運作，主要是消化食物等等功能。到底古代醫生是通過什麼樣的管道知道這些功能，令人費解。《素問・玉機真藏論》:「脾脈者土也，孤藏以灌四傍者也。」這段經文也不容易了解，脾為什麼跟五行中的「土」連繫在一起? 這應該也不是經過解剖而所獲得的知識。唯一最可能的是，當時陰陽數術是整個知識界最有力的解釋體系，連醫學都不能不受到它的波及。

因此，李如輝有以下的說法：「脾主運功能認識的發生主要在於五行的邏輯推導。脾屬土是脾主運理論賴以推導的大前提。它源於古代哲學中土生養萬物、萬物以土為本的思想。《管子》云：『中央曰土，土德實輔四時入出。』春夏秋冬四時皆稟土氣，靠土以養，這一觀點被引入醫學後，則用以說明脾胃在五臟六腑中的重要性——轉輸精微以『灌四傍者也』。」（《發生藏象學》）不僅脾臟如此，其他五臟系統中的四臟都受到五行理論的影響。這似乎顯示了中醫臟象學的一些「悖論」。

舉例來說，雖然中醫有所謂的解剖，但往往通過「非解剖的方法」來描述解剖知識。例如，通過人體表皮膚的色澤、紋理的粗細來反推人體內臟的形態，甚至大小，我們舉一個非常實際的例子，《靈樞・本藏》：「白色小理者，肺小；粗理者，肺大。」又該篇說「肺合大腸，大腸者；皮薄者，大腸薄；皮緩腹裡大者，大腸大而長；皮急者，大腸急而短；皮滑者，大腸直；皮肉不相離者，大腸結。」很顯然地，這種認識並非建立在對大量解剖標本的觀察而來，主觀的推想色彩相當濃厚。

也有另外一種相仿的情況，也就是解剖的形態做了「非解剖」的想像。我們舉例來說，肝臟的功能跟五行中的木連結在一起，《難經・四十一難》：「肝獨有兩葉，以何應也？然，肝者，東方木也。木者，春也。萬物始生，其尚幼小，意無所親，去太陰尚近，離太陽不遠，猶有兩心，故有兩葉，亦應木葉也。」這裡肝臟與季節中的春季相應，道理何在呢？

現在很多研究中醫史身體觀的學者，喜歡講體驗、身體感等等，好像完全、直接地透過身體的感知，就可以把中醫學大部分的體系建立起來。如果我們很平實地閱讀上面所舉的史料，請問用什麼身體感，把「肝有兩葉」這個解剖特點，與「木」的特性或功能連繫起來？

身體感是一個很不可靠的知識基礎。再舉一個例子說明罷。《素問・藏氣法時論》:「肺色白」。《難經・三十三難》:「肺白象金」。這兩部經典都提到肺臟的色澤是「白色的」,為什麼? 通過解剖嗎? 還是什麼身體感所體會的? 肺臟屬於五行中的「金」,金在顏色中是跟「白色」相配對的,所以肺色屬於白如此罷了。因此身體感的研究取向,只能解釋中醫部分的道理,而且是很小的部分。

關於解剖,在公元五世紀,記載在《南史・顧覬之傳》的一個故事:有個叫唐賜的人,好酒;他得了病,吐出二十多條蟲。臨終之際,為弄清楚自己的死因,他囑咐妻子張氏在他死後進行解剖。張氏按唐賜的遺囑做了解剖,這件事被郡縣官吏知道,並處以死刑。人體解剖不為禮俗所容,在帝制中國具有一定的普遍性。

因此,中醫五臟「實體」的學說,在戰國秦漢這個階段裡面,就是通過數術五行來做功能形態的解釋。毫不誇張地說,整個傳統時代的中醫解剖史,雖然不難找到一些解剖的個案,但在人體臟腑的功能解釋上,並沒有超出《內經》與《難經》的水平。在帝制中國晚期,王清任通過觀察屍體撰成了《醫林改錯》(1830),但影響不大。

基於上面所述,我們設想一個患者脾臟出了問題並亟需動手術,當時的中醫解剖學知識能夠提供怎麼樣的資源呢? 根據《內經》有關脾臟的臨床症狀,如腹滿、腸鳴、腹泄、食欲不振等等,這些大部分屬於消化系統的疾病,通過針灸或者是藥物,基本上都可以調整相關的病理功能。手術似乎並無用武之地。

肉刑與手術

醫學史上的手術年代,這些手術的來源與這段時間的刑罰,以及戰爭等相關的手段是有關係的。讓我們換一個角度來探討這個時期的手術傳統。

中國古代的刑罰，除了死刑外，大多屬於肉刑。肉刑的目的主要是殘害受刑者的身體，但又不至於導致死亡。例如「宮」，《周禮・秋官》司刑注：「宮者，丈夫則割其勢，女子閉於宮中，若今宦男女也。」男性即去其生殖器。《漢書・張安世傳注》：「(蠶室）謂腐刑也，凡養蠶者欲其淵而早成，故為密室，蓄火以置之，而新腐刑亦有中風之患，須入密室，乃得以全，因呼為蠶室耳。」密閉的蠶室又稱為「蔭室」、「隱宮」。當時的人稱宦官為「刀鋸餘人」，大概行刑的工具是刀、鋸之類；動過刑後必須在室內調養相當時日。而肉刑也是一種形式的「手術」；去勢的刑罰與手術的手法相當類似，可惜其步驟細節已經不得而知了。

軍事醫學與外科源流

外科的源流之一與軍事醫學有關。中文的「醫」、「疾」這兩個字都從「矢」，也就是與射箭或者戰事有所連繫。

大約成書於戰國晚期的兵書《六韜》中記載，軍隊之中設有「方士二人，主百藥，以治金瘡，以痊萬病。」可見得與戰爭最主要的疾病，主要即是外傷（金瘡)。這種情況在兵書記載中具有連續性，例如明末茅元儀 (1594–1640) 所輯的《武備志》，也指出：「軍中之疾，莫急於金瘡，故首之；次則其中毒者也；又次則墜馬、馬咬者也。此四者，非軍不傷，故先之。」這裡所列舉的幾種疾病，都屬於外科的範疇。

在戰場上各種具體的瘡傷之中，以箭傷、骨折之類較多，見之史實者如：北魏的長孫子彥的事例，「墜馬折臂，附上骨起寸餘，乃命開肉鋸骨，流血數升」(《北史・長孫道生傳》附〈長孫子彥傳〉)。五代時後唐的萇從簡，「中流矢，鏃入髀骨，命工取之。工無良藥，欲鑿其骨」（《新五代史・萇從簡傳》）。

除了刀箭傷外，在《孫子兵法》提到火攻的作戰方法，在古代戰傷之中，燒傷是引起死亡主要的外傷之一；當時的醫療技術，並無有效處理燒傷問題的辦法。例如，唐順之 (1507–1560)《武編》、王鳴鶴（明後期嘉靖、萬曆年間人）《登壇必究》、茅元儀《武備志》等都有記載有關火傷的相關療法，很可惜其具體治療的效果尚無法評估。

相較於西方醫學史，戰爭提供了外科成長的養分，中醫從軍醫得到的提升似不顯著。戰場是外科的學校，並不適用於中醫外科?

不龜手藥方

與前面外科的燒傷相關的疾病，是史料有關凍傷的記載。《莊子・逍遙遊》提到一種外傷方:「宋人有善為不龜手之藥者，世世以洴澼絖（漂洗綿絮之業）為事。客聞之，請買其方百金。聚族而謀曰:『我世世為洴澼絖，不過數金；今一朝而鬻技百金，請與之。』客得之，以說吳王。越有難，吳王使之將，冬與越人水戰，大敗越人，裂地而封之。能不龜手，一也；或以封，或不免於洴澼絖，則所用之異也。」這個故事提到宋國有一個世代從事漂洗綿絮為業的人，善於製作不裂手的藥方；有一個人從他手中得到這種藥方之後，就到吳王那邊去獻策，而且把這種藥方用在冬季裡與越國作戰時。這種藥方大概是治療凍傷的，這也是屬於中醫外科的範疇。

生活在今天臺灣的人，很難想到在古代中國有些地方易受凍傷之害。在洪邁 (1123–1202)《夷堅志》有一個故事說:「張永年居京師，時值暮冬大雪。家人宴賞，遣小蒼頭曰琴童者，持糖蟹海錯餉三里間親戚家。

小兒輕捷，不憚勞，雪中往復三四返，雙足受凍，色紫黑。其母居門首，見而念之，呼人與湯使淋洗。凍已極，不知痛，少頃，八指悉墮盆中，母視之，皮內血皆成冰，為湯所沃，故相激而斷。」這段描寫似乎有誇大的成分，不過描寫小兒足指凍傷，湯洗後八指悉斷的畫面真是令人觸目驚心。

養生要以皮膚「曼澤有光」為標準

外科疾病在古代的重要性，不亞於所謂的內科。在當時的衛生及醫學條件下，都很擔心身體的體表，長一些不該長的東西，如贅疣、潰瘍等等。如果從外科的角度來重讀養生書，就會了解它們為什麼會有以下的這些論述。我們就欣賞幾段西漢馬王堆漢墓出土房中養生書《十問》與《天下至道談》的精彩片段罷。

人家是貴妃ㄋㄟ～

《十問》就提到以下的養生原則，黃帝與他的臣子大成問答：黃帝問於大成說：「民何失而顏色鹿貍，黑而蒼？民何得而腠理靡曼，鮮白有光？」大成答曰：「若欲練色鮮白，則察觀尺蠖。尺蠖之食方，通於陰陽，食蒼則蒼，食黃則黃。唯君所食，以變五色。君必食陰以為常，助以柏實盛良，飲走獸泉英，可以卻老復壯，曼澤有光。」這裡的尺蠖，是蛾的幼蟲。養生者觀察天地及萬物，並向牠們學習。而養生有成的具體指標之一，是皮膚煥發而有神采。

白泡泡幼綿綿

《十問》另外一段的養生境界有以下的描述，原文已經些微殘缺：「夫食氣潛入而默移，夜半而□□□□□氣，致之六極。六極堅精，是以內實外平，痤瘻弗處，癰噎不生，此道之至也。」文章裡面所提到的痤、瘻、癰等等，都是典型的外科疾病。換言之，養生食氣的人，最後可以讓他的六腑以及內臟結實，同時外表也不長一些外科的疾病。這是養生家的最高境界（所謂「道之至也」）。

他為什麼看起來那麼年輕？

《天下至道談》有一段類似的文字，有更詳細的闡述，意思是說得了外科疾病，算是養生者的一大失敗。原文說：「君子居處安樂，飲食恣欲，皮腠曼密，氣血充贏，身體輕利。疾使內，不能道，產病出汗喘息，中煩氣亂；弗能治，產內熱；飲藥灼灸以致其氣，服司以輔其外，強用之，不能道，產痤腫橐；氣血充贏，九竅不道，上下不用，產痤疽，故善用八益、去七損，五病者不作。」這篇文章裡面所提到的痤、腫、疽等等，也是外科的疾病。

上述這段原文的意思大致是這樣子，一個養生者日常通過進用飲食，攝取適當的營養，而致使皮膚健美緻密。而不適當的房事生活，會導致內熱之症，而這些相關的疾病，又使皮膚產生痤癤或腫脹之類的外科疾病。《天下至道談》接著就提供八益、去七損等具體養生方法。

外科患者的社會形象

養生者為什麼以人的皮膚不長任何疙疙瘩瘩的東西為目標？主要是內科疾病與外科疾病最主要的差別，是一般人可以直接目擊。所以在古代甚至有對外科疾病不是很正面的形象描述。例如《禮記・曲禮》曰：「居喪之禮，頭有創則沐，身有瘍則浴。」這應該是在喪禮儀式上潔淨的要求。此外，《穀梁傳》昭公二十年也特別提到，「有天疾者，不得入乎宗廟。」這裡所謂的天疾，是生而自然有疾者，例如有些人身體長瘤的，或莫名其妙地得了無法清楚解釋的瘡瘍。

公元六世紀梁朝文人徐摛寫了第一首以「癰」為題材的作品。這篇作品收在陽松玠的《談藪》：「朱血夜流，黃膿晝瀉。斜看紫肺，正視紅肝。」癰這種外科疾病顯然是外觀、氣味都相當不堪的；而且潰爛有時深至人體內臟，肺肝歷歷可見。

不少外科疾病很容易被污名化；在今天的臺灣社會裡，皮膚病、性病、兔唇等仍是污名化較高的疾病。某些疾病被視為難以控制的、危險的、可見的甚至易傳染的，具有以上特徵的外科病患也是罹患了「道德」的病？

外科治療方法舉例之一——念咒

古代的外科疾病很多都極難處理。日本學者山田慶兒 (1932–) 指出，古代的祝由療法雖然遍及醫學的各個領域，不過與精神有關的疾病、沒有辦法治療的疾病、偶發性的疾病，這三類疾病是咒術療法最為關注的幾個領域。第一世紀的著作《論衡》，特別提到「夫毒，太陽之熱氣也，……氣熱也。太陽之地，人民促急，促急之人，口舌為毒。……與人談言，口唾射人，則人唇胎腫而為創。南郡極熱之地，其人祝樹樹枯，唾鳥鳥墜。巫咸能以祝延人之疾，愈人之禍者，生於江南，含烈氣也。」這裡特別提到可以用祝由之術來治療外科腫瘡之類的疾病。

《黃帝內經》有類似的說法，「疾毒言語輕人者，可使唾癰呪病。」所謂的「疾毒言語輕人者」，是指口惡之人；換成現代的話，就是隨意講八卦、造謠好事的人。具有這種特質的人，按照《內經》的標準，很適合當外科醫生。唾癰就是指用祝由療法來治療癰疽之類的外科疾病。

外科治療方法舉例之二——吮疽

癰疽之病，發腫流膿的治療方法，不是吃藥也不是針灸，方法之一是用嘴去吸膿血。《史記・孫子吳起列傳》就提到吳起遇到士兵長瘡的時候，「卒有病疽者，（吳）起為吮之」。這是一種治療外科疾病的方法。據說漢文帝身體也長癰，他身邊的佞臣鄧通據說也用同樣的方法治療類似的外科疾病。《史記・佞幸列傳》記載「文帝嘗病癰，鄧通常為帝唶吮之。文帝不樂，從容問通曰：『天下誰最愛我者乎?』通曰：『宜莫如太子。』太子入問病，文帝使唶癰，唶癰而色難之。」

吮疽吸膿之術在外科的治療方法是為常態，但漢文帝的兒子不願為父親做。我們在下一章談及南宋《外科精要》一書中會提到類似的治療方法。

外科治療方法舉例之三——女氣治瘡

外科疾病是非常難治療的疾病，特別是化膿性的瘡瘍。東漢《論衡・

書虛篇》裡面提到種種的古代「八卦」傳言；書裡特別強調，許多書上記載的事都是言過其實，然而一般人卻沒有辦法辨別是非。

其中之一就是傳說春秋時代的齊桓公特別好色，曾經娶姑姊妹七人。而具體的指控是舊書上說：齊桓公曾經背著一位婦人朝見諸侯。這是說桓公淫亂無禮到了無以復加地步了。有人說：當時管仲向諸侯作了解釋，意思是我們君主背上有瘡，沒有婦人的配合，這瘡痛就沒法減輕痊癒了。諸侯於是相信管仲，就留下來參加朝會了。東漢初王充 (27–97) 特別提到當時的一種治療方法：倘若桓公利用婦人，讓婦人脫去胸前的衣服，伏在他背上，用女氣來治療背上的瘡，或者可以說是婦人治瘡了。這個治療法在《論衡》的原文是：「婦人於背，女氣瘡可去，以婦人治疽。」癰疽之類的外科疾病，屬於熱性的潰瘍，而女性（女氣）屬陰，陰氣較盛；或許是基於這種陰陽相制的理論，所發展出來的令人匪夷所思的治療法罷。不過從上述這些種種的治療方法，也可見有些外科疾病在當時幾乎是等於絕症。

從治療外科疾病各式各樣的治療方式，足證外科疾病在當時是比較難處理的。

劉向《說苑》論外科疾病

民有五死，聖人能去其三，不能去其二。饑渴死者，可去也，凍寒死者，可去也；罹五兵死者，可去也；壽命死者，不可去也；癰疽死者，不可去也。饑渴死者，中不充也；凍寒死者，外勝中也；罹五兵死者，德不忠也；壽命死者，歲數終也；癰疽死者，血氣窮也。故曰：中不止，外淫作；外淫作者多怨怪，多怨怪者疾病生。故清淨無為，血氣乃平。

外科疾病即是絕症

在結束這一段落之前，我們來看當時人提到外癰的時候，是如何說的？

《說苑》是西漢末年的大學者劉向在校書時根據宮廷藏書、民間圖籍，按類編輯先秦西漢歷史故事和傳說，同時發揮作者的議論。在上面的引文裡，他特別提到有兩種情況是連聖人都無法處理的，而外科化膿性的潰瘍（癰疽）在當時幾乎可以視之為絕症。在書中他甚至也提到因為凍寒而引起的疾病，是「可去也」。劉向對癰疽的看法，不僅是漢代人的觀念，毫無疑問地外科疾病在傳統時代很多情況是無法處理的，甚至比內科病還嚴重。一直要等到各式各樣的抗生素，簡單來說像盤尼西林 (penicillin) 等各種克服傷口感染的藥物發明，才能有效的予以控制。換言之，傳統時代的中醫，對所謂的「感染」，在控制上是有限的。現代醫學克服傷口潰瘍相關的問題，有時必須做細菌培養，以及抗生素對各別患者的敏感實驗，之後才給予適當地治療。這些完全是嶄新的概念。

從「外癰」到「內癰」

「外癰」是指體表可以看到病灶的外科疾病，值得注意的是當時中醫開始注意到「內癰」的問題。

到了東漢末年，具有標誌性的醫書是張仲景（約 150–219）的《傷寒論》與《金匱要略》。張仲景的相關著作，是後世中醫內科的經典，然而如果我們從外科史的角度，重新讀這些相關的文本，或許可以理解中國醫學史發展的另一個重要線索。

舉例來說《傷寒論》就提到一個原則，如果一個人素有瘡瘍之類的外科疾病，雖然得到了傷寒、身體疼痛，但不可使用發汗的方法，如果誤用就會出現筋肉攣急：「瘡家雖身疼痛，不可發汗，發汗則痓（痙）。」也就是說身疼痛是傷寒的表症，「他陰血虛，你再奪其汗，這個肌肉組織更枯燥了，完了就要抽。痙，這是一種病名，就是現在咱們說抽，厲害了就是背弓反張，這都是肌肉不和了。」（參《胡希恕傷寒論講座》）

而值得注意的是，中醫外科疾病注意體表的「膿」，就是肌肉腐化以後所產生的病理粘液，同時大量出現在《傷寒論》裡面。當時的醫生注意到了，不僅是有關脈診所反映的種種徵狀，他們也仔細地蒐集患者在生病過程中嘔吐或大便所遺留的殘留物，這些也稱之為膿。

《傷寒論》說：「凡服桂枝湯吐者，其後必吐膿血也。」桂枝湯並不是催吐的藥物，如果服桂枝湯出現嘔吐的現象，以後還會吐出膿血。《傷寒論》又說：「嘔家，有癰膿者，不可治嘔，膿盡自愈。」也就是說，如果患者一直有嘔吐的現象，是因為身體內部患有癰膿；因此不必特別針對嘔吐進行治療，只要膿液排盡了，嘔吐的現象即自行痊癒。

不僅如此，傷寒持續發熱不退，是因為「熱氣有餘，必發癰膿也。」所以，熱氣如果持續不退，體表則出現惡瘡流膿。

特別值得一提的是，《傷寒論》有關「雜病」的內容，也就是《金匱要略》這本書中，出現了關於外科比較系統的專論。不過，相對其他內科雜病還是明顯單薄。在討論外科疾病之前，我先介紹一下《金匱要略》成書的相關情況。有人認為這本書是宋代以後的書，這種說法並不完全正確。

的確，《金匱要略》最基本的版本，是由宋代的王洙在翰林院所發現的，之後依靠林億（1057 年北宋政府設立校正醫書局，林億為主要校正者）的輯佚、再編而完成。但這並不意味此書是偽造後出的。如果我們檢閱成書於劉宋時代 (454–473) 陳延之的《小品方》，就可以找到相關的經文，而且在《小品方》的序文當中，明確的指出他所參考的書籍，有張仲景的兩本著作：「《張仲景辨傷寒并方》有九卷，《張仲景雜病方》有八卷。」陳延之所參考的張仲景的兩本書，與現行的《金匱要略》某些內容是相同的。

《金匱要略》相對於《傷寒論》討論更多中醫外科的疾病，例如：「痓病有久瘡，難治。」也就是得到痓病，同時有瘡瘍的患者是難以治療的。書中也特別提到脈診的重要性，例如患者出現脈象浮數，大部分是因為發熱，如果不發熱反而有惡寒的現象，或者身體有局部的疼痛，那就是熱結而發生癰疽。而且這本書裡面提到通過觸診的方式，來了解體內有無膿的情況：「諸癰腫欲知有膿無膿，以手掩腫上，熱者為有膿；不熱者為無膿。」也就是想臆測體內有膿無膿，可以以手觸按在癰腫的表面，以感覺患者皮膚的熱感。

在討論有關外科疾病的有限篇幅裡面，《金匱要略》以比較多的篇幅討論「腸癰」內部潰瘍：「腸癰之為病，其身甲錯，腹皮急，按之濡如腫狀，腹無積聚，身無熱，脈數，此為腸內有癰膿，薏苡附子敗醬散主之。」除了脈診以外，得到腸癰的患者皮膚乾燥像鱗甲皮錯，腹部的皮膚堅緊而繃急，如果用手觸按的話，外形柔軟而腫起。

另外一條討論腸癰的記載說：「腸癰者，少腹腫痞，按之即痛，如淋，小便自調，時時發熱，自汗出，復惡寒。其脈遲緊者，膿未成，可下之，當有血；脈洪數者，膿已成，不可下也，大黃牡丹湯主之。」這種情況似乎比之前的腸癰更為嚴重，因為醫者只用手觸按，患者就馬上會感到腹部疼痛，而且有發作性發熱。現代醫者推斷：「按腸癰即現在所說的闌尾炎，薏苡附子敗醬散和大黃牡丹湯用法實有差別，是否前者指慢性後者指急性，殊難確定。」(秦伯未，《金匱要略簡釋》)

《金匱要略》還記載如《周禮》瘍醫所提到的「金瘍」，也就是因為利器所引起的外傷，「若身有瘡，被刀斧所傷，亡血故也。」因為刀斧金創的患者，體表肌肉會引起潰瘍，書中也記載了兩種排膿湯。

總而言之，《金匱要略》對外科疾病的治療方法，已經引進了脈診，而且以內服湯藥為主要的方法，這是後代中醫外科「內科化」的明顯特徵。這一流派宋代以後蔚為大國。治療的疾病，也從「外癰」到「內癰」，這一條明顯變化的線索。人體的內臟不僅腸癰出現潰瘍成為中醫外科史治療的範疇，同時是中醫外科史發展的另一個標誌性象徵。

甚至到了 1929 年，許半龍 (1898–1939) 編纂《中國外科學大綱》，總結傳統中醫外科的精華，認為處理內癰是中國醫學外科尤勝於西醫外科的優勢之一：「書中於生理的變態特別注重，而於內癰則別以章節，亦以見本國外科之進步，不在他國之後。」這本書發表的時間略與前述顧實、謝觀同時，他們都以中醫為傲。

內臟發生癰腫，由於病灶在體腔內部，不像外癰肉眼可以直接目測，因此進行診斷自然是比較困難的。後世中醫發展出一套利用體表穴位辨

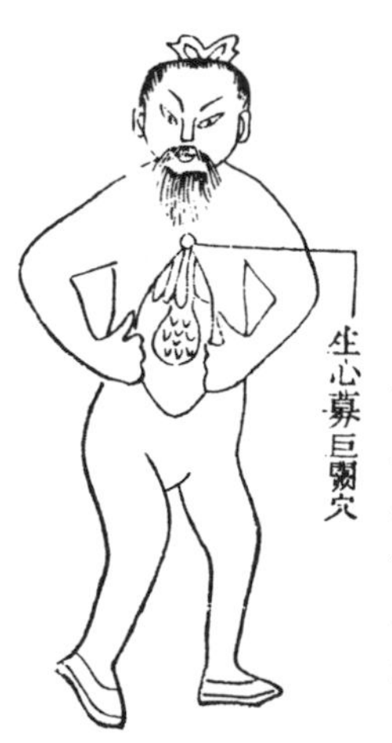

圖 12：請看這幅「心癰圖」，患者雙手做開啟胸腹展示內臟之狀。此圖出自清代《醫方辨難大成》(1850)，不著撰人，託名文昌帝君所降。

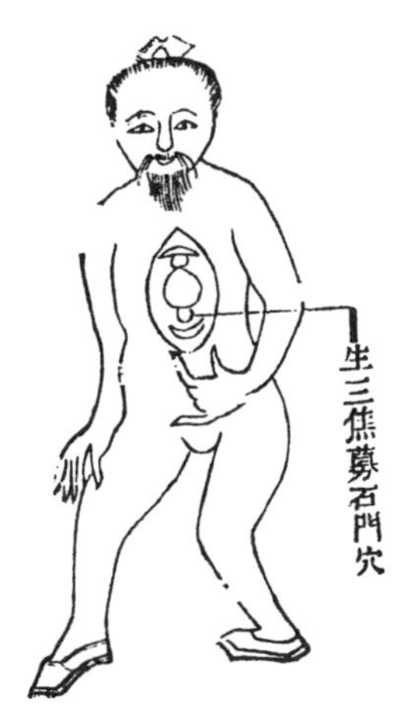

圖 13：《醫方辨難大成》中的「三焦癰圖」。

識症狀，進行診斷內癰的方法，例如：

1. 肺癰：中府穴隱隱疼痛，咳吐膿痰。

2. 腸癰：天樞穴隱痛或微腫，右腿屈而不伸。

3. 胃癰：中脘穴隱痛或微腫，吐膿血（無咳嗽）。

4. 肝癰：期門穴隱痛或微腫，右脇脹滿。

5. 腎癰：京門穴隱痛或微腫，腰腹及脇下脹滿。

由於內癰與人體臟腑病變有密切的關係，在治療的立法處方，也是冠以臟腑之名。例如：「瀉心湯」、「疏肝流氣飲」、「清胃散」等等。中醫外科治療內部潰瘍，是內科化之流亞，顯示了中醫內科臟象學說在外科的種種應用。

華佗之謎

讓我們再回到中醫外科的手術傳統。

中醫的瘍醫是否即可與英文的 surgery 對譯，不無疑問。Surgery 本意為 hand-work，偏重手術。「瘍醫」處理的疾病或許更接近 traumato-orthopedic surgeon 的意思。中醫的瘍醫如前所述，並不完全以手術做為與內科區分的標準，但基本上也以外治法包括手法、手術為多。

三國時代的華佗留下頗具爭議的手術史料，而成書於公元 610 年的《諸病源候論》的〈金瘡病諸候〉中的縫合包紮等技術也有突破性發展；但大體來說，外科的理論相對於內科比較不成系統。從戰國末年一直到魏晉南北朝結束，我們從史料發現了令人吃驚的外科手術記載，這其中華佗所留下的外科手術，以及所引發的各式各樣的解釋，反映了中國人對外科手術的心態；有些對華佗手術的理解，十分令人玩味。

寬容原則 (principle of charity)

打開中國醫學史，名列史冊的醫者何止千萬，但三國時代的華佗尤為後人津津樂道。「華佗再世」的褒獎即是對一個醫者技藝無上的肯定。

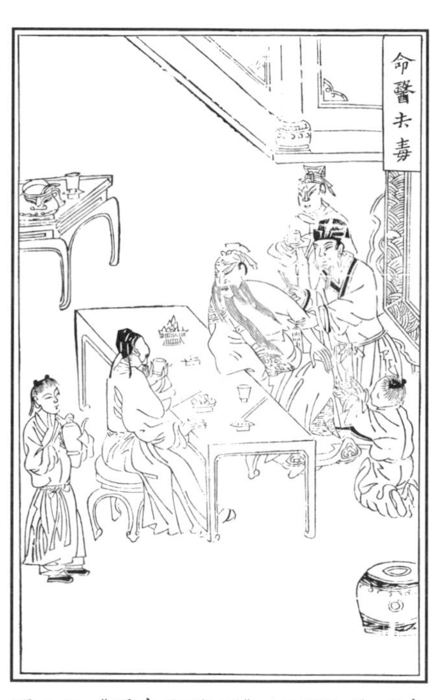

圖 14：《關帝聖迹圖》(1797) 的「命醫去毒圖」。圖中執刀者為華佗、左下一小童持盤器。書中圖像，皆木刻畫家汪潮、王爾臣所繪鐫。

華佗最深入人心的形象，應該是他為關公刮骨療毒的故事。此事見於《三國演義》，正史未載，不過多數人視之為歷史。清代學者章學誠 (1738–1801) 即說《三國演義》「七分事實，三分虛構，以致觀者往往為所惑亂」。在小說家之筆下，關公在樊城之役右臂受了箭毒，毒深入骨，無法活動。華佗診視，認為「若不早治，此臂無用矣」。於是，華佗用刀割開皮肉，直至於骨，此時見骨上發青，他用刀為患者刮骨，悉悉有聲，聞者無不掩面失色，而關公神色自若，繼續飲酒下棋。

小說虛構的華佗故事為後人所深信傳頌，正史中記載其以外科手術著名卻迭受質疑。《三國志》說華佗神乎其技，「若病結積在內，針藥所不能及，當須刳割者，便飲其麻沸散，須臾便如醉死無所知，因破取。病若在腸中，便斷腸湔洗，縫腹膏摩，四五日差，不痛，人亦不自寤，一月之間，即平復矣。」

不過，史家陳寅恪 (1890–1969) 的名文〈三國志曹沖華佗傳與佛教故事〉認為，華佗開腸破腹的醫術比附印度神醫耆域（耆婆）之故事；此說深入人心，幾乎成了中國醫學史之常識，甚至視為理所當然。

話雖如此，儘管在醫療設備及技術相對惡劣的條件下，歷來因為必要或緊急的情況，外科手術的實踐仍然不乏其例。其實，歷史研究反而要特別留意這些「異例」(anomalies) 出現的背景及其意義。也許，華佗只做過極少數這類的手術，成功率也不高，卻被史家渲染誇大，然而不宜因此全面否定其「真」。

如前所述，可以證明華佗的外科手術，並非無源之水。劍橋大學的希臘科學史名家 G. E. R. Lloyd，主張研究古代社會，對待史料的原則應該採取寬容原則，他說：「只要有可能，就把他人的陳述當做是真的——按照我們的標準。」因此，不要假定古代史料是為要欺騙他人。當然，我們在解釋這些史料的時候，必須盡量掌握歷史的、文化的完整背景情況。

陳寅恪在中國古代不可能進行手術的假設之下，推論華佗這段史料的真實性。然而，正史裡面既然記載了這段故事，到底要如何解釋？他就推斷這些故事主要是源自於印度佛教的神醫故事。他說印度醫王的梵文是 agada（阿揭陀藥），佛陀本身也經常被喻為「大醫王」。華佗的這個名字，根據他的考訂，可以跟 agada 這個梵文之間，有某種程度的連繫。陳寅恪說：「檢天竺語 "agada" 乃藥之義。舊譯為『阿伽陀』或『阿羯陀』，為內典中所習見之語。『華』字古音，據瑞典人高本漢字典為 r(w)a，日本漢音亦讀『華』為『か』。則『華陀』二字古音與 "gada" 適相應，其省去『阿』字者，猶『阿羅漢』僅稱『羅漢』之比。」

陳寅恪的方法是將「華佗」改為「華陀」，又省梵文後，兩相比附。

不過，當時的中國人，他們所知道的「耆婆」這個中文譯名，是直接通過梵文而了解的嗎？根據現在所掌握的史料，漢末中古耆婆即有各種的譯名（有些應該是通過中亞一帶傳到中國的）；例如漢代託名安世高的三種佛經，對耆婆就有三種不同的譯名。

不僅如此，在佛教經典裡耆婆其實是以小兒醫著稱，並不是外科醫。雖然看起來他有若干的外科醫案，但耆婆治病主要是以一種能洞察人體內部臟腑的「藥王樹」，來診斷病人。所以華佗的故事若有模仿抄襲之嫌，未免在這些主要的枝節上太不講究？

而且進一步的考察史料，當時的中國人並沒有把華佗跟耆婆搞混。唐代天台宗的高僧湛然 (711–782)《止觀輔行傳弘決》提到中西兩種醫學的代表人物：「醫法者，如此方華他（佗）、岐伯、扁鵲、神農、黃帝、葛仙公、張仲景等所集。西方如耆婆、持水、流水等。」而且，耆婆的故事在南傳巴利文佛教區、中亞西域、西藏等地都廣為流傳。為什麼只有中國人特別心嚮往之、而且抄襲？陳寅恪對這一段時期前後的醫書並不熟悉，甚至在研究心態上相當值得懷疑。因此，外來故事、名詞比附於中國的人物事實，並不是如通天老狐，醉則見尾。

華佗故事的可信性，我們可以再舉一個同時代的旁證。據考證，應該是成書於西晉中期以後的《列子》一書，所記載的一個故事。

這個故事是假借戰國時代扁鵲為人進行換心手術，來闡釋人的臟腑與其性情之間有密切的關係。扁鵲將魯國的公扈與趙國的齊嬰，兩個人的心臟進行換心：「扁鵲遂飲二人毒酒，迷死三日，剖胸探心，易而置之；投以神藥，既悟，如初。二人辭歸，於是公扈反齊嬰之室，而有其妻子，妻子弗識。齊嬰亦反公扈之室，有其妻子，妻子亦弗識。二室因相與訟，求辨於扁鵲。扁鵲辨其所由，訟乃已。」這個換心的手術，當然是不可能的。但故事也設想剖胸手術，必須投以藥酒麻醉。為《列子》作註的東晉時代張湛，對這個故事提出他的看法：「此言恢誕，乃書記少有。然魏世華佗能刳腸易胃，湔洗五藏，天下理自有不可思議者，信亦不可以臆斷，故宜存而不論也。」因此，張湛雖然認為扁鵲的故事不可盡信，但並沒有進一步否定華佗是手術高手的可能性。

特別值得一提，張湛本身精通醫術，尤精於眼科，在《隋書・經籍志》還特別提到，他有一本書叫《養生要集》。張湛還曾經為寫《博物志》的范寧治療過目疾。而范寧的生活年代在 339–401 年，他們距離華佗的年代不遠。

《列子》一書，反映了中國中古時期的養生觀與身體觀，很可惜目前並沒有比較好的研究。

羅馬人漢尼巴潛入中國——西醫中學說

陳寅恪的說法一出，甚至有人進一步推論華佗本身就是外國人。不過也有相反的說法，即西方的醫學包括外科手術，其實都是抄襲中國，李經邦在《中西醫話》(1918) 就提到：「攷泰西之醫術，其始本興於羅馬。羅馬之國，建於周幽王時，至漢而更名大秦，今則更名意大利亞。是西醫之興，在周未東遷以前。當是時，羅馬人漢尼巴潛入中國，得《內經・素問》等書歸國，專心致志，力學十有餘年，而後醫名鵲起，各國人聞風嚮往，咸執贄受業於其門。漢尼巴卒，其徒攝摩騰拿，伊沙伏摩，奧利都等傳其術，於是西人之業醫者，輾轉傳授，歷代均有名家，著書立說，以垂於世。」如果按照李氏的說法，西方醫學之祖應該是漢尼巴（Hannibal Barca，前 247—前 183），而他的技術又是從中國醫學得來？

而當時人認為西方醫學的外科，也是學中國的。舉例來說唐宗海 (1851–1897)，在他的《中西匯通醫經精義》末段，有作者對總理衙門總辦陳蘭秋所說的話：「君在各國衙門，習見西人，以為西法千古所無。不知西人，算學出於《周髀》；機器流轉，出於般巧墨子；醫用剖割，亦華元化之流派。不必西人果宗數子，而其法要不外是；中國人未深攷，乃轉震而驚之，可嘆也夫！……。」唐宗海反對西醫的解剖外科技術，心態可議。

《新三國》(1909)

圖 15～圖 29 的名醫華佗圖像一共十五張，是出版於 1970 年代，中國大陸的一本給青少年閱讀的漫畫書——朱光玉繪圖，《華佗》。故事中的主要細節，主要是根據正史，不過添加了許多繪畫者的想像與解釋。例如說裡面提到華佗治療闌尾炎，是經由手術，這當然是虛構的，也是錯誤的。《金匱要略》如前所述，已經提到對闌尾炎的治療主要是通過藥物的控制。

中國醫學史的人物，可以成為漫畫書的主角，也許華佗是少數，甚至是唯一的男主角。這其中似乎也反映了一種意識形態或政治正確，就像這本小書最前面〈楔子〉所提到的那一幅針灸麻醉的圖像，當時中國人想宣傳中國醫學的「進步性」的時候，他們回溯到華佗時代。

我們可以以一個近代相似的例子鋪陳說明。具有醫生身分，同時也寫了大量小說的陸士諤 (1878–1944) 寫了一本《新三國》(1909)，改編了三國時代的故事。同年又以珠溪漁隱為筆名修訂為《新三國志》，在故事中，華佗治好了司馬師的疾病，司馬師一高興答應華佗投資蓋一間醫院，同時附設一個醫學堂。而且陸氏敘述當時中國不僅引進了西學，中國醫學也傳到了海外。這跟我們所讀到華佗漫畫的最後一張，意義是一樣的。在陸士諤的《新三國》裡面，提到這麼一段，充分地反射一種很特殊的心理：「華佗……遂往外洋游歷，與泰西各醫士反復辯論，學術愈益大進。

圖15～圖29：

華佗是中醫史上最佳男主角之一。這本漫畫（圖29）說：「華佗發明的麻醉藥，不久便傳到了阿拉地區」；與陳寅恪論華佗故事附會印度神醫的說法，相映成趣。

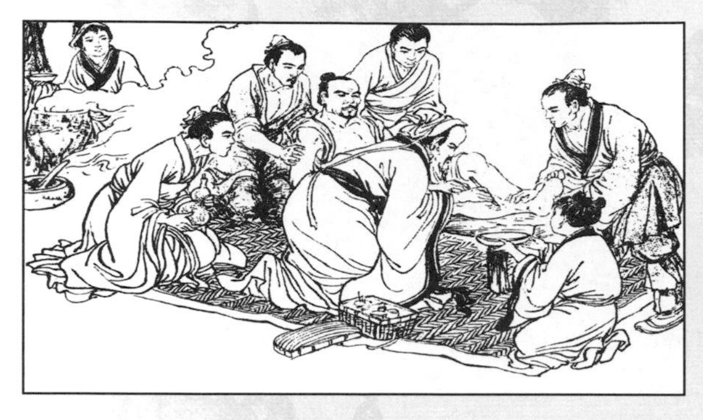

圖15：
華佗精通各種醫術，尤其擅長外科手術。給病人破瘡引膿，割去爛肉，那是他常做的手術。

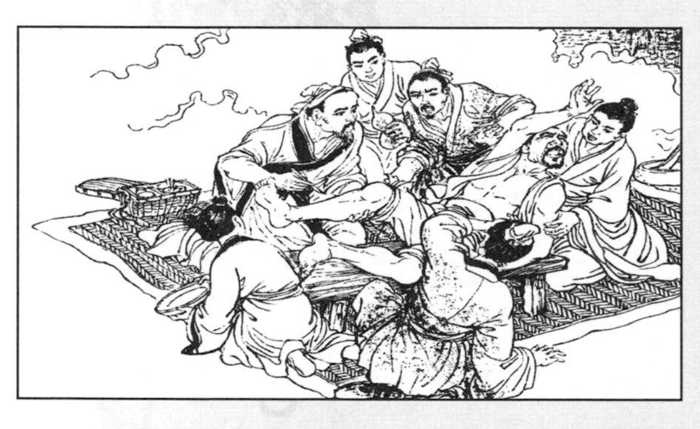

圖16：
可是，在沒有麻醉的情況下，即使是很小的手術，也會使人感到痛苦。這使華佗很不安。他常常在想，怎樣才能使病人不感到手術的痛苦呢？

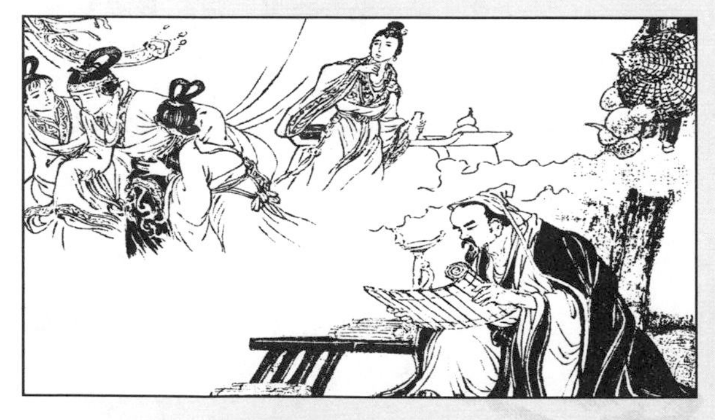

圖17：
許多有毒的藥草，例如烏頭、附子、椒等，都對神經有麻醉作用。相傳漢代女醫淳于衍曾取「附子關合太醫大丸」，讓皇后服飲。皇后服藥後沒有多久，就暈頭轉向，失去知覺。

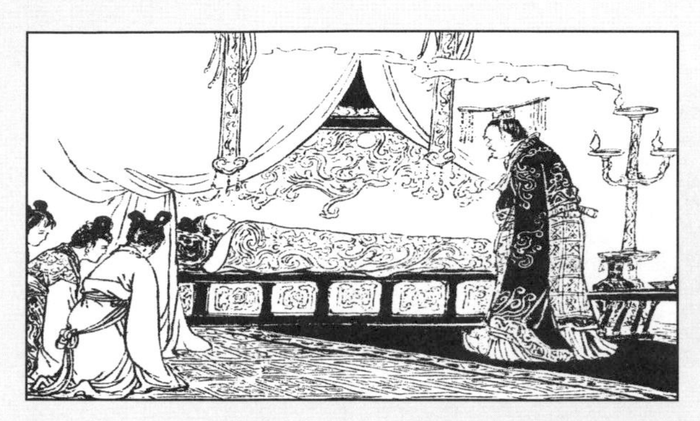

圖18：
不過這些藥草，通常毒性都是很大的，不宜做麻醉藥用。那個皇后也終因服了過量的附子藥丸而喪命。

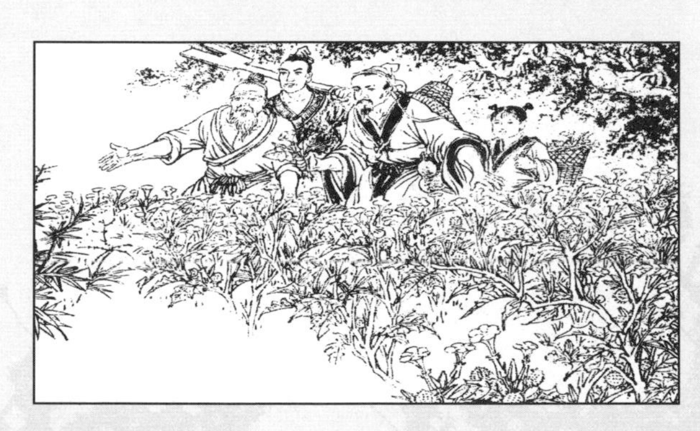

圖19：
華佗又到田野去調查。曼陀羅花是一種具有麻醉作用的藥草，毒性輕些，如果配上酒，麻醉效果很好。中國南方田野到處生長有曼陀羅，人民都很熟悉。

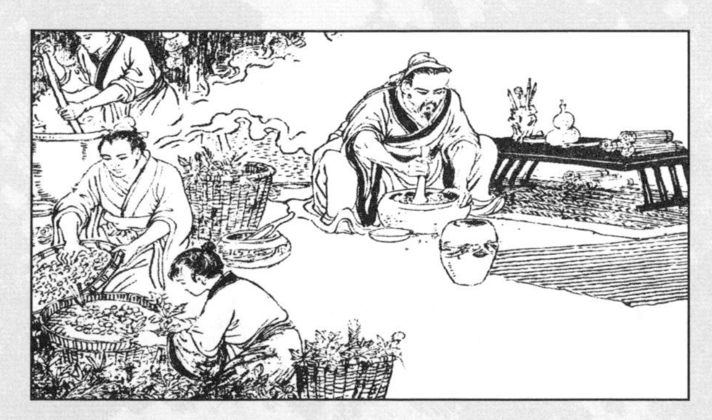

圖20：
經過總結，華佗終於發明了以曼陀羅花為主的麻醉藥——「麻沸散」。

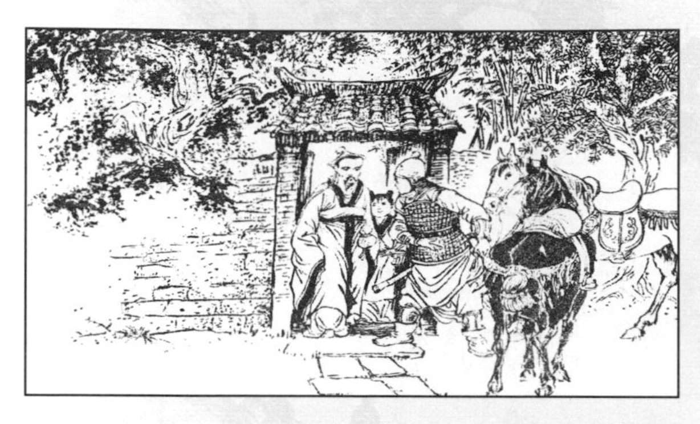

圖21：
有了麻醉藥，做起手術來，病人就不再感到痛苦了。有一次，關羽胳膊上中了毒箭，便派人來請華佗。

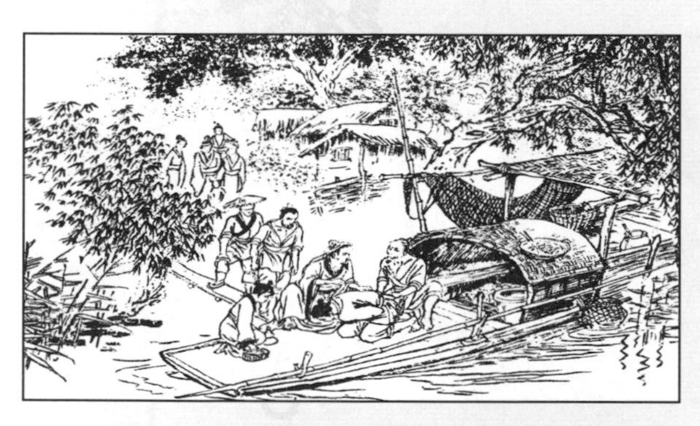

圖22：
有了麻醉藥，華佗不僅能做小手術，還能做大手術。有個船夫肚子痛得很厲害，華佗診斷後說，這是他的脾有潰爛，需要剖開肚子，把腐爛的部分切掉，病才能好。

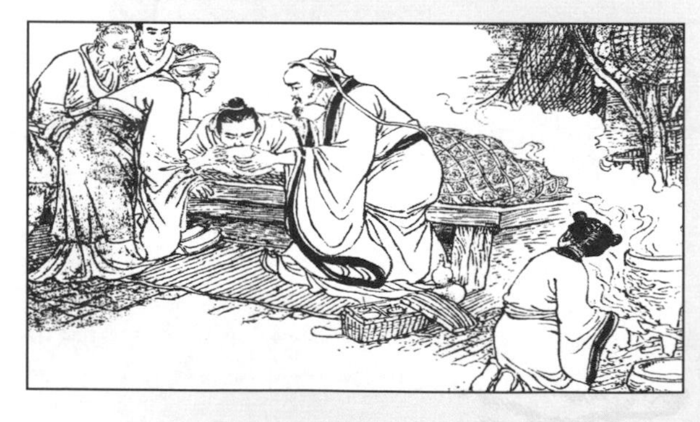

圖23：
船夫早就聽說華佗醫術高明，就請華佗給他動手術。華佗拿出一包麻沸散，叫船夫和在酒裡吞下去。船夫喝了藥，就昏昏沉沉地睡著了。

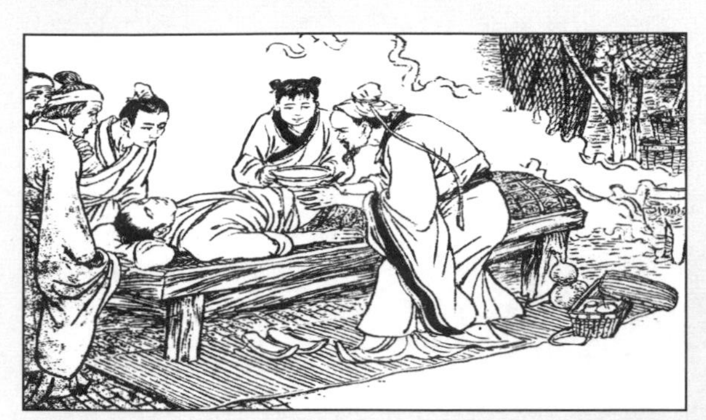

圖24：
華佗拿起手術刀，切開肚皮一看，果然脾爛了一大半。他飛快地把爛脾割下，用線把肚皮縫合好，又在傷口處塗上一種藥膏。

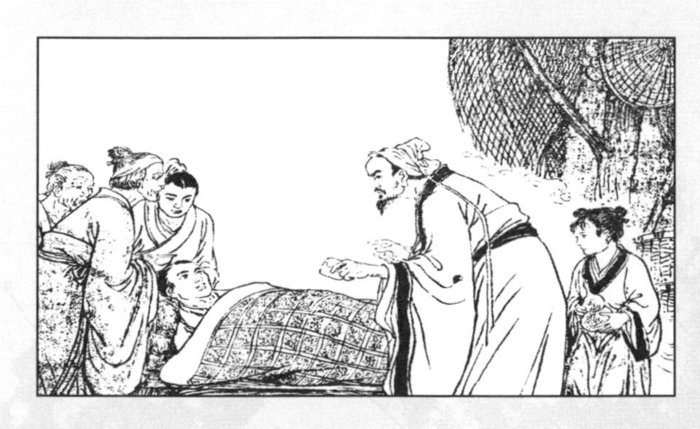

圖25：
船夫醒來以後，肚子就不痛了。華佗又開了些藥給他吃，幾個月後傷口也長好了。

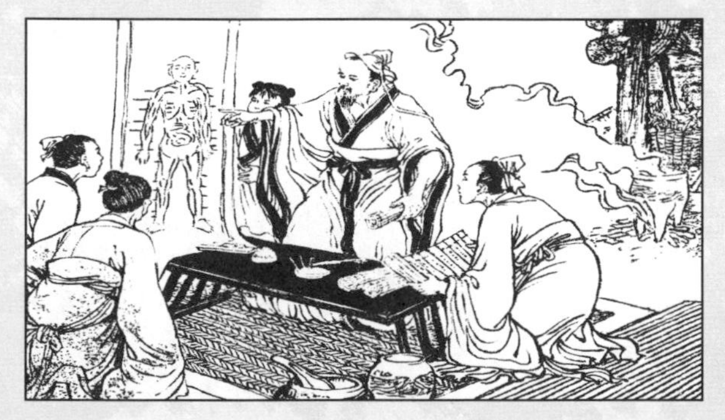

圖26：
在體腔內部做手術，可不是一件容易的事情，除了要掌握麻醉技術外，還必須熟悉人體內臟的構造和部位。可見華佗掌握有豐富的人體解剖知識。

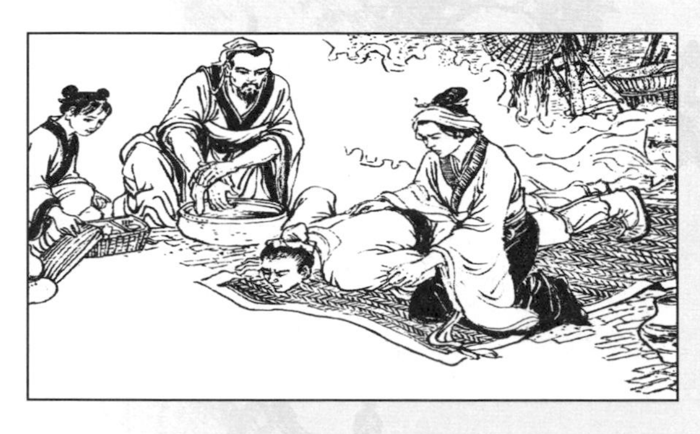

圖27：
一天，華佗遇見一個劇烈腹痛的病人。病人兩腳彎曲，聲音微弱。華佗確診是闌尾炎發作。這時吃藥、針灸已經來不及了，眼看病人有生命危險。

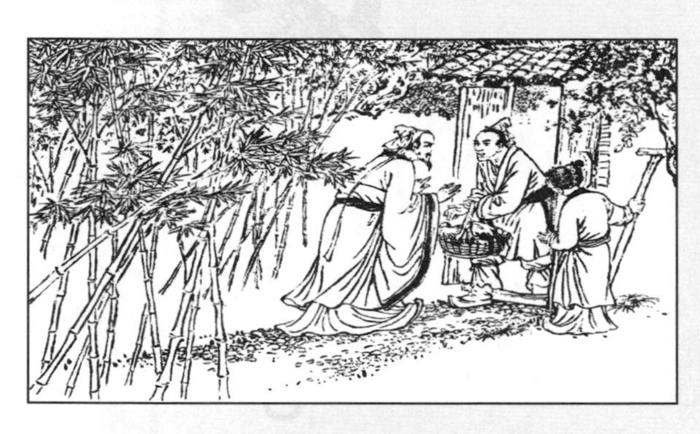

圖28：
華佗立即讓病人喝了麻醉藥，並為病人做了闌尾炎切除手術。不到兩個月，病人就恢復了健康。

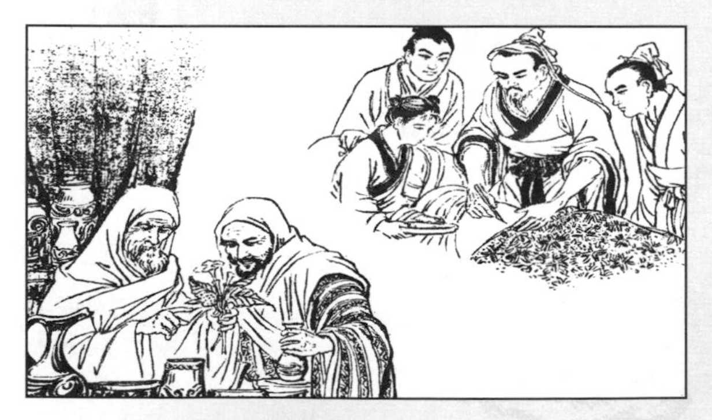

圖29：
中藥麻醉，是中國古代醫藥偉大發明之一。華佗發明的麻醉藥，不久便傳到了阿拉伯地區，為世界醫藥的發展作出了貢獻。

今皇帝受禪之日，適佗回國之秋。那時佗蟄居譙郡故里，一意著述，不與外人周旋，因此知他的人很少。國家維新後，乃於洛陽商埠組織一爿醫學報館，出報後很是發達，行銷紙數已達十萬，即他的舊著《青囊書》，銷路也不為細，每天趕印一萬餘冊部，尚不夠發行呢。聞外洋各國如康居、天竺、波斯、烏孫、大秦等，均特派文人，把《青囊書》翻成本國文字，發交專門醫學堂研究，因此華佗之名，全世界皆知。」

華佗曾經留學，回國以後並且辦報，其著作也被翻成各國文字，這應該是中西醫學交流史的公案罷。陸士諤的小說所描述的華佗，其中所反映的心態，與 1970 年代這本漫畫書所要傳達的，有極為微妙相似之處。

請讀者在往下閱讀這本小書之前，重新回顧前面一系列華佗的漫畫。

古代的兔唇修補手術

魏詠之字長道，任城人也。家世貧素，而躬耕為事，好學不倦。生而兔缺。有善相者謂之曰：「卿當富貴。」年十八，聞荊州刺史殷仲堪帳下有名醫能療之，貧無行裝，謂家人曰：「殘醜如此，用活何為！」遂齎數斛米西上，以投仲堪。既至，造門自通。仲堪與語，嘉其盛意，召醫視之。醫曰：「可割而補之，但須百日進粥，不得語笑。」詠之曰：「半生不語，而有半生，亦當療之，況百日邪！」仲堪於是處之別屋，令醫善療之。詠之遂閉口不語，唯食薄粥，其厲志如此。及差，仲堪厚資遣之。(《晉書・魏詠之傳》)

晉末宋初的中醫外科發展

相對於中醫內科史料的豐富，有關手術的記載，在歷史的記錄裡面常常可遇不可求。如上所述是出現在東晉時代，殷仲堪（?–399）帳下的軍醫對魏詠之進行兔唇的吻合手術。這段時間同時出現了一些外科的名醫，例如甘伯濟、劉涓子等，他們都是晉末宋初的外科醫生。

有關甘伯濟的生平不詳。根據史實上的記載，他有《癰疽部黨雜病疾源》，可惜已經亡佚了。從這本書名有「部黨」兩個字，後漢時人牢脩〈上書與黨獄〉一文提到，「共為部黨，誹訕朝廷」，可見這個時期已經對外科的雜病進行分類，或者有進一步的綜合。甘伯濟的另外一本書《療癰疽毒惋雜病方》，跟前面一本書一樣也已經亡佚了。從書名來看，其處理外科的疾病，主要是化膿性的疾病，其中提到「毒惋」這個外科疾病，可能是因為中毒或者毒蛇咬傷等等所引起的腫瘍病變。

而劉涓子留下中國第一部外科專著《劉涓子鬼遺方》。傳說是晉末的劉涓子在丹陽郊外巧遇「黃父鬼」所遺留的。這本書充滿了依託的色彩，又稱《神仙遺論》。後劉涓子的後人把這本書傳給南齊的龔慶宣，原書又稱《癰疽方》，經龔慶宣在公元 475–502 年前左右整理後，成了今本《劉涓子鬼遺方》（五卷本）。我們在底下會比較詳細的介紹這本書。

第一部外科專著《劉涓子鬼遺方》

上面提到中國醫學史上，第一部外科專著《鬼遺方》，作者託名為劉涓子，他是東晉時代京口（江蘇鎮江）的醫家。根據《鬼遺方》的序文提到：「時從宋武北征，有彼瘡者，以藥塗之即愈。論者云：聖人所作，天必助之，以此天授武王也。於是用方為治，千無一失。」可見外科的用藥與戰爭的關係，是比較密切的。劉涓子本身也曾經跟隨南朝宋武帝劉裕 (363–422) 北征，以書中的藥方來醫治戰傷者。

《鬼遺方》的重要性，《千金要方》、《千金翼方》、《外台秘要》等瘍科部分多採錄之。日本弘仁十一年 (820),《日本紀略》即載《鬼遺方》做為醫學生之必修典籍。日本最古的醫籍《醫心方》外科方論也是以《鬼遺方》為主體內容。可見中醫外科在唐代以前變化不大。一直要到宋代特別是《外科精要》才出現新貌。

《鬼遺方》一開始是醫論，假託黃父與岐伯的問答；其實整篇是模仿《靈樞・癰疽篇》。只是把〈癰疽篇〉的黃帝改成黃父罷了。這也可見《內經》在理論上的指導作用了。全書以討論癰疽這一類的化膿性疾病為主流:「髓不為焦枯，五臟不為傷，故曰癰。」「疽上皮肉以堅，上如牛領之皮。」作者首先分別癰、疽的差別，而且特別強調「疽」是比較不好的情況，接下來只討論各式各樣的疽。赤疽、禽疽、杼（音住）疽、丁疽、蜂疽、陰疽、刺疽、脈疽、龍疽、首疽、榮疽、行疽、勇疽、摽（音標）叔疽、疒旁疽、沖疽、敦疽、疥疽、筋疽、陳乾疽、搔疽、叔疽、白疽、黑疽、骨疽、倉疽等，一共二十六種疽，接著提到若干的癰。比較特殊的是，上面的疾病都加入了很強烈的數術色彩。例如:「岐伯曰:『《癰疽圖》曰: 赤疽發額，不瀉，十餘日死，其五日可刺也。其膿赤多血死，未有膿可治。人年二十五、三十一、六十、九十五者在額，不可見血，見血者死。』」以下提到的各種疾病，體例相同。主要就是有一套數術預測系統，大概可以從此了解這一類的疾病，死亡率應該非常高。因此，禁忌的成分相對於其他的疾病，有更濃厚的巫術色彩。

《鬼遺方》的卷一，有著魏晉南北朝這個時代服食金石之藥的時代特徵。這個時代主要就是士人服食大量的寒食散；事實上一直到唐代，服用石藥還是相當地流行。唐代的醫家孫思邈 (541 或 581– 約 682)，在《千金要方》有專門一卷討論〈解五石毒論〉。孫思邈說:「寒食、五石更生散方……自皇甫士安 (即皇甫謐) 已降，有進餌者，無不發背解體，而取顛覆，余自有識性以來，親見朝野士人，遭者不一。所以寧食野葛，不服五石，明其大猛毒，不可不慎也。」發背也就是人體的背上罹患癰疽，而導致發背的原因之一，是服用金石藥物：「有黑色者，是石硫黃毒。有赤色者，是丹砂毒。有青色者，是硇（音撓）砂毒。有似鹽顆者，是鐘乳毒。」這些都是服用金石藥所引起的外科疾病，接著作者提供了一些解藥。在此特別推薦讀者閱讀，近代史學大家余嘉錫 (1883–1955) 所撰寫的〈寒食散考〉一文，裡面提供大量服食藥物所引起的疾病，其中包括各式各樣的外科疾病。金石之藥服食之後，身體發熱，這是外科疾病的主要病徵。

《鬼遺方》卷二、卷三，主要是列了大量的內服與外用各種治療方法。大概這本書年久，以至於編纂上有一些混亂。到了《鬼遺方》卷四，又有大量的醫論出現，主要內容幾乎完全抄襲《內經・癰疽篇》。也就是討論有關嚴重的癰疽疾病，一共十八種，這些疾病大都是不可治療的。事實上無法處理或難以治療，幾乎是外科化膿性疾病共同的現象。

在《鬼遺方》並沒有提到內科的脈診有任何的重要性，而是有特別的一節提到「色診」，醫者主要是透過觀察或觸摸患者體表的肌肉顏色來診斷。這跟內科是完全不一樣的。舉例來說，對體表日漸腐爛的肌肉，必須進行適當地處理：「凡發背，外皮薄為癰，皮堅為疽。如此者，多現先兆，宜急治之。皮堅甚大者，多致禍矣。夫癰壞後有惡肉當者，以豬蹄湯洗其穢，次敷食肉膏、散，惡肉盡，乃敷生肌膏、散，乃摩四邊，令善肉速生。」顯而易見地，這些方式跟內科脈診為主之後服藥的處治，是完全不一樣。

中醫外科在這個階段主要是以觸診為主，雖然內科脈診也必須要接觸患者的肌膚體表，但跟前者方式主要是觀察皮膚及肌肉的軟、硬，肌肉潰爛以後傷口的大小、輕重等等並不一樣。

《鬼遺方》另外一個地方也提到「按診」，醫者判斷的方式，主要是直接接觸患者的病兆，同時觀察病兆相關的情況，例如化膿的情況：「或發日疽，似若小癤，或復大痛，皆是微候，宜善察之。欲知是非，重按其處，是便隱痛，復按四邊，比方得失。」所以這種觸診，是一種對身體局部病灶進行比較，而後做出診斷。

醫者必須仔細觀察所謂的惡肉與善肉，而且在以下的敘述裡，讀者會了解必須通過手術將惡肉去除乾淨。如果與日後中醫外科「內科化」做比較，這本書還沒有應用到《內經》「脾主肌肉」的理論；可見《鬼遺方》帶著中醫外科較早期的樸素色彩。

在治療上，《鬼遺方》全書有一百四十餘首藥方；其中以膏方、貼方、薄方佔大多數，皆是外用藥。這些外治藥方，治療「惡肉」，或「生肌」、「生肉」，可見外科疾病主要是肌肉之病變。另藥方有「瞿麥散方」者，雖以內服，但服後身體感，「痛癢者，肌肉生也」。外科的身體觀是「肌肉的」身體觀。

此外《鬼遺方》也使用手術的療法，分為破、針、斬三種手法。第一種破法：「癰大堅者，未有膿。半堅薄，半有膿。當上薄者，都有膿，便可破之。所破之法，應在下逆上破之，令膿得易出，用鈹針。膿深難見，上肉厚而生肉，火針。若外不別有膿，可當其上數按之，內便隱痛者，肉殃堅者，未有膿也。按更痛於前者，內膿已熟也。膿泄去熱氣，不爾，長速，速即不良。」大部分外科的書，都特別重視膿的問題，也可以顯現由於傳統中醫在感染知識上的無知，這一類的問題，基本上都難以有效解決。

第二種手法為針法，主要也是處理膿的問題：「針法要膿看，以意消息之。胸、背不可過一寸針，良久不得膿，即以食肉膏、散差瓮頭肉癰口中。人體熱氣歇，服木瓜散。五日後，癰欲差者，排膿內寒散。」

第三種手法為斬法，對有些外科疾病，就直接進行截肢的處理。舉例來說:「發於足指,名曰脫疽。其狀赤黑,不死。治之不衰,急斬去之。治不去,必死矣。」由此可知,處治有些疾病手術乃不得不然。

除了這三種手法以外,有些因外傷而導致腸子外露的情況,《鬼遺方》使用更保守的方法,這種方法讓腸子自己能夠回復到原來的狀態:「取小麥五升,水九升,煮取四升,去滓,復以綿度濾之,使極冷。傍含噴之瘡,腸自上漸漸入;以冷水噴其背,不宜多人見,亦不欲令傍人語,又不可病人知;或晚未入,取病人席四角,令病人舉搖,須臾腸便自入。十日之內不可飽食,頻食而宜少。勿使病人驚,驚則煞人。」這種需要稍精密手術的外傷,大概只能自求多福了。

整體而言,《鬼遺方》在外科理論上發展有限,大部分是抄錄《黃帝內經》,而技術上如手術也相對保守,實在很難想像這是一本晚於華佗兩個世紀的著作。

《鬼遺方》這本書有這麼一段話,非常有趣:「謹按《黃父癰疽論》所著緩急之處,生死之期,如有別癰之形色難易,之治如下。僧納私撰是用,非是先賢,恐後高雅,故記之名字,令惑之耳。」文中所說的《黃父癰疽論》,其實全文錄自《內經》。而且從這段文字我們仔細地推敲,似乎這本書補入了當日僧人(即僧納)的外科經驗。

外科技術的創新

魏晉南北朝戰爭頻仍,中醫外科的實踐也相對其他時代有所精進。

《諸病源候論》(成書於610年)除了腸吻合術、連接斷肢等等外科技術以外,還有令人相當吃驚的外傷縫合技術。舉例來說,外傷縫合術出現了以一百一十二字的歌訣來表現,文字對仗,音韻整齊,可見是為了教學上背誦學習之用:「凡始縫其瘡,各有縱橫;雞舌隔角,橫不相當。

縫亦有法，當次陰陽。上下逆順，急緩相望；陽者附陰，陰者附陽；腠理皮脈，復令復常。但亦不曉，略作一行；陰陽閉塞，不必作膿；榮衛不通，留結為癰。晝夜不臥，語言不同；碎骨不去，其人必凶；雞舌隔角，房不相當。頭毛解脫，志失故常；瘡不再縫，膏不再漿。」

上述歌訣的意思是說，縫合線彼此呈雞舌狀，斜形排列，而且針腳之間形成一定的角度，且不可與肌肉紋理平行縫合。值得注意的是組織縫合時，因為表皮組織、皮下組織、肌肉等，其上下分布是有一定秩序的；各組織的張力不同，在縫合的過程中不同組織能否互相對齊，是日後瘡傷是否可以癒合的主要原因。在歌訣中，也提到縫合不恰當，或有異物未除去則會生膿為癰，也就是類似現代醫學中術後組織癒合不良，或感染所造成的發炎性反應。最後，歌訣也特別提到一些變證，如病人無法入眠，或難以言語等，預後多不佳。如果因為包紮傷口不當所引起的一些病變，則瘡口不宜再做縫合，或再敷藥物，而另作處理。簡言之，這些處理外傷的步驟與要求，早已超過《黃帝內經》的技術水平。

古代的網膜手術

《諸病源候論》可以做為唐以前中國醫學的總結性著作；裡面有關外科的內容，毫無疑問是魏晉南北朝醫學的一個縮影。史學大家唐長孺(1911–1994) 在他的《魏晉南北朝隋唐史》(1964) 雖有提及這段時期的科技、醫學，但並沒有討論外科史的進展。

我們再來看看書中記載的「金瘡腸斷」手術，「夫金瘡腸斷者，視病深淺，各有死生。腸一頭見者，不可連也。若腹痛短氣，不得飲食者，大腸一日半死，小腸三日死。腸兩頭見者，可速續之。先以針縷如法，連續斷腸，便取雞血塗其際，勿令氣泄，即推內之。腸但出不斷者，當作大麥粥，取其汁，持洗腸，以水漬內之。當作研米粥飲之；二十餘日，稍作強糜食之；百日後，乃可進飯耳。飽食者，令人腸痛決漏。」從上述的記載可知，如果因為械鬥等其他的因素，導致人腸子外漏，在腸子的兩頭都可以見到的情況，可以做腹腔腸的結合術。

不過有的學者根據這段資料推測，「『腸一頭見者，不可連也』；只有『腸兩頭見者』，才可『連續』，並推入腹腔。說明沒有打開腹腔尋找另一斷頭的能力。」（廖育群等，《中國科學技術史・醫學卷》）因此，在當時的中國醫生並不具備把腹腔打開的能力。有些學者更進一步推論，華佗的腹腔手術根本是偽造的。

我個人倒是覺得，古代腹部手術是有可能的，特別是局部性的腹部手術。而上述的腹腔腸手術也未必能反映華佗本身的技藝。《諸病源候總論》就提到一種網膜切除術：「若腸腹㬹從瘡出，有死者，有生者，但視病取之，各有吉凶。㬹出如手，其下牢核，煩滿短氣，發作有時，不過三日必死。㬹下不留，安定不煩，喘息如故，但瘡痛者，當以生絲縷繫絕其血脈，當令一宿，乃可截之；勿閉其口，膏稍導之。」這段史料主要是指外傷而導致了腹內的脂肪組織外漏；文中提到如果這些脂肪剛剛外漏不久的話，而且患者的情況也相對穩定，這個時候就以生的絲縷結紮血管，之後讓患者休息一個晚上，而後進行切除手術。手術之後，暫時不要縫合傷口，塗上藥膏，而且做引流的手術。引流主要是要引出手術過程當中，或者之後所引起的體內不需要的體液或血液，如果不做引流，即做縫合的話，外部的傷口可能癒合，體內則會持續的發膿。

從這個手術來看，已經提到了網膜手術可能面臨的適應證及其預後。丁光迪主編的《諸病源候論校注》就主張，中醫腹部外科手術是可能的。

同樣在《諸病源候總論》，也記載了因為外傷而導致骨骼及肌肉斷裂的手術：「夫金瘡始傷之時，半傷其筋，榮衛不通，其瘡雖愈合，後仍令痺不仁也。若被瘡截斷諸解、身軀、肘中，及腕、膝、髀若踝際，亦可連續，須急及熱，其血氣未寒，即去碎骨。便更縫連，其愈後直不屈伸（也有關節復位不全，強直不能屈伸的）。若碎骨不去，令人痛煩，膿血不絕；不絕者，不得安。」因金創所截斷的肢體，諸如肘、腕、膝、髀、踝關節等部位，都可以接回復原。這裡提到可以連斷肢體的一些手術，這些手術必須爭取時間，在骨頭或者是肌肉斷裂初期，趁熱進行接合（「須急及熱」），同時要清除身體裡面的碎骨。而且這些手術也提到了一些瘡傷留下的循環障礙、肌肉麻痺及運動障礙等等。

從東漢末年華佗的手術，一直到《諸病源候總論》所記載的種種外科手術，我們必須重新評估中國外科史上的手術，在上述的階段，可能達到了一定的高峰？我們以新的角度更為全面地理解中醫外科史的手術傳統。

眼科手術

在前面，我已經介紹了《內經》有一種治療眼疾的針法——「發蒙」。中醫的手術傳統裡，眼科手術是值得注意的。《晉書・景帝紀》：「帝目有瘤疾，使醫割之。」這裡用的是手術。《諸病源候論》也說眼疾生息肉可以割除治療，「除痛止血」。

唐代從印度傳進了一種新的眼科手術——金針撥障法，或稱為金篦術。詩人白居易 (772–846) 關於眼病的詩有道：「眼藏損傷來已久，病根牢固去應難。醫師盡勸先停酒，道侶多教早罷官。案上謾鋪《龍樹論》，盒中虛撚決明丸。人間方藥應無益，爭得金篦試刮看。」

傳統中醫眼疾是與肝臟有密切關係，而印度眼醫則持「腦脂下流」、導致內障的說法。上引白居易的詩，提到了《龍樹論》，龍樹是公元三世紀的一位高僧、菩薩，亦是印度《妙聞氏論文集》的編纂者。《龍樹論》重視手術，書中記載內障眼病、外障眼病可以施以手術的計有 41 種之多，佔所有 72 種眼病的 56.94% 左右。

印度的金針撥障法，傳到中國之後被視為與針灸術同流。如明代傅仁宇 (1573–1644) 家傳眼科，譽滿南京京畿之地。他在《審視瑤函》(1644) 即說：「原夫鈎割針烙之法，肇自華佗。」書中收錄器械手術外治法極多：「如割，在氣血肉三輪者可割。而大眦一塊紅肉，乃血之英，心之華，決不可割，誤割則目盲，若神在此而傷之，必死。有割傷因而惹風，及元氣虛弱之人，煩躁濕盛者，必為潰爛，為漏，為目枯。」可見手術之危險。事實上，宋代後外治法已漸有式微之趨勢，因此，《審視瑤函》也說：「今人去古已遠，一聞針灸，心懷怯懼，是以醫心懈怠，鮮工于此耳！」

傅仁宇論手術乃不可傳之技藝，「必須口傳親授，臨證親見，非筆下之可形容。」在其著作已提及煮針消毒：「煮針一法，《素問》原無，今世用之，欲溫而澤也。」但手術風險太高，而有各種禁忌，求神禮佛，祈祝過程順利：「凡行針須用朔望，對神祈佛，通誠鄉貫姓名。敬祝用針者也。」《審視瑤函》又再三交待：「用凡針灸、欽割俱宜忌犯！」

與本書論旨相關的是，傅仁宇專立「目不專重診脈說」一節。他批評當時的病人：「今閨閣處子，暨夫貴介之族，但舒手于帷幔之外，診其脈即欲治其病，且責其用藥當而效之速。」傅仁宇以為眼疾診斷，不專恃脈診；他假設一種情況：「假令一瞽目，隱身于帷幔之中，舒其手于帷幔之外，其六脈未嘗不與有目者相同也，切脈者，從何脈辨知其為瞽耶？」

傳統中醫除了眼科，喉科、產科等專科也各自有手術傳統；我們回顧中國醫學史，不能被內科方脈一支限制了目光與想像。

順道一提的是，中醫曾以針灸理解金針撥障法；到了 1930 年代，西方傳教士的報告，針灸也被理解為「外科」。基督教「內地會」的 T. L. Hiller

醫士說：「在中國針灸是重要的外科療法。這種方法意味，當你腹痛時，他們認定是有邪靈 (an evil spirit) 居在其中。如果他們將針紮在正確的穴上，將使邪靈釋放而得到醫治。他們使用的針是一根完全沒有經過消毒的長針，因此致使病人的情況變得更嚴重。」(*China's Millions*, 1930)

非醫學史料中的手術記載

前面提到東晉時代魏詠之接受兔唇的手術，並不是孤例。在宋人計有功（約 1126 年前後在世）的《唐詩紀事》就有以下的補唇手術：「方干為人缺唇，連應十餘舉，遂歸鏡湖。後十數年，遇醫補唇，年已老矣。鏡湖人號補唇先生。」另外，唐代張鷟（音卓）(約 660–740)《朝野僉載》就提到一個腫瘍的手術：「贛縣里正背有腫，大如拳，（楊）元亮以刀割之，數日平復。」這段時期關於手術的記載，還頗為多。雖然這則筆記提到患者之後很快地恢復，但這類手術死亡率應該相當地高。

舉例來說，根據《三國志・魏志・賈逵傳注引魏略》就特別提到，那個時候罹患癭瘤的病人，接受手術有流傳一句諺語：「十人割癭九人死。」不過，當時的手術並不像明清以後，趨向保守，類似案例相當地多。而這句諺語所反映的手術失敗率不限於癭瘤，恐怕正是實錄！

類似華佗的個案在其之後還時有所見，而且誇大的程度並不在其之下。試舉兩個例子來說明，在《資治通鑑》這本書長壽二年 (693) 這一條記載了一個故事：「太常工人京兆安金藏大呼，謂（來）俊臣曰：公既不信金藏之言，請剖心以明皇嗣不反。即引佩刀自剖其胸，五臟出，流血被地，太后聞之，令轝入宮中，使醫納五臟，以桑皮線縫之，傅以藥，經宿始蘇。」在這個例子裡面，提到金藏剖胸五臟俱出，而醫者可以進行縫合修復的相關手術。

另外一個手術的案子，出自於唐末五代王仁裕《玉堂閑話》：「術士曰：某無他術，唯善治大風。（高）駢曰：可以覈之。對曰：但於福田院選一最劇者，可以試之。遂如言。乃置患者於隙室中，飲以乳香酒數升，則懵然無所知，以利刃開其腦縫。」唐代的悲田院或稍後的福田院等慈善團體，主要是安頓老弱貧疾之人，包括罹患大風（痲瘋病）的患者。痲瘋病需要通過手術，真是聞所未聞；不過這個故事強調的是腦部的外科手術，而且利用了乳香酒來做麻醉。

公元九世紀初左右，薛用弱的《集異記》有則故事，有一個叫狄梁公的人，精通醫術，曾為一富室子弟下針後，並摘除動則心痛的鼻瘤。

閱讀這些非醫學史料中的手術記載，其實可以跟隋唐這段時期的醫籍相互呼應，這兩大類史料說明了當時的醫者並不畏手術。有些筆記小說的記載，的確有誇大之嫌；不過我們可以做一個跨時代的比較。李經緯先生的《中醫史》(2007)，就特別利用清代的筆記小說來研究當時中醫外科的情況。清代的筆記小說史料無疑是超過前代的，但有一個很特殊的情況，就是手術的記載並不多。李經緯說：「清代雖有一些外科手術記載，但談不上外科學發展上的方向，甚或談不上傾向，因為只是有一些零星的記載。」事實上，明清以後中醫外科「內科化」的傾向深化，整個治療主要是以方藥為主，反對手術，這在同時代的筆記小說似有所反映，我們在下文會有詳細的論證。反過來看，從華佗的年代一直到隋唐這一段的史料，無論是醫書或非醫書對於手術的記載，都是令人印象深刻的。陳寅恪先生討論華佗手術，所見有限。

在結束〈手術的年代〉這一章之前，請讀者稍稍回顧這些種種不可思議的外科手術故事，因為下一章中醫外科將進入到另外一個時代了。不僅外科的風貌與之前大不相同，連相關的非醫學史料所描述的外科故事，想像力也隨之枯萎了。

第三章　中醫外科的「內科化」

「膿」的中醫病理想像

問：熱之所過，則為膿也？

對：熱之所積，既有以至於過；毒之所潰，斯有以作其膿。蓋陽邪太勝，熱氣內隆，薰郁於榮衛之間，既結塞而不解，焮發於形體之外，故癰腫之由生。經絡因是而不宣，愈增壅熱，肌肉自茲而乃壞，積漸為膿，然則癰瘍潰壞而作膿者，未有不由乎邪熱之所過也。

——宋代國家醫學考試試題

方脈科與瘍科

上面的引文是宋代太醫局「諸科程文格」，也就是政府太醫局的考試試題。考試內容主要是解釋人體潰瘍有膿的病理機制；基本上與我們在本書第二章所討論的所謂「局部的熱」，道理大致相同。

中醫官方的醫學分科，唐代有太醫署掌醫療行政與醫學教育。太醫署分為醫科、針科、按摩科與咒禁科。而「醫科」之下有體療（內科）、少小（小兒科）、瘡腫（外科）、耳目口齒（五官口腔專科）、角法（外治法）等。

北宋官方的醫療制度沿用唐制。太醫署為六署之一，隸屬於太常寺之下。公元 992 年太醫署更名為太醫局，以後迭有改制。北宋中期以後，醫療的行政機構與醫學教育分離，前者為翰林醫官院，後者太醫局為專職的醫學教育機構。太醫局在 1016 年，一共分為九科授業：大方脈（內科）、風科、小方脈（兒科）、產科、眼科、口齒咽喉科、金瘡兼書禁科、針灸、瘡腫兼折傷科。

1103 年以後，北宋逐漸建立一套考試制度。例如太醫局在學生入學以後，有公試與私試等等測驗。醫科考試設有三大類，方脈科、針科、瘍科。其實基本上也就是後代的內科與外科，而針科向來是獨立的。所謂方脈科的「方脈」是指醫方與脈象。後來有大方脈、小方脈之分，小方脈是指幼科或小兒科。而瘍科又分化為「瘡腫」、「折傷」、「金傷」諸科，範圍大致與《周禮》瘍醫所處理的疾病相當。後來的「書禁科」也就是類似「祝由科」，一度合併在瘍科的範疇裡。為什麼外科與祝由之術可以歸為一類？

北宋末年國家的醫學考試也分為上述三科，方脈科考試以《內經》、《難經》、《諸病源候論》、《眼科龍樹論》、《千金翼方》為經典。針科與瘍科的考試不考《脈經》，而考「針灸三經」（《針灸甲乙經》、《銅人針灸經》、《黃帝明堂灸經》）。由瘍科考試的典籍來看，也可知瘍科沒有自己的經典。上面的試題是由宋代的太醫局大夫何大任所整理編輯，在南宋寧宗嘉定年間 (1212) 頒布全國。

整體而言，中國醫學歷代分科，大致沿襲著上述的規模，不過中醫的分科，日後不斷地減併，到了 1822 年，針灸科從太醫院完全地廢除掉。1866 年只剩下五科：大方脈、小方脈、外科、眼科、口齒咽喉科。從這個趨勢可以看出來，中醫相關學科的沒落了。（參見梁峻，《中國中醫考試史論》）

請各位讀者便中去調查附近中醫院的分科。如果您剛好去臺北敦化北路長庚醫院中醫分部的話，就可以看到中醫大樓的看板上，有中醫內科、婦兒科、針灸科、傷科等四科，沒有中醫外科，中醫也不動手術。整個局面又比清代更小了。

中醫外科的分流

中醫外科史到了宋代為之一變。南宋首次出現「外科」一詞；相應於新詞的誕生，這個學科的範疇及理論、治療方法也有變化。

早期瘍醫或者是瘍科的說法，到了這個階段開始有了外科的名稱，例如伍起予《外科新書》(1196)、陳自明的《外科精要》(1263) 等等。此後，「外科」這一概念逐漸涵蓋治療癰疽、瘡疔、發背、瘰癧等各病種的統一名稱。而早期《周禮》中的「瘍醫」一詞，似乎在使用上是較為流行的；但外科與瘍醫這兩者的概念並不完全重合，「瘍醫」還包括治療金瘡、傷折等疾病；而現代的人們顯然對外科這一名稱使用得更為普遍。

有關外科這個詞，也經常見於南宋士人的一些筆記之中，例如洪邁《夷堅志》就提到了「當塗外科醫徐樓台，累世能治癰癤」，這位徐樓台是個世醫，有一年有一位有錢人江舜明生了背疽，兩人相約病痊癒以後給謝錢三百千錢。經過徐樓台的治療——「瘡忽甚痛且癢，徐曰：『法當潰膿，膿出即愈。』是夜用藥，眾客環視，徐以針刺其瘡，捻紙張五寸許，如錢緡大，點藥插竅中。江隨呼：『好痛！』連聲漸高。徐曰：『別以銀二十五兩賞我，便出紙，膿才潰，痛當立定。』江之子源怒，堅不肯與，曰：『元約不為少，今夕無事，明日便奉償。』徐必欲得之。江族人元綽亦在旁，謂源曰：『病者病已極，復何惜此？』遂與其半。時紙捻入已踰一更，及拔去，血液交涌如泉，呼聲浸低。徐方詫為痛定，家人視之，蓋已斃。

膿出猶不止。」這一段史料，非常生動地敘述外科醫的療法是採用捻紙，並插入潰瘍的病灶以引流。

從事中醫外科各式各樣的醫者，相對於內科醫生而言，地位不高。事實上有些名醫也是內科與外科兼通的。一直到南宋陳自明所觀察到的外科情況，大部分的業醫如他在《外科精要》所說「況能療癰疽、持補割、理折傷、攻牙療痔，多是庸俗不通文理之人，一見文繁，即使厭棄。病家又執方論，以詰難之，遂使醫者鼯鼠技窮，中心惶惑，當下不下，悠悠弗決，遷延日久，遂令輕者重，重者死。」陳自明出生於醫學世家（大方脈），甚至曾經擔任建康府（南京）明道書院醫諭；這一類有學問的醫生介入外科，導致了中醫外科分流更進一步深化。

宋代外科醫學「內科化」的非醫學因素之一是科舉制度的深化。如史學大家余英時先生指出的「門閥的徹底衰亡發生在五代北宋之際，因此從宋代開始，所謂『四民社會』才普遍成立。」醫做為「工」與「士」（科舉的參與者）之間進入全新的互動時代（見余先生傳世經典《知識人與中國文化的價值》一書的討論）。舉例來說，有些出身舉業的士人開始留心外科醫學。在陳自明《外科精要》引用頗多的李迅醫論，根據李迅的自述：「余自上世，本以儒術名家，取科第與鄉荐，代不乏人，今猶未艾。于醫方特寓意于其間，志在濟人而已，他無苟焉。……獨背疽之疾，世醫以為奇疾，望風斂手，于是尤盡心焉。」

在本書第三章裡，我們將比較仔細地討論兩本代表性的外科著作《衛濟寶書》與《外科精要》。宋代外科的變化，最主要的線索之一即是「內科化」。也就是內科診斷手段脈診，在這段時期的外科相對地被強調。南宋周密 (1232–1298)《齊東野語》就感慨地說：「蓋癰疽皆有陰陽證，要當一決於指下，而今世外科，往往不善於脈，每以私意揣摩，故多失之，此不可不精察也。」與此同時，中醫外科的內服湯藥有大量增多的趨勢，而反對手術的勸誡也前所未有。

這是中國醫學文化史的新動向。

宋代的外科書《衛濟寶書》

宋代的外科發展有分流歧出的情況；一般儒醫或者知識程度比較高的醫生所處理的外科疾病，以化膿性的疾病為大宗。

成書於十二世紀初的《衛濟寶書》，在《宋史・藝文志》僅列其目，我們還可以在百科全書《永樂大典》(1408) 中找到其佚文。《衛濟寶書》的作者題名為東軒居士，不著名氏。

《衛濟寶書》專論癰疽之類的疾病，如這本小書所示，有癌、瘭（音

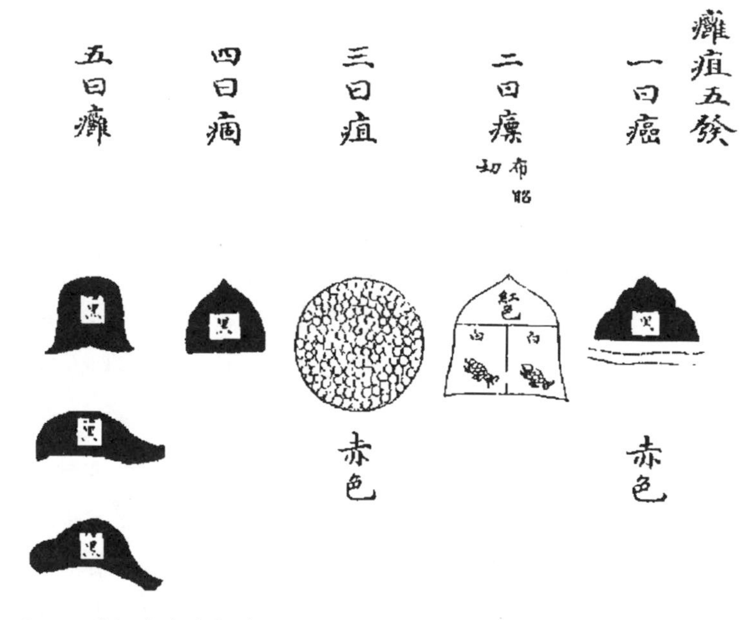

圖 30：《衛濟寶書》中的「癰疽五發」圖一共五張。各圖表現了病證的形狀、顏色（赤色、紅色、黑色）。

標）、疽、痼、癰等五種圖說，這應該是中國醫學史上，第一次提到「癌」這個疾病。根據書中簡單的敘述：「癌疾初發者，卻無頭緒，只是肉熱痛。過一七或二七，忽然紫赤微腫，漸不疼痛，迤邐軟熟紫赤色，只是不破。」這似乎是形容不會潰瘍的腫瘤。

而且《衛濟寶書》還有不少手術的記載，同時列舉了四十餘首外科的方藥，及其加減方；此外還有內容極為豐富的醫療器械，例如灸板、消息子、煉刀、竹刀等等的使用方法。

我們要關注的是，中醫外科內科化的傾向；相對於許多外科醫生不注重脈診，《衛濟寶書》在一開始的時候，就強調脈診的重要性：「問曰：癰疽之病有取乎脈否？答曰：聖人周知治病，若合符節，非脈而何？脈之周身，安則至常，衰盛遲數，於此以決死生。」因此，以下《衛濟寶書》接著敘述了八種脈象。

而且在治療外科疾病，《衛濟寶書》重視對疾病的引流處理，書中就有提到用捻子來做引流手法；同時醫生也會製作一種竹膜，來觀察患者肺膜腔破損的情況，可見當時具有解剖的相關常識：「瘡已潰，須用好厚紙，作一合索捻子。捻入，看分數。如背上自肝腧以上，試直入無偏斜，及一寸三分者為將通，十全三四，過此不治。雖過數而精神強者，須以竹膜一片，可覆瘡口，密者，先擇一淨明室中，以水濕瘡口四旁，然後覆竹膜，在靜看其動，似氣之拽拽，則已通矣。非風非扇，而與呼吸相應，十死不治，無此者可療。」這是一種對局部病灶的診斷方法。

在手術治療方面，《衛濟寶書》重視對腐肉切除前清洗的技藝，以及清除腐肉之後促進新肉的成長。舉例來說：「長肉之法，須惡肉盡乃可下。下而看淫，淫生而有紅黃者吉；淫生而無肉意青黑者凶。未下前，先用藥湯洗，洗後復用蔥少鹽多湯洗之，微乾乃可用。」可見，雖然中醫並沒有現代式的感染概念，但在處理外科傷口時仍然非常注意對瘡口的清潔護理。

《衛濟寶書》的卷下，整卷都是談到有關外科的用藥，有洗藥五種（就是主要用來清洗瘡口），外敷藥十九種，薰藥一種，內服藥三十種；合計來說外用藥與內服方藥的比例，是 25:30，大概是 5:6 的差別，差距並不大。不過相較於《劉涓子鬼遺方》以膏方為主，已有了變化。中醫外科內科化的指標之一，就是內服方藥到了後代，有極大比例的增加，而且又以吃補藥為主流。這是日後中醫外科治療方法的一大變化。

事實上外科用藥如外敷藥、洗藥、薰藥，是跟內科湯劑有所不同的特色用藥。而且正如《衛濟寶書》所說的：「癰疽之疾，如山源之水，一夕暴漲，非決其要會，支之大渠，做殺其勢，則潰潦為災。」後世以內服湯藥為主流，但很多外科疾病，如引文所述來勢洶洶，必須馬上做外部的處理以免傷勢擴大。

《衛濟寶書》就提到通過外部的處理，特別是使用外敷用藥來對潰爛的肌肉進行摘除：「凡癰疽已潰，多有瘀肉壞在四旁，遂令瘡深浸至斷筋蝕骨。法須去瘀肉，用速急生肉藥，庶幾不令傷風。日久不癒，去瘀肉法：淡醋一碗，入鹽一字。以雞羽輕輕拂瘀肉處，少頃，用竹片夾縛作一摘鑷子，摘去瘀肉，以藥摻之。」

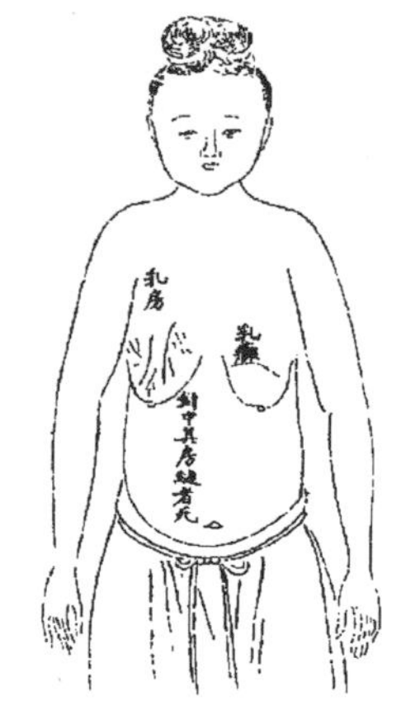

圖 31：《衛濟寶書》的「鍼乳癰圖」。患者的右乳出現乳癰病變血脈浮凸可見。「在乳房而不善治，腐漏者，三年而死；（針）中乳房者，不救。」

《衛濟寶書》中特別有乳癰的圖像，在圖當中有提到手術「針中其房縫者死」，在圖還特別標示，動手術的禁忌部位。書中提到這一類女性的疾病，四十歲以上的女性是比較容易罹患。在手術的方法之中，特別有提到一種吸乳手法:「如有乳者,急以紙五寸闊一片,用火燒於三升許置瓶中,火欲過未過,便以瓶口掩乳,以手扶定。其乳吸在瓶中,覺颼颼,乳在瓶則便取去,急洗以藥。若本無乳,依癰法治。」

我們如何理解「乳癰圖」?這幅圖會不會是中國出現第一幅女性的裸體圖?在中醫內科的圖像,不管是經脈圖或是臟象圖,似乎性別的概念不強。幾乎所有的中醫內科圖像,都以男性的身體為模型。有些經脈圖,例如「任脈」的圖像以女性為模特兒,衣冠楚楚,身體內的相關部位也都是以示意的方式表達。

《衛濟寶書》這幅乳癰圖,為何相對地寫實?是不是為了教學的緣故?因為在現實裡,女性得了這種疾病,一般的男性醫者大概無緣以見,所以只能用圖示來傳達。不過,其實醫者在教學的過程當中,也可以秘相傳授,不必以文字或者是圖像來表達。這類圖像甘冒當時禮教之大不諱?為什麼?

宋真宗 (968–1022) 郭皇后的姪孫,郭若虛的《圖畫見聞誌》中「論婦人形相」有兩種類型,他說有令人望之「見則肅恭」;另有表現「姱麗之容」、令人賞心悅目的。而這幅婦人乳癰圖不屬上兩類,彷彿一臉愁容?

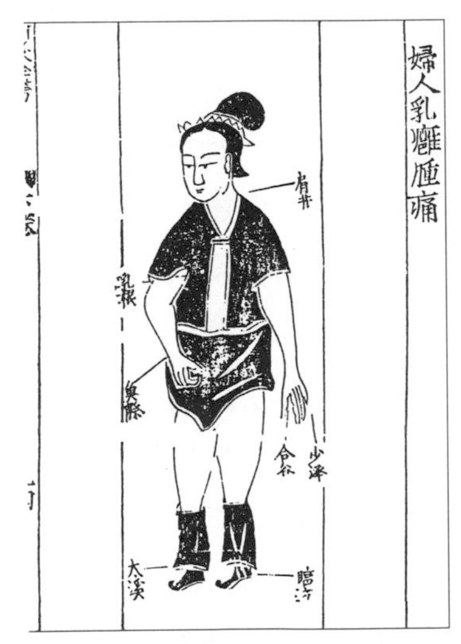

圖 32:《秘傳常山楊敬齋先生針灸全書》的乳癰插圖

相對來說,中醫內科的圖平淡無奇。而中醫外科的書籍,以男女的圖像而言,不僅女性的圖袒胸裸露,有些男性的圖甚至也露出生殖器官(詳下第四章)。

繪製內科圖像的相關「作者」是否更受傳統禮教影響?或者外科的圖像相較內

科更具平民性格?

我們試做一個比較：明代的陳言《楊敬齋針灸全書》(1591) 所附的「婦人乳癰腫痛圖」，圖中的婦人穿得密不通風，如何表現乳癰這種疾病呢？與宋代《衛濟寶書》的乳癰圖相互比較，我們如何理解古代醫書對同樣一種疾病，不同的表達方式?

《外科精要》的關鍵地位

宋代的醫學可以分為二個段落，「北宋醫學」與「南宋醫學」的氣象大不相同。日本醫學史家渡邊幸三 (1905–1985) 認為北宋醫學在整個規模更為宏大，他用了「實證主義、經驗主義的傾向」來形容這段時期的醫學。渡邊認為，當時的北宋醫家，對古典醫書上記載頗有疑古的精神 (例如對三焦形質的好奇)，因而萌生出一股親自驗證文獻記載之正確與否的氛圍，不僅表現在醫學上，在「理學」上亦是如此。相對於北宋醫學，南宋的醫學更傾向於實用簡便，而對古典醫書的態度則由文獻實證到臨床經驗的轉變。

以上當然是一個非常粗略的概括。劉子健 (1919–1993) 在他的重要著作 *China Turning Inward*，同樣也非常敏感地觀察到「從十二世紀起，中國文化在整體上轉向了內向化。」中醫外科在南宋也經歷「內科化」的轉變，而這種內轉傾向一直延續到傳統時代結束，並沒有停止其自我完善的進程。

可以做為對照的是，與外科比較密切的人體解剖實踐，在北宋大約十一世紀、十二世紀曾有兩次官方的介入。醫者楊介曾就上述的解剖活動，製成了《存真圖》。但《存真圖》未見刊行，並沒有對宋代外科有任何影響。而且，此後中醫解剖、臟象之類的知識停滯不前；《存真圖》輾轉傳抄七百年，變化不大。中醫外科也步入「內科化」的不歸路。

陳自明《外科精要》的重要性，主要是書中所闡釋的外科、內科合一的治療思維日後成為主流。特別是這本書經由明代的醫家薛己(1487–1559)，在1547年更動了原文的段落甚至各論的標題，在原文之後增加了自己的按語與案例。最重要的是薛己在《外科精要》的書後，總結這本書的讀後心得，寫了一篇很長的論文〈瘡瘍隱括關鍵處治之法〉。這篇論文的一開頭說：「瘡瘍用藥，當審其經絡受症，標本虛實以治之。」這完全是內科的想法。薛己的書流傳極廣；上述重視脈診、內服治法的外科療法傾向，成為日後中醫外科的主流思想。

《外科精要》重視脈診。陳自明引用前人之說：「凡癰疽始作，便有發熱惡寒，或有痛處，脈浮而緊，是欲為癰疽，非傷寒之候也。」書中又分別癰疽的發作有幾種脈象，「脈數」、「脈不數不熱而疼」來分別癰疽的兩種主要證形。

而且在治療方法上，以內服方藥為主要方法；此為一變。陳自明說：「首先便服內托散五七服，次服五香連翹湯，宣泄毒氣，便以騎竹馬取穴法灸之，或隔蒜灸之，庶使毒氣有路而出，不攻於內。」而且正如前面薛己所歸納的，根據患者的脈象而進行治療：「若有煩熱口燥，咽乾，大府秘難，六脈沉實而滑，或洪數有力，便可投之以漏蘆湯、大黃等藥。」

值得一提的是，宋代藥方流行煮散，湯方鮮用。龐安時(1042–1099)在《傷寒總病論》說：「近世常行煮散，古代湯液存而不用。」又說唐自安史之亂後，天下兵戈，「故醫家省約，以湯為煮散。」因此，中醫外科的治法從偏向外治，一變為內服，再變為湯藥方，經歷了漫長時間。

陳自明除了強調內服方藥以外，在外治的方面，最主要是使用灸法，而且極力批評當時醫生濫施手術的風氣。

在《外科精要》的五十四論當中，專門討論灸法的就有十八篇之多。

被討論最多的是一種叫做「騎竹馬灸法」，如附圖 33 所示。這是在書中最常被提到的一種灸法，也是非常奇怪的灸法。提到這種灸法的，如成書於 1226 年的聞人耆年《備急灸法》。這種灸法不見於正統的內科經脈針灸相關典籍，其法主要是在患者的背部取穴，取穴的位置相當於在第十胸椎之兩側所在，各開一寸之處。然後命令患者跨坐在竹竿上，挺背正坐，同時令兩人抬扛，並使患者的足尖離地寸許。請讀者參閱這張古醫書上所附的圖，我們不得不說，這種「騎竹馬灸法」實在太怪異了。

「騎竹馬灸法」提到了灸所謂的「心脈」，其與主流的經絡學說並不一樣。這種灸法似乎並沒有理論上的依據，而是建立在它的療效。《外科

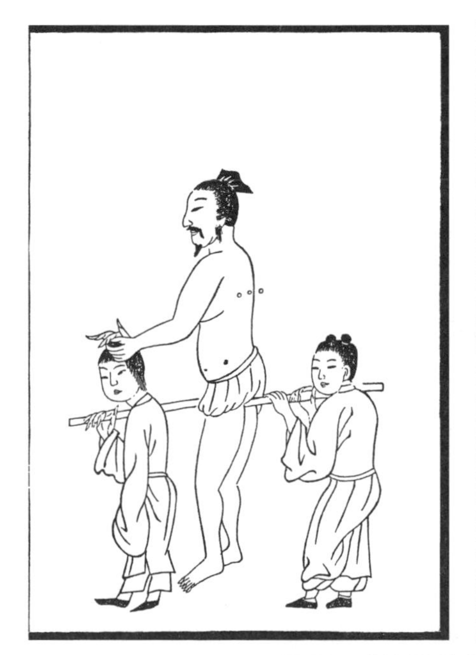

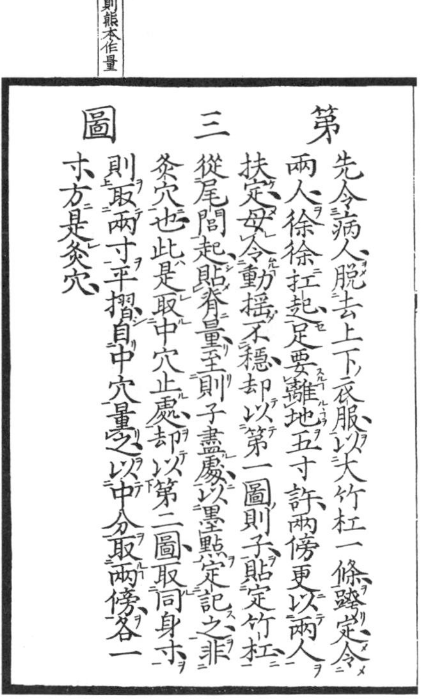

按則熊本作量

第三圖

先令病人脫去上下衣服以大竹杠一條跨定令兩人徐徐扛起足要離地五寸許兩傍更以兩人扶定毋令動搖不穩却以第一圖則子貼定竹杠從尾閭起貼脊量至則子盡處以墨點定記之非灸穴也此是取中穴止處却以第二圖取同身寸則取兩寸平摺自中穴量之以中分取兩傍各一寸方是灸穴

圖 33：《外科精要》騎竹馬灸法

精要》說：「凡癰癤皆心火留滯而生，灸此則心火流通，即見安愈，可以起死救危，有非常之效，屢試屢驗矣。」又說：「灸此穴，使心火調暢，血脈流通，愈於服藥多矣。」

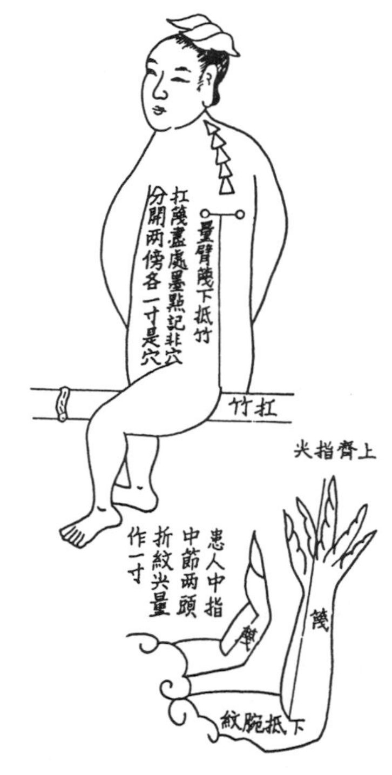

圖 34：《簡明醫彀》的「騎竹馬灸法圖」。

關於騎竹馬灸法，在宋代的外科書幾乎是當時醫家最為尊崇的治療方法。我們也稍作一個跨時代的比較。舉例來說，明代的孫志宏《簡明醫彀》(1629) 這本書也談到這種治療法，並且有詳細的圖。孫志宏提到這種灸法「諸師首取，惜乎近世少用，是不知其妙也。」到了明代這種灸法已經式微了。請讀者仔細地看這幅圖，方法與宋代的《外科精要》一模一樣，而表達方式更為簡單；傳統醫學的圖示，基本上都是示意的，主要是為了操作便於學習所用。

從《簡明醫彀》的解釋，也可以進一步了解這種奇怪的灸法的原理，也就是灸患者背部的穴道，是為了去熱：「蓋此兩穴，心脈所過處。經曰：諸痛癢瘡瘍，皆屬心火。又云：心主血，心氣滯則血不行，故逆於肉理而生癰。灸此穴使心火調暢、血脈流通，即能奏效，起死回生。」又說：「按心屬火，毒亦火，同氣相求，故獨攻心。」所謂「經」指的是《黃帝內經》；宋代外科理論並沒有踰越古典的藩籬。

從同一種技術，在差別幾百年的不同時代的應用與解釋，也可以了解中醫外科的變化。《簡明醫彀》的時代是中醫外科「內科化」更為全面的時代。

如前所述,《外科精要》在治療方法上,已經主張採用內服方為主,其次使用灸法。這在宋代應該算是一種革新性的主張;從《外科精要》所引述的同時代醫者,仍然大量地使用外科手術。

陳自明在書上批評外科的針刀派:「今之名外科者,多是膠柱,不善交通,立性粗率,惟以針刀為快,始用毒藥塗擦其外,內施冷藥以虛其胃,外以塗藥,閉塞毛竅,致使毒氣無從所出,內外交攻,血氣溷(音混)亂。」這些民間以針刀為快的外科醫生,陳自明質疑與劊子手沒什麼兩樣:「殊不興念人之痛楚,頃刻難堪,反以毒藥麻癡好肉,務施刀剪,云去蠹肉,如此為一,與屠劊何異哉?」這種種主張,或可稱之為外科的「改良派」。

對癰疽等潰瘍疾病,陳自明還提到當時一些外科醫生用強力的方式取膿,他在書中的描述如下:「有一庸醫見膿不潰,遂打兩銀管欲插入疽,以口吸出其膿,愚謂用此,則病者必不救,力沮其說,又用荐席(又作薦席,意謂坐席)開其一竇,使病者仰臥以取膿,此說不可諫,因令試之,膿亦不來。」陳自明主張以藥方代之,他在《外科精要》另一段說:「病癰疽人,適被庸醫用毒藥掩盦(音安),或以針刀傷割,不能生肌肉,瘡口不合,切不可用急澀斂口藥,當只用豬蹄湯與北艾湯相間洗,以神異膏貼之,並服排膿內補十宣散,兼服內托黃芪丸。」除了用洗藥重新清洗瘡口以外,陳自明認為宜以服用內服方藥,讓瘡口自然而然的癒合。

從《外科精要》的敘述,我們可以評估中醫外科發展到這個階段,已經到了一個極致。中醫外科「內科化」的傾向,並不完全是因為內科比較好,而是有些外科疾病處理的情況不得不考慮採用比較保守的治療方式。事實上他們已經特別留意到手術環境的問題,例如要保持清潔,包括清創等等的講究。

宋代脾胃學說日臻成熟。錢乙（約 1032–1113）以為先實脾、後攻邪。大約十一世紀左右的醫家孫兆論治疾病：「補腎不若補脾。脾胃氣旺，則能飲食。」許叔微（約 1079–1154）也說：「胃受穀氣，穀氣生則能生氣血，氣血壯則榮衛不衰，榮衛不衰則病自去矣。」這些學說也運用於中醫外科的臨床。

中醫外科「內科化」的另一個重要指標，除了內服方藥成為最主要的治療方式以外，同時也引入中醫臟象學說之中的「脾主肌肉」之類的觀點。《外科精要》在書中特別專列調解飲食，必須要調解患者的脾胃。按照中醫的看法，脾為「倉廩之官」，而胃為「水穀之海」；促進飲食主要的目的，是讓患者的腐肉清除之後，接著能夠長出新的肌肉。

關於「脾主肌肉」這樣的論點，在中醫的外科，尤其是在明清以後的外科學說成為主流。中醫外科的身體觀無疑地可稱為肌肉的身體觀罷。劉再朋所主編的《瘍科古論選讀》選擇了中醫外科的典籍，一共二十七種。在這本書他特別指出了，外科疾病其實是「肌肉之病」。這種說法其實也是傳統醫家的說法，清代的醫家許克昌、畢法共同編輯的《外科證治全書》就特別提到「癰疽外證，肌肉之病」。

我們在以下的相關章節裡面，會反覆申論到這一觀點。

不僅外科有「內科化」的傾向，宋代運氣學說及其臨床運用成了「顯學」，在養生界也完成了由「外丹」到「內丹」的轉變。整體來看，醫界有著內傾、內向的趨勢（參見嚴世芸主編，《宋代醫家學術思想研究》）。

獄事檢驗與外科醫學

與陳自明《外科精要》同時代的《洗冤集錄》(1247)，這本書不僅是獄事檢驗的著作，與外科知識也有非常密切的關係。古代的獄事檢驗體系，相較於其他知識系統有更多接觸屍體的機會，它們與醫學也有間接甚至明確的連繫。有人反對用「法醫學」來談《洗冤集錄》這一類的著作；儘管中西醫學所處理的問題跟探討的範疇不盡相同，但獄事檢驗與醫學，特別與外科知識的關係還是不容否認的。

宋慈 (1186–1249) 在《洗冤集錄》的序文，將獄事檢驗與醫學的精神做類比修辭，他說從事檢驗工作跟醫生診斷並沒有差別，「如醫師討論古法，脈絡表裡先已洞澈，一旦按此以施針砭，發無不中。」這不僅是一種類比，當時的仵作、行人（指的是地方官府中，從事刑事傷害，或者屍體檢驗的雜役）從具體的經驗裡，提煉一套人體的知識，而這些知識與醫學直接相關。

有的學者已經觀察到，中國的獄事檢驗基本上沒有醫生直接參與，與西方的法醫學大不同。事實上，中國的獄事檢驗，沒有醫生參與是有它的特殊考慮，其一主要是為了保密，以杜絕外力的介入。例如《洗冤集錄》說，如果遇到特別困難的檢驗，像爭訟的一方或雙方是有錢有勢的人家，這個時候必須選派熟練的仵作、行人，以及品德較好的官員隨行，而且對這些官員的飲食，甚至大小便都命人監控；因為不如此做的話，就很容易發生徇私的情況。文中也特別提到如果應該檢驗，死者家屬突然提出撤銷告訴的要求，一定是有人進行賄賂或關說。

為了防弊，《洗冤集錄》也特別強調凡收到命令參與檢驗的人員，收到通知以後不可接見、靠近刑事現場的官員、秀才等等閒雜人等；這些勸誡目的旨在防止收集到不真實的消息。

雖然中國的獄事檢驗並沒有醫者直接參與，但整個檢驗的過程當中，行人、仵作可以調動相關的人員，包括醫生參與檢驗的工作，例如判斷是否因為針灸而死的案例：「須勾醫人，驗針灸處是與不是穴道。」這裡的意思是傳喚醫生協助判斷死者是否因針灸而死，身體上的針灸傷痕是不是正確的穴位所在。這不也是一種間接參與檢驗的形式？再者，如果是因病而死的人，報案者稱說死者死亡時的情況，必須詳加記錄。搞清楚死者生前到底是患什麼樣的疾病，而導致死亡。最重要的是，必須求取醫生的診斷書，以做為最重要的確定。《洗冤集錄》說：「如別無它故，只取眾定驗狀，稱說遍身黃色，骨瘦，委是生前因患是何疾致死，仍取醫人定驗疾色狀一紙。」這裡的「疾色狀」，就是醫學的「診斷證明書」。

中、西「法醫」有各自的面貌；醫者介入獄事檢驗容或有不同方式？

《洗冤集錄》又說凡事居官守職，深戒查訪自己以外的事情，唯有刑事檢驗這件事情，如果遇到疑難雜症，必須廣布耳目，收集各方面的資料，以避免誤判。宋慈說：「惟檢驗一事，若有大段疑難，須更廣布耳目以合之，庶幾無誤。如鬥毆，限內身死，痕損不明，若有病色、曾使醫人、師巫救治之類，即多因病患死。若不訪問則不知也。雖廣布耳目，不可任一人，仍在善使之；不然，適足自誤。」

涉及到檢驗身體，包括對屍體的檢驗，雖有男女禮教之防，但在刑事檢驗，有時並沒有太大的避諱。《洗冤集錄》提醒檢驗的人員，凡檢驗婦人，不可因為怕羞而迴避不驗；若有需要，可以找接生婆（「坐婆」）協助。

例如檢查女性的死亡，不知道其死的時候是否有胎孕，這個時候就由接生婆協助檢驗。如果有孕，用手拍驗死者心下至肚臍之間的各個部位，堅如鐵石者有孕，軟者無孕。總而言之，中國的獄事檢驗，雖然沒有醫者直接參與，不過如上所述，檢驗人員可以隨時調動有關的專業人士協助調查。

有的學者認為中國古代的檢驗體系，只是對死者的「外表檢驗」。例如，雖然極重視對死者骨骼的檢驗，但都是在屍體腐爛殆盡的情況下進行。這種說法並不盡然。如果細讀《洗冤集錄》就知道，刑事人員對死者資訊的收集，並不止於人體外表的檢驗。

司法檢驗的這一類書籍，應該是除了醫書以外，對人病死狀況有最詳細描述的書籍。如中了邪氣中風突然間死亡，這一類的患者屍體大多腫胖、肉色發黃、口眼閉合、雙手微握、嘴唇與牙齒沒有接觸。他們也發覺到因為疾病而死的，身體會因為分解作用，以至於屍體表面通常會出現綠色的斑紋，現代稱之為屍綠。

與外科、傷科直接相關的是，檢驗人員累積了相當豐富的直接觀察人體外傷的經驗。舉例來說，如果有人自殺，用牙齒咬下自己的手指，除了觀察傷痕的印痕及皮肉會有不整齊的地方，同時也非常容易導致死亡：「齒內有風著於痕口，多致身死，少有生者。其咬破處瘡口一道，周回骨折，必有膿水淹浸，皮肉損爛，因此將養不較（將養不好）致命身死。」可見外傷並產生潰瘍，容易導致死亡。

另外，對於由刀槍所傷的種種勘驗更是精密，像是測量傷口之處的長、寬、及深處。或者檢查人體因為刀槍導致脂肪網膜露出而致命的狀況。這種種都顯示了對人體的知識，不僅限於體表，而是深及肉裡內臟。

有時候檢驗的人員會遇到已經被人肢解或分屍的屍體，換言之，雖然他們並不從事醫學的解剖，不過面臨的情況是很接近的。以下的一段文字我想大家可以體驗一下，類似醫生解剖的相關場面：「死人被割截屍首，皮肉如舊，血不灌蔭，被割處皮不緊縮，刃盡處無血流，其色白，縱痕下有血，洗檢擠捺，肉內無清血出，即非生前被刃。更有截下頭者，活時斬下，筋縮入。死後截下，項長，並不伸縮。」

傳統的中國醫生並不主動做解剖，少數幾次的解剖活動，對象主要是罪犯或戰俘。不過前述的情況是因為殺人所導致的屍體肢解情況，而且檢驗人員還對屍體做某些處理，如洗檢擠捺之類，並不只是體表的勘驗而已。如果屍體經過處理以後，沒有清血流出，那就代表了不是生前被刀割的。而且這些被肢解的身體，有些被砍下了腦袋，身體的肌肉產生了伸縮變化，檢驗人員也根據這些變化做出相關的推斷。這些屍體有些皮肉如舊、筋肉鮮活。

《洗冤集錄》另有「屍首異處」一節，裡面的技術更接近於中醫外科。書上說如果遇到被肢解到七零八落的屍體，要記錄屍體各個部位在案發現場的距離，而且檢驗人員的任務之一是要把已經肢解的屍體縫合完整，並進行測量記錄：「支解手臂、腳腿、各量別計，仍各寫相去屍遠近。卻隨其所解肢體與屍相湊，提捧首與項相湊，圍量分寸。」這一類分屍案相當棘手。

如果我們不帶偏見去讀這些史料，難道檢驗人員不會因此機會看到這些已經肢解屍體的內臟嗎？這也算是「表面檢驗」嗎？縫合這些因為兇殺而七零八落的屍體的刑事檢驗人員，他們的技藝遜於外科醫生嗎？中國古代沒有一個獨立的「檢驗醫學」（儘管我們不必借用現代「法醫學」這個術語）嗎？

北宋的兩次官方大規模解剖，其中借用歐希範所做的解剖記錄，竟敘述人身的頸喉部有三個孔道，分別是氣道、食道、水道，這當然是錯

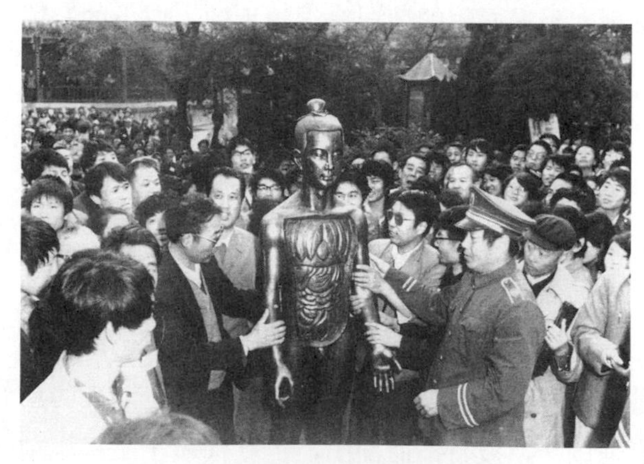

圖 35：北宋有兩次官方解剖活動，繪有臟腑圖傳世。這張照片是 1987 年開封市重鑄宋代王惟一的天聖針灸銅人，特別呈現人體的內臟造形。

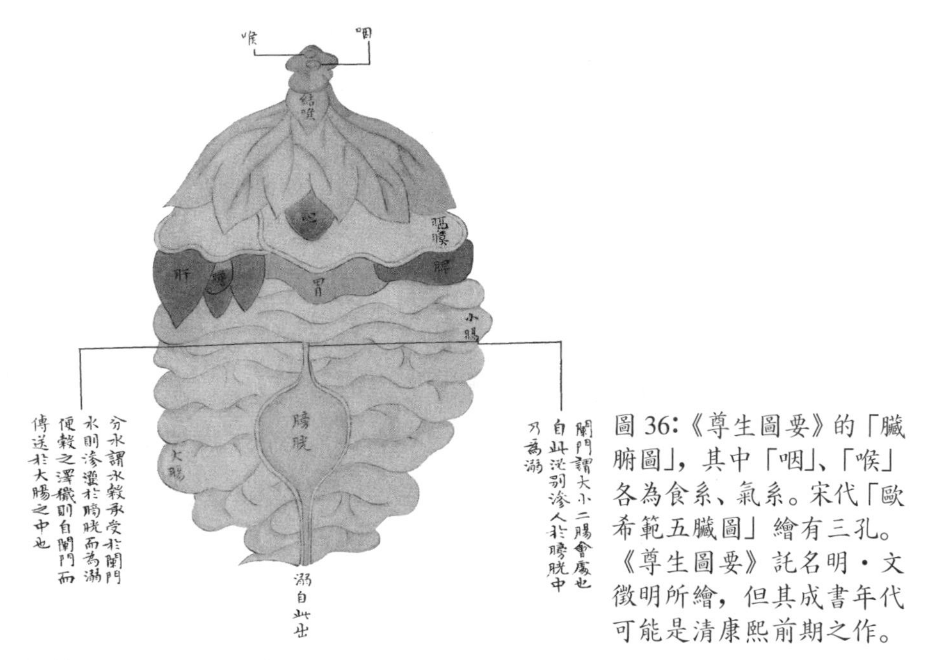

圖 36:《尊生圖要》的「臟腑圖」,其中「咽」、「喉」各為食系、氣系。宋代「歐希範五臟圖」繪有三孔。《尊生圖要》託名明・文徵明所繪,但其成書年代可能是清康熙前期之作。

誤的。雖然後來醫家有所改正,但是抄襲這個解剖記錄而以訛傳訛的解剖圖還是有的。《洗冤集錄》說:「如傷著喉下,說深至項,鎖骨損,兼周回所割得有方圓不齊去處,食系、氣系並斷,有血污,致命身死,可說要害處。」這裡提到喉部其實就是兩個管道食系與氣系,比同時代歐希範的臟腑圖精確。

上面所描述的情況應該是刀傷,有些深至後頸部,所以可以看到食管跟氣管,這些觀察難道對中國醫學的解剖沒有任何影響?

賈靜濤指出,中國的刑法檢驗制度「不准屍體解剖」;事實上,當時醫學整體解剖學(術)的水平也不高。法醫有時因緣際會更有機會接觸人體內部的臟腑?

例如,中醫沒有意願或能力做腹腔的解剖或者是手術,但是有時候因為意外,或者凶殺直接造成腹腔的破損,有沒有可能因此進一步了解人體內部的知識?《洗冤集錄》說:「如被傷著肚上、兩脇下或臍下,說長闊分寸後,便說斜深透內脂膜,肚腸出,有血污,驗是要害被傷害處致命身死。」從這段簡單的描述,受傷的人腸子應該已經露出來了,這應該是平常很難目驗的一個場面。檢驗的人員必須測量死者傷口的長、寬,而且對外傷深入「內脂膜」的狀況有所記錄報告,這也算是一種「外表檢驗」嗎?

而且進一步閱讀《洗冤集錄》全書,就會發現有些刑案的判斷與醫學知識密切相關,例如:「假毆人頭傷,風從頭瘡而入、因風致死之類,仍依殺人論。若不因頭瘡得風而死,是為他故,各依本毆傷法。」

檢驗人員到刑事的現場,接觸屍體穢臭,也必須具備一定的醫療常識來保護自己。書中就提到屍體腐爛臭不可稍近,檢驗的時候必須燒蒼朮、皂角來去除屍體的味道,同時用麻油塗在鼻子,或者含生薑一小片在口中。

到了凶殺的現場,有時候會遇到受害者還沒有死亡,必須進行搶救,這個時候檢驗人員也必須有急救的醫學常識。《洗冤集錄》便說自殺的情況:「急解死人衣服,於臍上灸百壯」。這些不是近似於醫療的行為嗎?而且有些醫書上所處理的問題,同樣在《洗冤集錄》也提到暴死、捽死、被撞倒、被壓死,如果肉還沒有冷的情況之下,要趕快用酒調合蘇合香丸灌入受傷者的口中,有時候或可救活。

這些身處第一線的刑事檢驗官員所具備的醫學技術,會比所謂的庸醫差嗎?而且古代的官吏事實上都了解一定的醫學常識,《洗冤集錄》就提到了一個故事,就是利用蔥白來治療外傷的秘方:「推官宋瑑定驗兩處殺傷,氣偶未絕,亟令保甲各取蔥白熱鍋炒熟,遍傅傷處,繼而呻吟,再易蔥而傷者無痛矣。曾以語樂平知縣鮑旂,及再會,鮑曰:『蔥白甚妙』。」

上述如此多元的醫療知識,包括人體解剖方面的了解,檢驗醫學與日用醫學之間的關係如何？檢驗官員的醫療知識在當時是秘而不傳嗎？惲鐵樵 (1878–1935) 說：「今之醫家，往往冥想，以為古代必有神秘之解剖學，惜其書不傳，遂令西人專美。此種思想，良足自誤。」(《傷寒論研究》) 然「獄事檢驗」或許也可以稱為某種「神秘之解剖學」？雖然其中有些醫療技術跟一般的醫學交叉融合，但是也有一些獨門的手藝，例如拼合已經被肢解的屍體。西方的外科醫，有些技術掌握在理髮匠手中，中國的外科傷科技術是不是若干保存在這些經常接觸屍體的仵作、行人之列？

毫無疑問地，中國古代的司法人員掌握一定程度的醫學知識；而且檢驗體系盡可能保持獨立，以做為法官斷案的依據。

割皮解肌，今則人誰知之？

在結束宋代外科史前，我們以宋濂 (1310–1381) 的一篇文章來品咂外科醫學「內科化」的情況。

宋濂是明朝的開國功臣；他留下一些醫者的贊頌序引、行狀傳記，對我們了解醫學史大有益助。宋濂在〈贈醫師周漢卿序〉一文，述及其婿鄭叔韡認識的一位醫生；這位醫生神乎其技，尤精于手術，具體事例有：「虎林黃氏女生瘰癧，環頸及腋，凡十九竅，竅破白瀋出，右手拘攣不可動，體火熱。家人咸憂，趣匠製棺衾。周君為剔竅母，長二寸，其餘以火次第烙，數日成痂，痂脫如恒人。於越楊翁項有疣，其鉅類瓜，因醉仆階下，疣潰，血源源流。凡疣破，血出弗休，必殺人。他醫辭不進，周君用劑糝其穴，血即止。烏傷陳氏子腹有凷隱起，捫之如罂，或以為奔豚，或以為癥瘕，周君曰：『脈洪且芤，癰發於腸也。』即用燔針如筴者刺入三寸餘，膿隨針射出，其流有聲，愈！」這位周漢卿醫生善用火針、外科用藥。

宋濂在這篇文章，把中國醫學分為二派，其一「手術派」，他說：「余惟古之神醫，一撥見病之應，因五臟之輸，乃割皮解肌、決脈結筋、搦髓揲荒爪幕以為治，所謂鍊精易形者也。今則人誰知之?」也因為如此，宋濂特別表章周漢卿的醫術。其二，是「湯液派」，但宋濂以為末流：「其次則湯液醴釃、鑱石撟引、按抓毒熨之法耳，是法亦絕不傳，其僅存於世者往往不能用，用或乖戾，以致夭閼而傷生者多矣。」

接下來幾節，本書將介紹中醫的骨傷科——

「蒙古大夫」與骨傷科

蒙古醫學與傳統中國醫學骨傷科的發展有關。舉例來說，唐中葉伊斯蘭醫藥傳入中國後由中國人編撰的一部醫藥百科全書《回回醫方》、李仲南《永類鈐方》(1331)、危亦林 (1277–1347)《世醫得效方》(1345) 等書籍，有關正骨、外傷的記載，或多或少反映了蒙古醫學相關技術與知識。

蒙古醫學有關戰場外科急救的技術，是令人注目的。例如：「布智兒從征回回干羅斯等國，每臨敵必力戰，嘗身中數矢，太祖親視之，令人拔其矢，流血悶仆幾絕。太祖 (1162–1227) 命取一牛，剖其腹，納布智兒於牛腹，浸熱血中，移時遂蘇」(《新元史・布智兒傳》)。又如「進攻沙洋新城，炮傷左脅，破其外堡」，「復中炮，墜城下，矢貫於胸，氣垂絕，伯顏 (1237–1295) 命剖水牛腹，納其中，良久乃甦」(《元史・李庭傳》)。「從攻西京，睦歡力戰先登，連中三矢，仆城下，太宗 (1186–1241) 見而憐之，命軍校拔其矢，縛牛刳其腸，裸而納諸牛腹中，良久乃甦。」(《元史・謝仲溫傳》) 這三個個案都是因為炮傷而引起的流血危急，而將受傷者放入牛腹中急救。

蒙古醫學的外科正骨術，似乎歷來較漢人為優。如徐珂 (1869–1928)《清稗類鈔》就記載：「舊制，選上三旗蒙古士卒之諳習骨法者，每旗十人，隸上駟院，曰蒙古醫士。凡禁廷寺人，有跌損者，由其醫治，限以期日……。」又記載「乾隆嘉慶間 (1736–1820)，最著名者為覺羅伊桑阿。……其授徒之法，先將筆管戕削數段，令徒包紙摩挲，使與其節合接，如未破者。然後如法接骨，恒奏效焉。」可見蒙古醫士往往與諳習骨法者類同。在正統的中國醫學，骨傷科的地位向來不高，而蒙古醫生卻以此為專長，或許正是這個原因，「蒙古大夫」一詞相對於中國醫學中的儒醫或內科醫而言，是一種醫術不高或庸醫的代名詞罷。

也有人說「蒙古大夫」其實就是中國醫師的代表。這是西方人對中國傳統醫術的鄙視所創造出來的名詞。1253 年聖方濟修士威廉魯伯克 (William of Rubruck)，應法國國王路易九世之命，到東方來尋求結盟。這個西方修士對蒙古大夫的描寫，深入人心。而英國作家沙克・羅莫 (Sax Rohmer, 1883–1959) 他所創造的人物傅滿州這個東方醫生，充滿了負面的形象。有些西方人一度把中國與東方的其他國家如蒙古混為一談。

骨傷科專著的不連續性

中醫外科分流的趨勢，雖然大部分從事外科的醫生，都是中下層的醫生，但宋代以後，儒醫也介入這個領域。不過大部分儒醫的外科著作，以處理化膿性的外科疾病等為主。至於骨傷科，仍掌握在一些知識水平並不高的醫生手中。

一直到唐代第九世紀，才出現第一部骨傷科的專著《理傷續斷方》。經歷了宋金元這一段非常漫長的時間，中間並沒有再出現第二本骨傷科的專著。雖然在宋代的大型醫學百科《太平聖惠方》(992) 與《聖濟總錄》（成書於宋政和年間，1111–1117）兩本書，都有有關跌打損傷的專門章節，但這兩本書是綜合性的著作，骨傷的內容並非其所注目的。甚至到了明代，才出現託名劉基 (1311–1375) 的《劉伯溫先生跌打損傷秘方》、異遠真人《跌損妙方》（初刊於明朝嘉靖二年，1523）等等著作。

比較特殊的現象，晚清有關骨傷科的著作，突然大量的湧現。除了個人的著作比較多以外，還有為數頗多的家傳骨傷科抄本，以及武術的骨傷科秘本。舉例來說，胡廷光的《傷科匯纂》(1815)、趙濂的《傷科大成》（成書於光緒年間）、晚清徐瑛的《接骨全書》與鄭芝龍 (1604–1661) 的《金瘡跌打接骨藥性秘書》等等。

我們如何理解骨傷科專著這種不連續性的現象？

第一部骨傷科專著

人類歷來因為骨折等傷害，應該累積了相當豐富的經驗，然而中國醫學史上第一部骨傷科專著，一直要遲至第九世紀才出現。

第一部骨傷科專著《理傷續斷方》，由唐代的藺道人編寫而成。他是長安人，在唐會昌年間 (841–846) 將他的骨傷技術，傳授給江西宜春鍾村人彭叟。從《理傷續斷方》的序顯現了這本書的平民性格，這本書就提到彭叟的小孩，因為幫助家裡砍柴，爬上高樹誤跌於地，折頸挫肱，而接受了藺道人的治療。

這本骨傷科專著的重要性，到了元代李仲南編纂的《永類鈐方》有關「風損傷折」的部分，還特別摘錄了《理傷續斷方》書中所提到的「彭氏口教」或「彭氏方」的論述與用藥。不過，《永類鈐方》所收錄《理傷續斷方》的內容是殘缺不完全的。

《理傷續斷方》的內容，一開始就直接了當地提出了處理骨傷的十四個步驟；不像大部分的內科著作，有很多理論涉及陰陽五行、宇宙論、脈理藏象等等，這本骨傷科專著以口訣為主。以下就是「醫治整理補接次第口訣」：「一、煎水洗，二、相度損處，三、拔伸，四、或用力收入骨，五、捺正，六、用黑龍散通，七、用風流散填瘡，八、夾縛，九、服藥，十、再洗，十一、再用黑龍散通，十二、或再用風流散填瘡口，十三、再夾縛，十四、仍用前服藥治之。」以上十四個步驟，非常類似現代西方醫學所謂的「標準作業流程」(SOP)；也可顯見中醫的骨傷科，以技術本位為主。上述的編寫方式讓執業者利於背誦，以便在緊急時候操作，同時也方便流傳。

在上述的十四個步驟裡面，提到了診斷的方法「相度」即仔細的看，並衡量傷者的患處。另外也提到了「捺正」主要是把患者受傷的骨骼，按壓端擠使之恢復正常。全書的精神是重手法，不提脈診。

《理傷續斷方》的相關內容，其實非常重視受傷之後的診斷。如：「凡左右損處，只相度骨縫，仔細撚捺、忖度，便見大概。」又如：「凡腦骨傷碎，輕輕用手撙令平正。」「凡肩甲骨出，相度如何整。」「凡手骨出者，看如何出。」「凡拔伸，且要相度左右骨如何出，有正拔伸者，有斜拔伸者。」「凡皮破骨出差爻，拔伸不入，撙捺相近。」等等，這些技術主要是在進行治療前，就受傷的傷肢進行比對，注意局部的狀況；醫者以手觸診損傷的部位，弄清楚骨折或是脫臼的移位狀況與移位的方向。

《理傷續斷方》也提到了整復骨折的過程，有時候需要用到麻藥，以減輕患者的痛苦。「常用整骨藥」，「用大草烏，刮去皮為細末，每服逐半錢，溫酒調下。如未覺，再添二分藥，酒下。」

至於復位的方法，例如肩甲骨脫位，「用椅當圈住脇，仍以軟衣被盛箽（圓形小竹筐），使一人捉定，兩人拔伸，卻墜下手腕，又著曲著手腕，

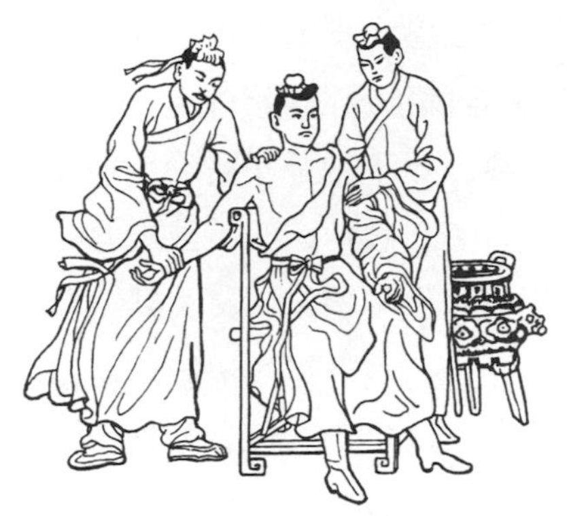

圖 37：肩甲骨脫位復位法
（韋以宗作）。

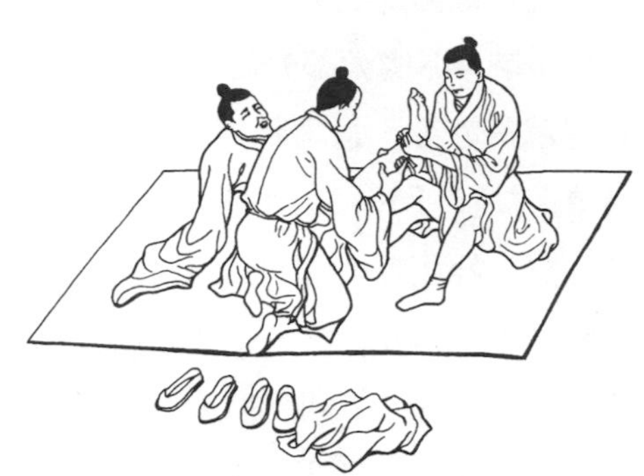

圖 38：髖關節後脫位復位法
（韋以宗作）。

絹片縛之。」這種手法，韋以宗先生有圖示。另外，「凡跨（髖關節）骨，從臀上出者，可用三兩人，挺定腿拔伸，乃用腳捺（用足奈）入。如跨骨從襠（股內側）內出，不可整矣。」韋以宗先生也有對這段資料的相關圖示，讀者可以一併參看（圖 37、38）。

復位之後，《理傷續斷方》非常強調對骨傷的「固定」；因為整復之後，骨頭的恢復形態是按照固定的處理方式而決定。因此《理傷續斷方》說「凡骨碎斷，……夾縛，要平正方是。」同時夾板固定的時間，必需要以骨折癒合的時間為度，「黑龍散，……不可去夾，須護，毋令搖動，候骨生牢穩方去夾，則復如故。」

復位固定之後，患者必須經常活動，如此一來有助於骨傷的恢復。《理傷續斷方》說「凡捺正，要時時轉動使活。」又說：「凡曲轉，如手腕、腳凹、手指之類，要轉動，用藥貼，將絹片包之後時時運動。蓋曲則得伸，得伸則不得屈；或屈或伸，時時為之方可。」

更讓人驚奇的是，這本書提到幾處的骨折手術，例如對閉鎖性的骨折進行切開治療，「凡傷損重者，大概要拔伸捺正，或取開捺正。」又例如對開放性骨折，用刀切開傷骨，將斷骨進行復位後，使用藥物填入創口。這個手術步驟如下：「凡皮破骨出差爻（重疊交差不齊，即移位），拔伸不入，撙捺（撙捺皮）相近，爭（比較相差）一、二分，用快刀割些捺入骨，不須割肉，肉自爛碎了，可以入骨。骨入之後，用黑龍散貼瘡之四圍，腫處留瘡口，別用風流散填。所用刀，最要快，剜刀、雕刀皆可。」此外，醫者按照個別的情況，在傷口填塗藥物，然後進行縫合手術：「凡骨破打斷，或筋斷有破處。用風流散填塗，卻用針線縫合其皮，又四圍用黑龍散敷貼。」

除了手術，《理傷續斷方》強調內外用藥，特別患者局部受傷有外敷藥，同時也重視全身的內服藥。在局部用藥方面，有洗藥、散藥，外敷藥用來消腫止痛，使骨折癒合；而內服藥以接骨活血化瘀，調整全身的氣血為主。

尤其值得一提的是，我們非常熟悉的「四物湯」，據我個人所知，最早即是出現在《理傷續斷方》：「凡跌損，腸肚中汙血，且服散血藥，如四物湯之類。」四物湯是活血補血的主要方劑，由以下幾種藥物所組成，白芍、當歸、熟地、川芎。這味藥在傷科用藥極為廣泛，例如清嘉道年間 (1796–1850) 浙江寧波的醫家王瑞柏《損傷用藥論》就特別提到：「若腫或作寒熱者，血傷而肝火動也，用四物加山梔、柴胡。」

《理傷續斷方》的主體似乎是以治療外傷的疾病為主，但也可以在書裡面讀到一些內科疾病的記載。舉例來說：「鱉甲散治五癆七傷，四時傷寒，渾身增寒壯熱，骨節煩疼，嗽咳痰涎，酒色傷憊，四肢倦怠；及治山嵐瘴瘧，一切積氣，心腹膨脹，嘔吐泄瀉，應是風疾，並宜服之。」外科與內科的邊界，有時候竟然是模糊的？

《理傷續斷方》所處理的疾病，基本上以急症為主，所以書中就提到「凡損，一月尚可整理，久則不可。」但是，有些外傷沒有處理，或者處理之後預後不良，就慢慢成了慢性病：「七氣湯治積年久損，入經絡，服藥無效，腰背拘急，咳嗽痰涎，風勞發動，日漸羸瘦，每到秋來損病復作。」這種情況，外傷也就與內科有難解難分的關係了。

熟悉中醫內科相關著作的讀者，如果閱讀《理傷續斷方》就會發覺，骨傷科的著作理論性不強，偶爾提到血氣或經脈等術語，都只是輕輕地帶過，從未深入。這種操作性強、以手冊形式表現的醫書，非常值得注意。

今天在臺灣市面上所看到的傳統骨傷科診所，例如武術館或國術館之類的，那些師傅所受的教育通常不高，鮮少著述，他們的技藝基本上也是師徒相傳。請各位讀者參觀自己居所附近的國術館或骨傷科診所以後，再一次溫習《理傷續斷方》這一本中國最早的骨傷科專著。

《世醫得效方》的骨傷外科

我們對元代 (1271–1368) 的醫學史幾乎一無所知。在元代醫學史中，危亦林的《世醫得效方》尤是不能忽略的。這本書同時是中醫外科史極為重要的一本著作。

危亦林出生在世醫家庭，他的高祖以「大方脈科」(內科) 為醫，據說是傳自三國時代的吳人董奉的後代。《世醫得效方》的序說：「高祖雲仙，游學東京，遇董奉廿五世孫京，授以大方脈，還家而醫道日行。」危亦林的醫術源自家學，五十歲的時候曾任江西南豐（今江西省南豐縣）的醫學教授。

《世醫得效方》全書二十卷，與外科有關的是卷十八〈正骨兼金鏃科〉、卷十九〈瘡腫科〉；這兩卷所處理的疾病，在前述《周禮》「瘍醫」都屬於同一個範疇。至宋代以後外科有所分流，我們在前面已經討論。

危亦林將人體的四肢骨折與關節脫位，總結為「六出臼、四折骨」。所謂的六出臼是指四肢肩、肘、腕、髖、膝、踝六大關節脫位；四折骨指肱骨、前臂骨、股骨、脛腓骨四大長骨幹骨折。

先談有關正骨方面的技術。有關骨折整復的技術，舉例來說，危亦林主張利用患者本身的重力，與助手相對的牽引力，沿著受傷肢體的縱軸方向，同時利用舂杵上端為支點的作用，讓肱骨頂回關節盂內：「肩胛上出臼，只是手骨出臼，歸下，身骨出臼，歸上。或出左，或出右。須用舂杵一枚，小凳一個，令患者立凳上，用杵撐在於出臼之處。或低，用物墊起，杵長則墊凳起，令一人把住手尾拽去，一人把住舂杵。令一人助患人放身從上坐落，骨節歸窠矣。神效。」窠（音科）大概是指骨頭原來的地方。

上述骨折另外還可以使用一種方法，或許也可以稱之為「架梯法」。這種方法的原理，同樣也是利用患者自身的重量，以及助手相反的牽引力，再利用木棒為支點所產生的力量，讓傷骨能夠復位。方法如下：「兩小梯相對，木棒穿從兩梯股中過，用手把住木棒，正棱在出臼腋下骨節蹉跌之處，放身從上墜下，骨節自然歸臼矣。」

如果患者手臂肘脫位的話，復位的方法是：「須拽手直。一人拽，須用手把定此間骨，搦教歸窠。」整體來說，正骨科重視技術與手法，與下面要講的瘡腫科，偏向內科取向的治療法大不相同。

危亦林在這本書也記載了第一次脊椎骨折的復位方法。這種方法採取懸吊的復位方式，患者的身體要下墜而身直，背脊骨折復位：「凡挫脊骨，不可用手整頓，須用軟繩從腳吊起，墜下身直，其骨使自歸窠。」

《世醫得效方》強調醫者在從事骨折或脫位處理時，必須要使用麻藥，主要是為了止痛：「先用麻藥與服使不知痛，然後可用手。」在書中，主要的麻藥為川烏、曼陀羅花、白芷等等。患者服用麻藥之後，也有相對的藥物幫助患者醒過來:「諸骨碎、骨折、出臼者，每服二錢，好紅酒調下，痲倒不識痛處。或用刀割開，或用剪去骨鋒者，以手整頓骨節歸原，端正，用夾夾定，然後醫治。或箭鏃入骨不出，亦可用此痲之。或用鐵鉗拽出，或用鑿鑿開取出。後用鹽湯或鹽水與服，立醒。」

由上可知骨傷有時候還是必須要動手術的，唯危亦林諄諄告誡:「切不可輕易自恃有藥，便割、便剪、便弄，須要詳細審視，當行則行，尤宜仔細。」以下便是有關手術的例子。

例如，腹腔如果因為械鬥或其他外傷導致腸子流出，可以用縫合的方法:「肚皮裂開者，用痲縷為線，或搥桑白皮為線，亦用花蕊石散敷線上。須用從裡重縫肚皮，不可縫外重皮，留外皮開，用藥摻，待生肉。」

在書中有另外一個例子，也是因為腹腔受傷而引起的內臟外露:「若牛抵腸出，不損者，急內入，細絲桑白皮尖茸當線，縫合肚皮，縫上摻藥，血止立活。如無桑白皮，用生痲線亦得。并不得封裹瘡口，恐生膿血。如瘡乾，以津潤之，然後摻藥。」這裡主要是直接將藥物研成粉末，撒入瘡口以助新肉的生長、以及幫助瘡口的收斂。

《世醫得效方》特別著重人體受傷特殊部位的診斷，其中提到的某些部位，例如「左脇下傷透內者」、「小腹下傷內者」、「肩內耳後傷透於內者」等等。這裡都提到傷透內、或者是傷內，這些部位應該都是人體內部重要的器官所在位置。左脇下傷透內，指的是可能會傷及肺或脾等內臟。小腹下傷內，可能是指腸斷或膀胱破裂。肩內傷透，有可能是指開放性氣血胸;耳內傷透出血，則大半為顱底骨折等等危重情況。凡此種種，都是指治療上有困難的。

大部分的骨科醫生並不著重脈診，但是宋代以來有許多醫生提倡必須重視脈候。但危亦林強調骨科之脈與內科之脈並不類同:「看傷脈每與內科脈不同，或傷內，或致命，或難醫處被傷者，命脈便已去矣，此等切勿治之。」其實，許多外科醫連「傷脈」都不看的。

《世醫得效方》卷十九討論瘡腫等外科疾病，與正骨科最大區別是有大量的內科理論介入，而且在治療方法上也傾向以藥物療法為主流。

在這一部分危亦林一開始就討論到，腫瘍等外症的形成：「人之一身，血氣周流則平。若冷熱不調，喜怒不常，飲食不節，稍有壅聚，則隨所發現。癰癤屬表易治，疽、癌、瘭、痼、發屬臟腑，發於腦、背、頤上，最為難治。」從這些描述來看，血氣、陰陽、表裏都是中醫內科經常使用的術語。我們在《世醫得效方》上述的正骨科就看不到相關的記載。這是一個有趣的參照。腫瘍等疾病的治療方法，主要也是直接從內科理論移植過來：「酌量輕重形證逆順，寒則溫之，熱則清之，虛則補之，實則泄之。」這是多麼熟悉的敘述。

危亦林花了很多篇幅討論「內癰」相關的外症。例如附骨疽：「附骨疽痛深，按之無益，著骨而生，膿水腐潰，碎骨出盡方愈。治之宣熱去毒，又當溫腎，未可專用涼劑。更在針烙其病，務詳淺深，刺拔其根則易愈。不爾，則順脈流走，遍體洪腫，卒致不救，惜哉！」治療附骨疽，危亦林強調內外兼治，而且有些情況則強調「惟須大方科藥同治可也」。簡單地說，就是必須內科醫介入一起治療。這是中醫外科醫學史的新動向。

《世醫得效方》的這一卷，到處都見到內科的影響，如「方見大方科諸氣類」、「方見大方科積熱類」、「方見大方科虛損類」等等；足證整個用藥的思維都在大方科（內科）的指導下。

瘡腫等疾病包括我們現在所認識的種種性病。性病在現代醫學主要是屬於內科，但在中醫歸在外科，原因是這些疾病有外部的病灶足以目測。《世醫得效方》就提到了「莖物腫爛」、「外腎疳瘡」、「陰莖瘡」、「陰頭生瘡」、「妒精瘡」等等。我們在這章的其他部分（詳下）會稍微提到性病的問題。

方藥的治療佔絕大部分；我們在《世醫得效方》還可以看到少數的手術，例如各式各樣的腫瘤：「凡骨瘤、肉瘤、膿瘤、血瘤、石瘤皆不可決，惟脂瘤決去其脂粉則愈。」另外還有提到一種「繫瘤法」，主要是用線的重力拔除腫瘤：「芫花根淨洗帶濕，不得犯鐵器，於木石器中搗取汁。用線一條，浸半日或一宿，以線繫瘤，經宿即落。如未落，再換線，不過兩次自落。」

《世醫得效方》專立「怪疾」一節，這些似乎是當時的醫學理論無法解釋的一些疾病，其中外科的疾病為數不少。舉個例子來說：「項上生瘡如櫻桃大，有五色，瘡破則項皮斷。但逐日飲牛乳自消。」又如：「四肢節脫，但有皮連，不能舉動，名曰筋解。」又如：「手十指節斷壞，唯有筋連，無節肉，蟲出如燈心，長數尺餘，遍身綠毛卷，名曰血餘。」等等。

簡言之，宋代以來中醫外科的分流，以及外科的「內科化」在《世醫得效方》有非常具體的呈現。而關於手術趨向於保守，內科用藥逐漸成為主流，如韋以宗在《中國骨科技術史》(1983) 所提到的，或許可以做為我們這小節的結論：「外科學在宋代就受到保守的療法所支配，前期外科手術技術得不到發展。對骨科來說，外科上的這一傾向，則促使其正骨以手法為主，開放創口治療以沖洗及藥物療法為主，對骨疽的死骨以藥物追蝕為主的中國骨科治療學的形成。」換言之，保守派逐步佔了上風。

傷科經典的誕生

前面說到中醫傷科典籍的不連續性；在外科這一大類書籍當中，傷科的書籍更少。謝觀解釋傷科鮮少著述的原因:「蓋傷科多賴經驗與手術,有非筆墨所能形容,而精此者又多不通文義,故紀錄更難也。」(《中國醫學源流論》)

如果傷科有所謂的經典的話,一直要到明代薛己的《正體類要》(1529) 這本書才算真正的出現。薛己精通內科,其實他對於其他科也無所不治。當時傷科的情況,絕大部分是依靠手法;很多醫生不懂脈理,內服湯藥還不成為傷科治療的主流。而《正體類要》這本書跟整體中醫外科「內科化」的趨向是一致的;也就是傷科強調脈診與內服湯方。

《正體類要》的序,是當時禮部主事官員陸師道所寫的。他說:「醫有十三科,科自專門,各守師說,少能相通者,其大較然也。然諸科方論,作者相繼,纂輯不遺,而正體科獨無其書,豈非接復之功,妙在手法」,可見骨傷科以手法見長。他又說:「肢體損於外,則氣血傷於內,榮衛有所不貫,臟腑由之不和,豈可純任手法,而不求之脈理,審其虛實,以施補瀉哉!」全書內容涉及的疾病有扑傷、墜跌金傷、湯火傷三大類。書中收錄傷科的用藥七十三首,而且大多是內服湯藥。不過,人體設有外傷,必須要拔伸捺正、繫縛固定,或者導引活動以復原,如果光靠湯藥,這一類疾病能夠完全受到治療嗎? 不無疑也。

舉例來說,《正體類要》以為:「杖瘡及勞傷氣血而變者,當補氣血;未應,用獨參湯;手足冷加桂、附,緩著不救。」這些都是內科常用湯方。

有些外傷,甚至深及皮肉,那要不要動手術呢?《正體類要》說:「若手足節骱(音介,骨節與骨節銜接的地方)斷去者,無妨。骨斷筋連,不急剪去。若侵及好肉則不治。若預為調補脾氣,則無此患。」可見筋骨斷裂,薛己似乎主張保守的作法,也就是不急著動手術。這種主張令人驚訝!所謂的調補脾氣的理論基礎,就是《內經》所說的脾主肌肉之類的說法,簡單地說就是吃藥。他在書中的另外一段有類似的說法:「蓋氣血得溫則行，得寒則凝，寒極生熱，變化為膿，腐潰深大，血氣即敗，肌肉無由而生，欲望其生難矣。」這還是主張癰疽之類的疾病，以飲藥為主。這一類的論調全書俯拾即是。

現代西醫處理火燙傷，是非常棘手的問題。但《正體類要》裡臚列的幾個個案，這些燒燙傷的例子，似乎只要吃了藥就會好，壞肉會去，新肉會長：「一男子火傷，兩臂焮痛，大小便不利，此火毒傳於下焦。用生地黃、當歸、芍藥、黃連、木通、山梔、赤茯苓、甘草，一劑二便清利，其痛亦止。乃以四物、參、耆、白芷、甘草，而壞肉去。又數劑而新肉生。」

在手術療法方面，《正體類要》：「凡杖瘡跌仆之症，患處如有瘀血，只宜砭去，服壯元氣之劑。」又提到一則病案：「梁閣老姪傷腿，外敷大黃等藥，內服破血之劑，遂致內潰。余針出穢膿三碗許。虛證悉具，用大補之劑兩月餘，少能步履。」

如果說華佗的手術令人無法置信，《正體類要》全書主要以內服湯劑治療大部分骨傷外科的疾病，會不會也是一種神話？

從另外一個角度來看，這些內科取向的中醫外科書籍，是否把內科的治療方法，尤其是湯液的藥效，有過分誇大之嫌？

可惜呀，這種內科化的傷科書籍成為正統主流。清代的《醫宗金鑑・正骨心法要旨》就以《正體類要》做為最主要的骨架。然而我相信，絕大部分比較基層的骨傷科醫生，並不全採用藥治（內服湯劑），仍然以手法取勝。傷科用藥通常以外敷等相關方式，效操左券！

不過傷科用藥，還是值得我們注意；我們就試舉一本手冊式的傷科《入穴圖說》進一步說明。這一類傷科醫籍，與儒醫所寫的醫書風格大不相同。

《入穴圖說》的傷科

下述一系列的骨傷圖，一共三十九張（圖 39～77），相對於內科的圖是比較生動的。經脈圖單調制式化，而傷科這些圖像看起來比較活潑，裡面的人物似乎是在做某種武術的動作，有的人物在打坐，有的人物拿著棍棒。比較特殊的是《入穴圖說》的圖除了畫出受傷的位置以外，很多圖都標出人骨，特別是胸前的肋骨跟背後的脊椎骨，以及丸骨、夾骨等等術語名稱，其中一幅圖還畫了膀胱。趣味十足。

《入穴圖說》抄本現藏於上海圖書館。這本應該是清代十九世紀的抄本，屬於中醫骨傷科的範圍，沒有作者，年代不詳。全書最前面的三幅圖，為正面圖、背面圖及左側、右側全圖。這種體例與針灸明堂圖是類似的，之後有一些各別的圖示，基本上是跌打受傷的圖，而以穴位的方式表達受傷的部位。

下述骨傷圖共三十九幅，無疑可以單獨觀看；但圖像就像是字典中的字，只有放在彼此的關係才能產生意義。每一張單獨的圖，必須結合書中其他的圖去了解，同時中醫骨傷知識的整體勝過各個部分的總和。

《入穴圖說》除了大量的圖譜以外，主要治療方式為服藥（外敷或內服），由於是手抄的緣故，抄本中錯字很多，通假、俗體字也很多。文字的部分不涉及任何深奧理論，而只是純粹列出治療處方。書中有關穴道的名字，大部分與傳統醫書雷同，或有一些地方性的術語名稱。

圖39～圖77：

《入穴圖說》手抄本。這一系列的圖像，主要表示外傷，以圓圈指出受傷的部位。

圖39

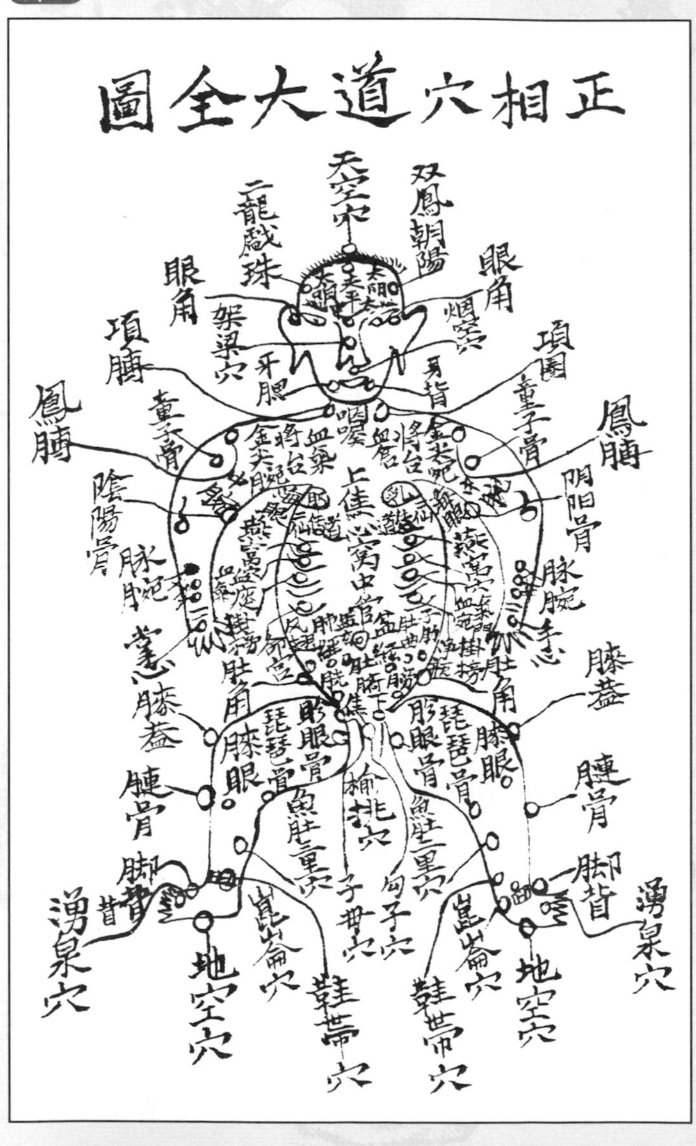

圖40

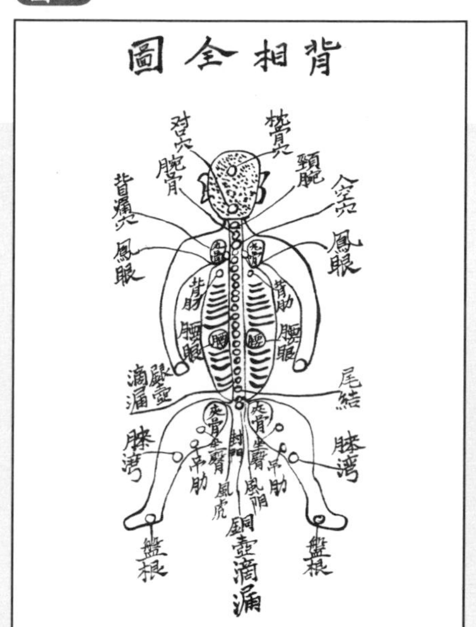

圖41

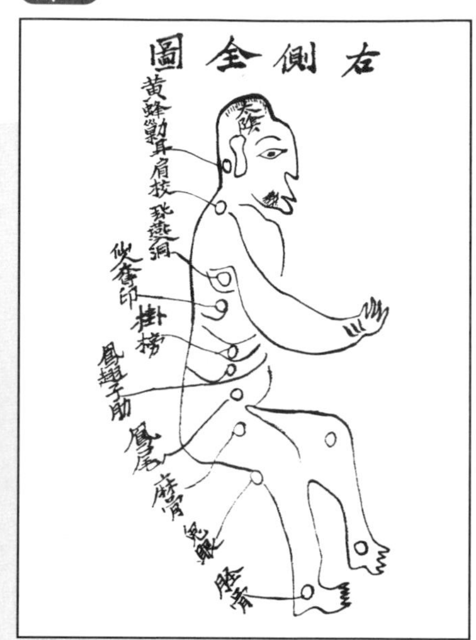

圖42

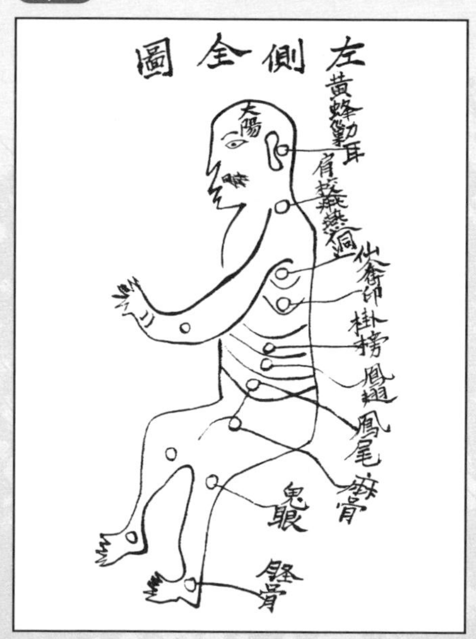

圖43

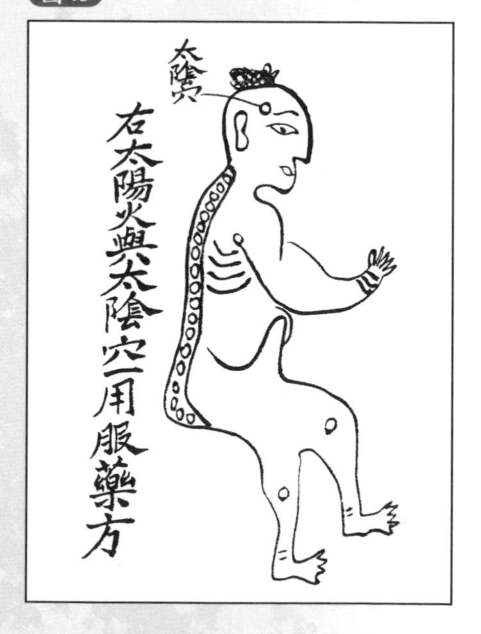

圖44

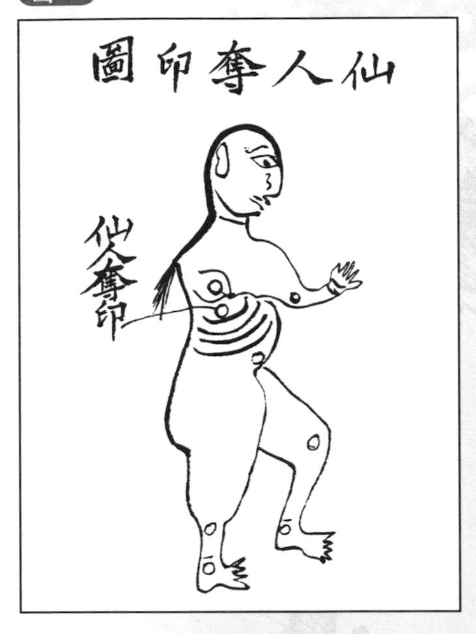

圖45

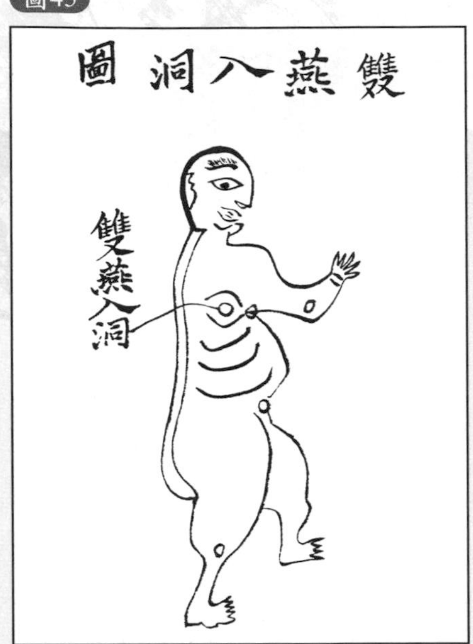

圖46

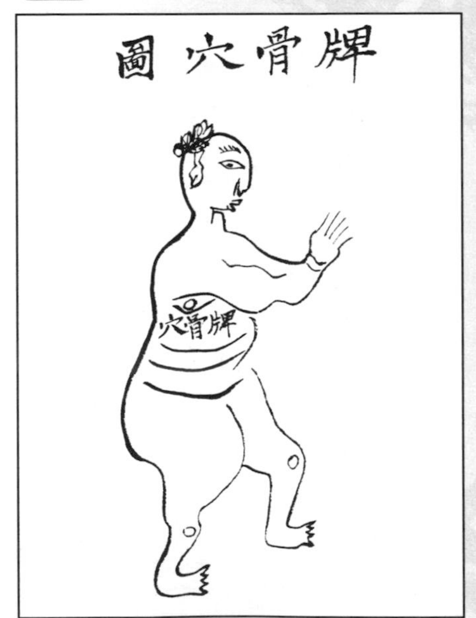

圖47

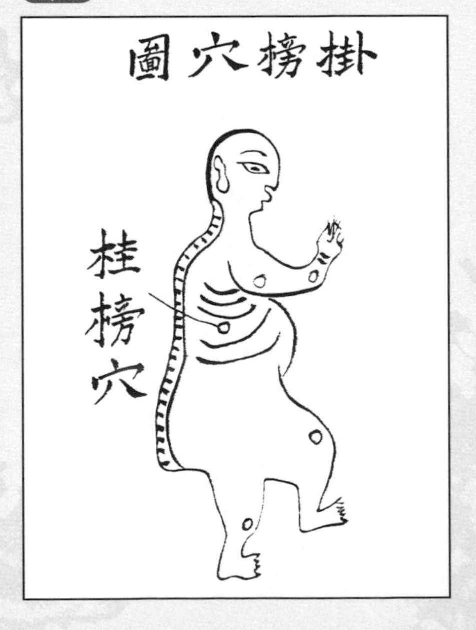

圖48

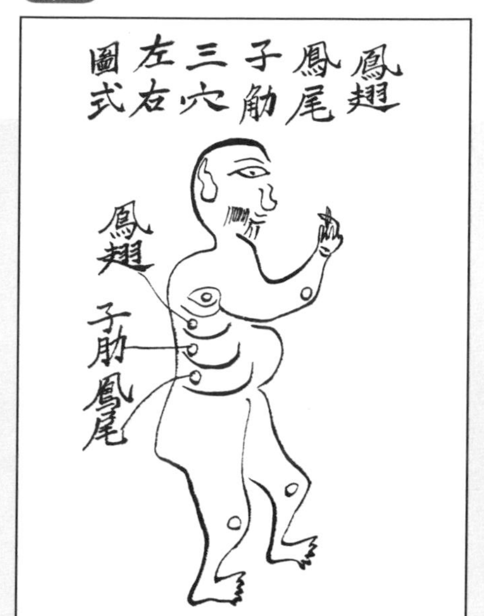

圖49

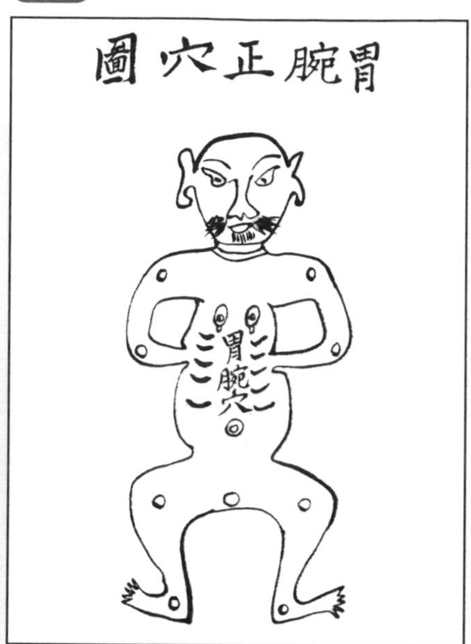

圖50

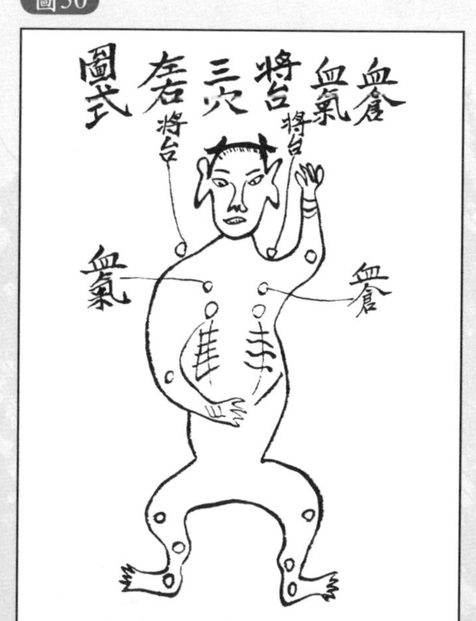

圖51

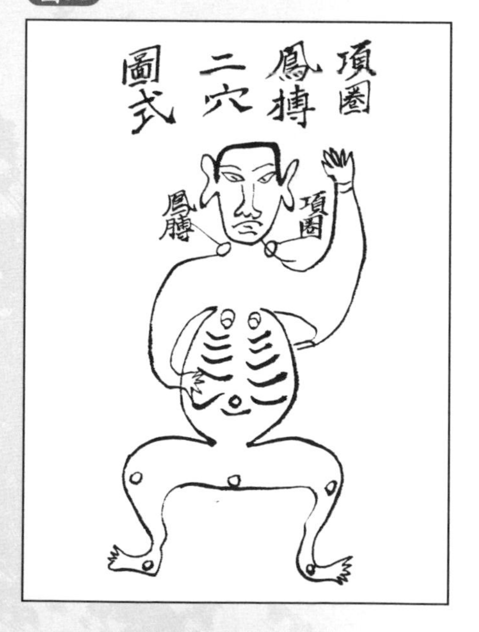

圖52

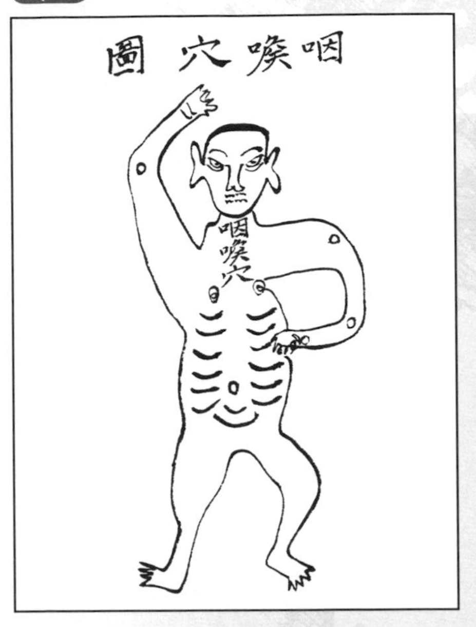

圖53

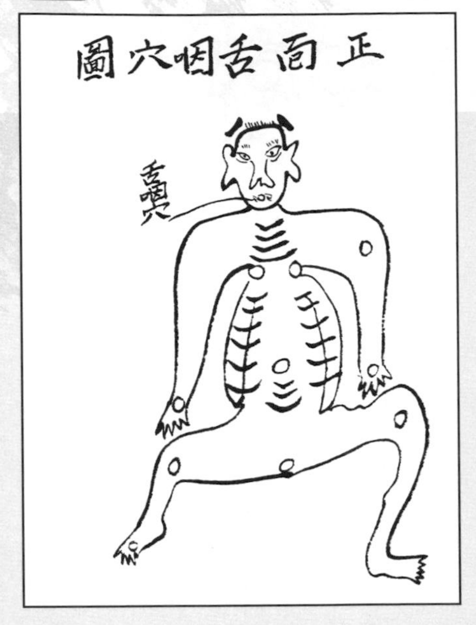

圖54

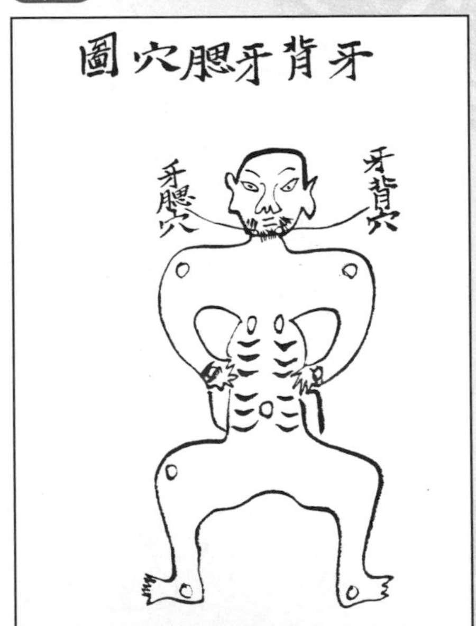

圖55

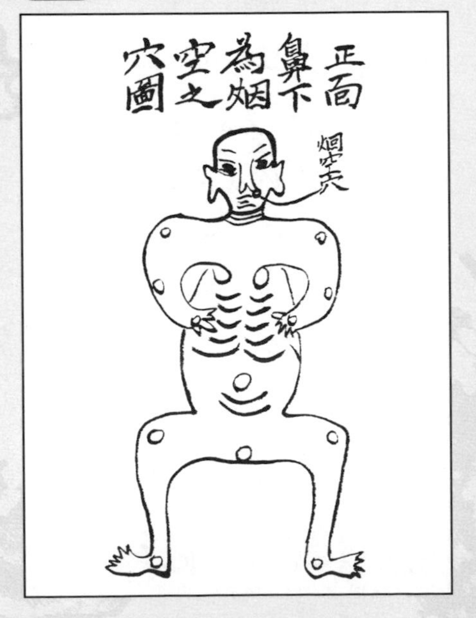

圖56

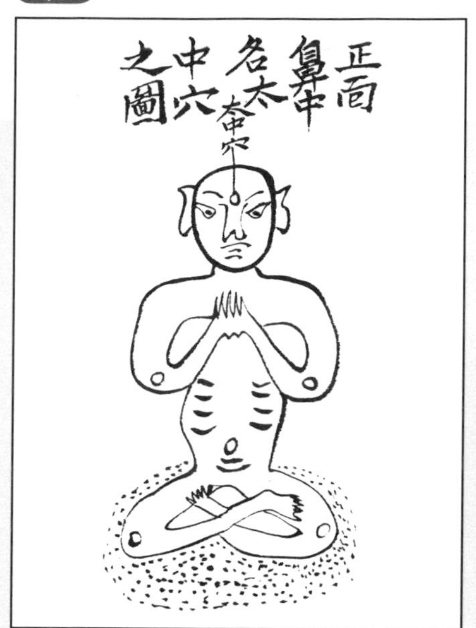

圖57

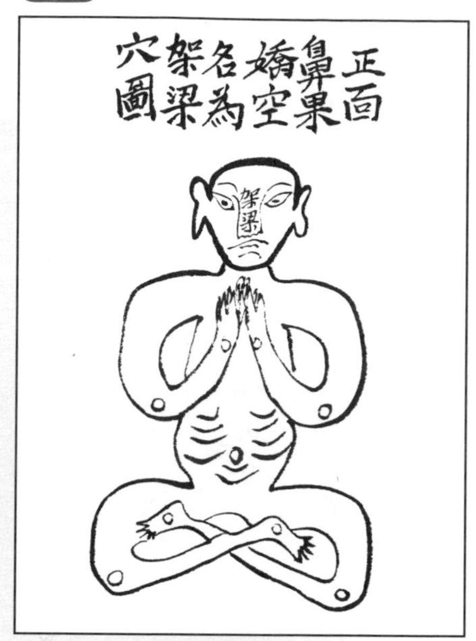

圖58

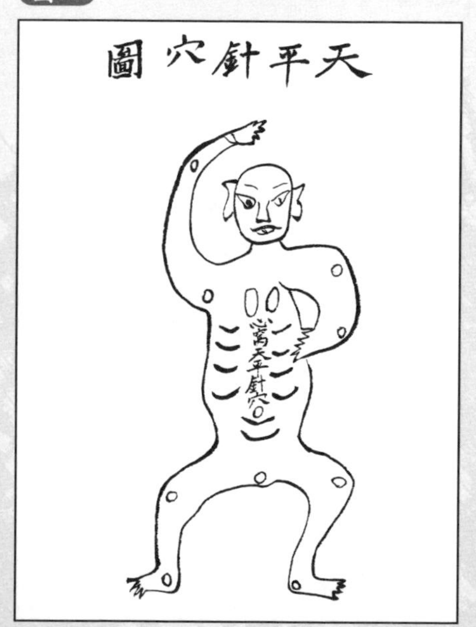

圖59

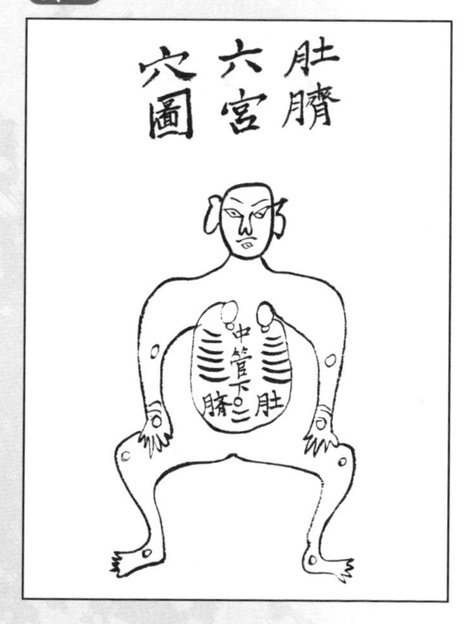

圖60

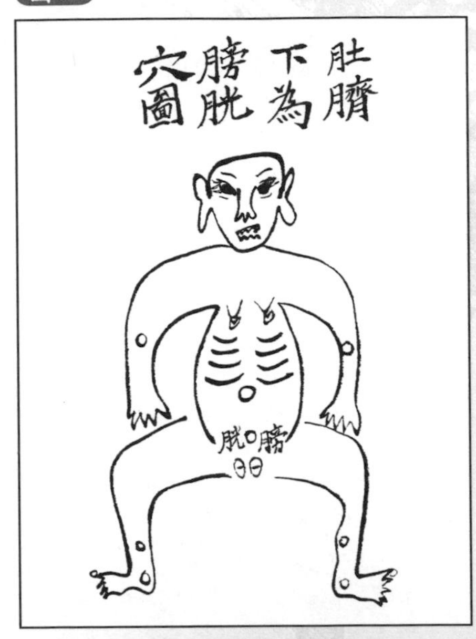

圖61

兩乳上為二仙傳道穴圖
二仙傳道
二仙傳道

圖62

左右乳下為氣門血氣血脘血瘕圖
乳下二指為氣門
血脘
血瘕
乳下二指為血氣

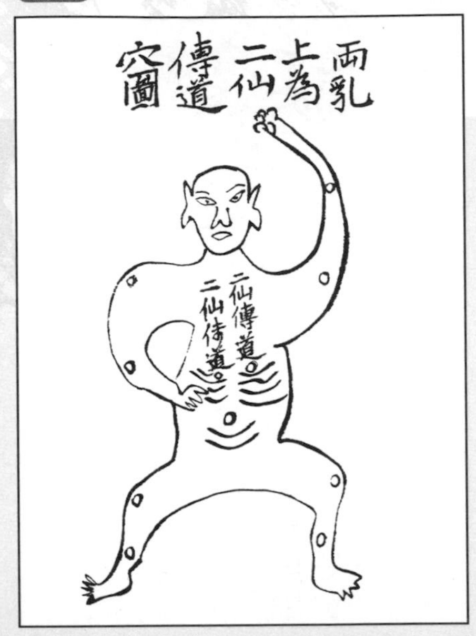

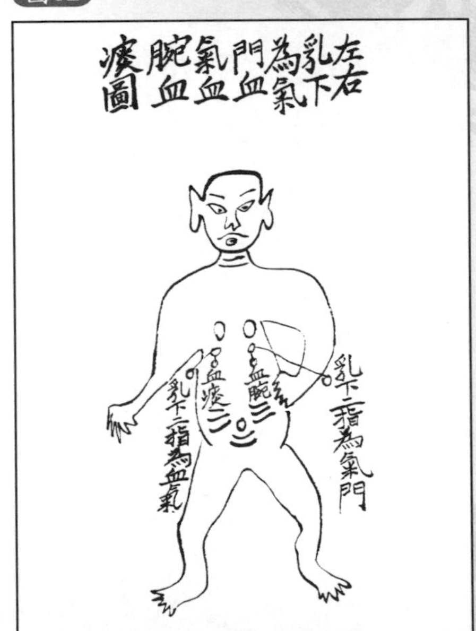

圖63

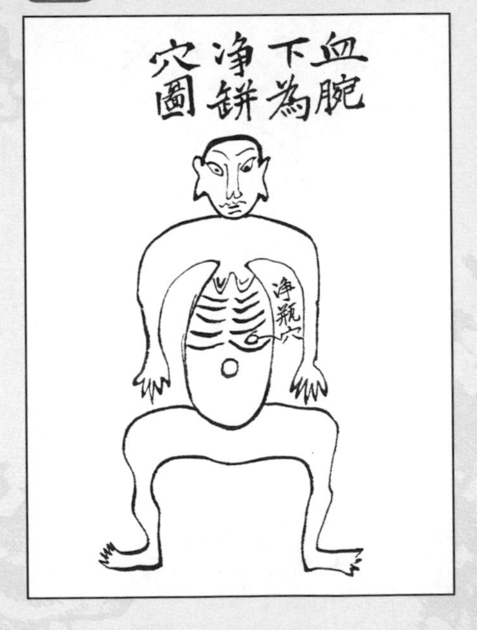

圖64

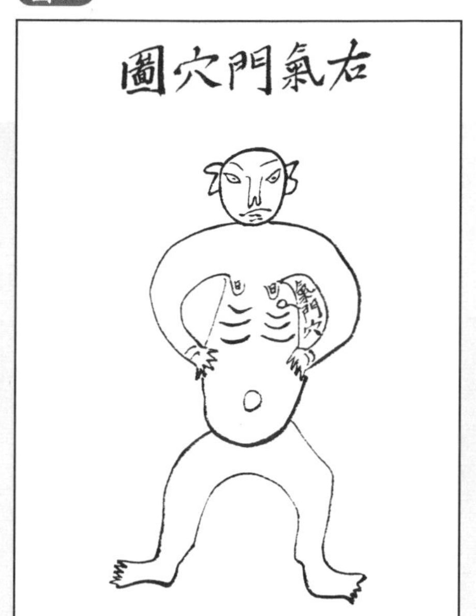

圖65

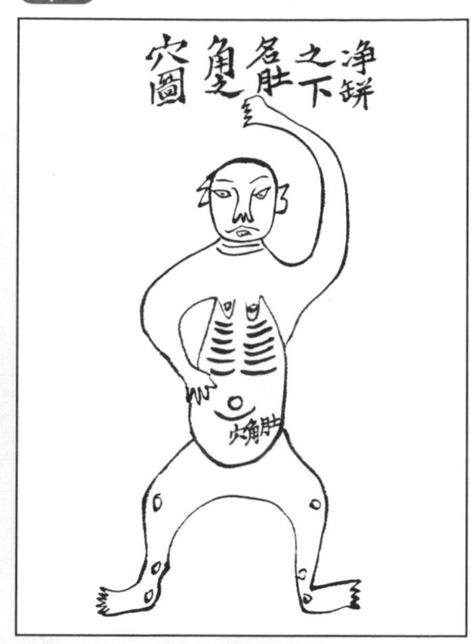

圖66

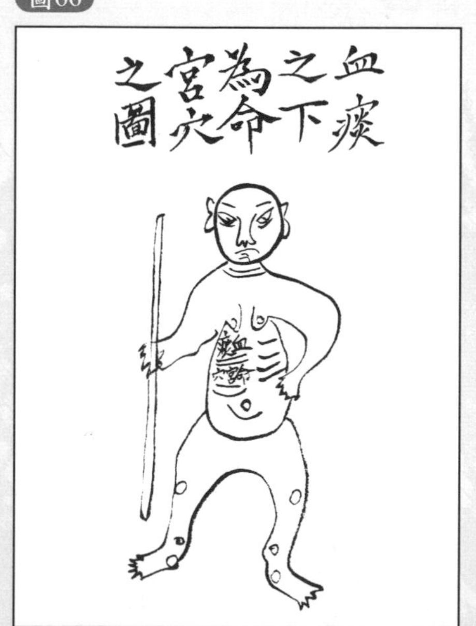

圖67

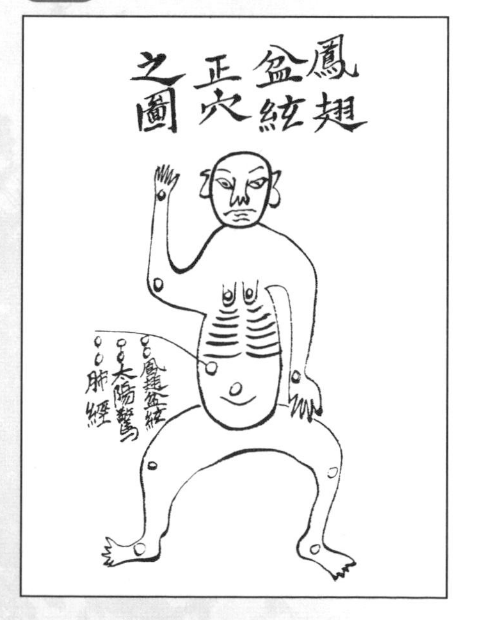

圖68

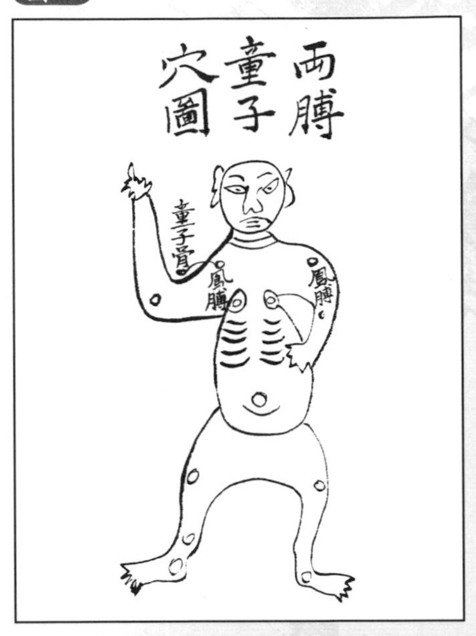

圖69

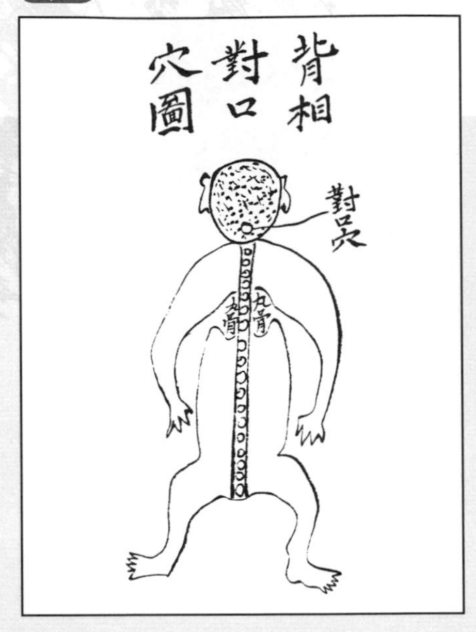

圖70

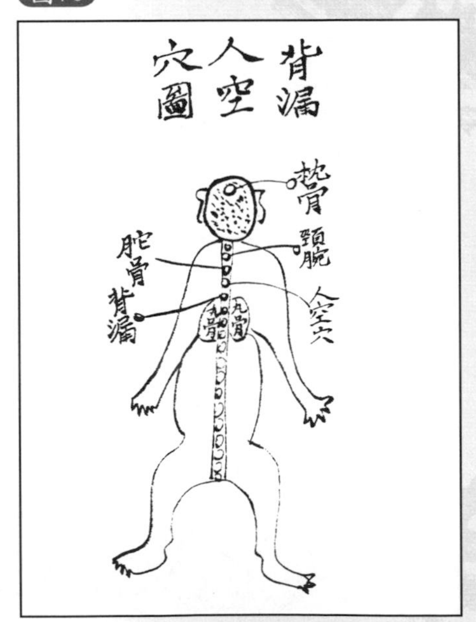

圖71

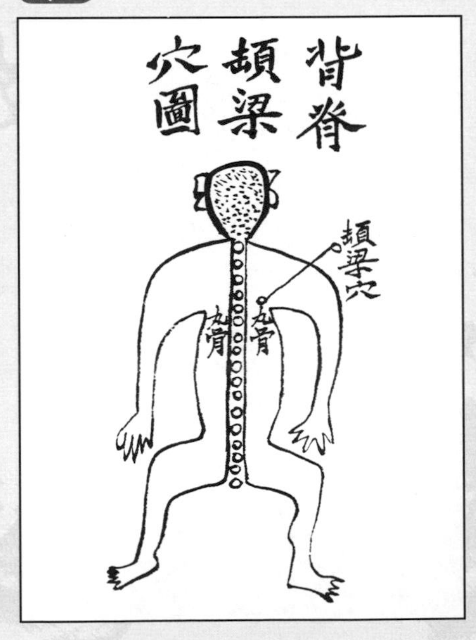

圖72

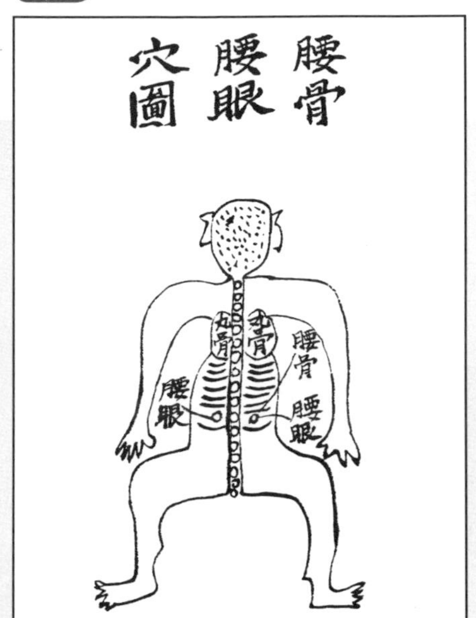

圖73

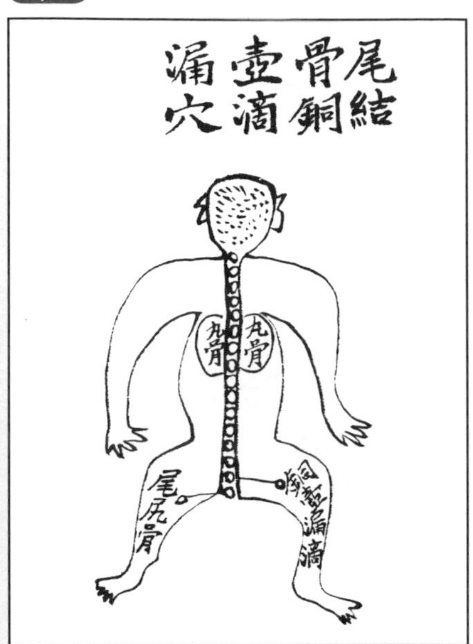

圖74

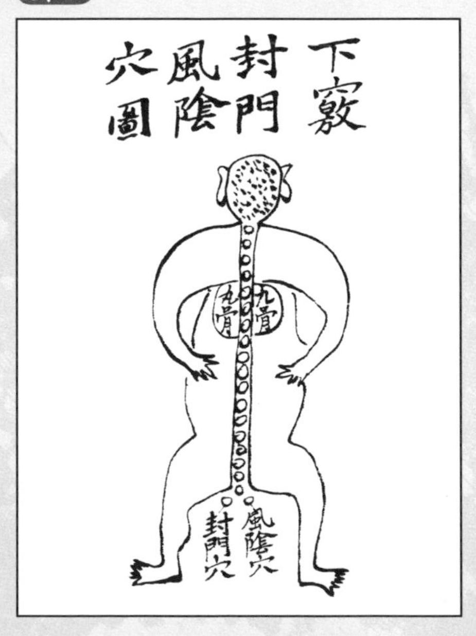

圖75

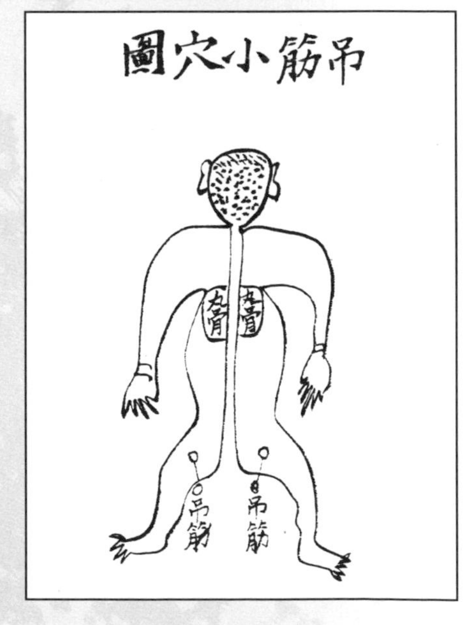

圖76

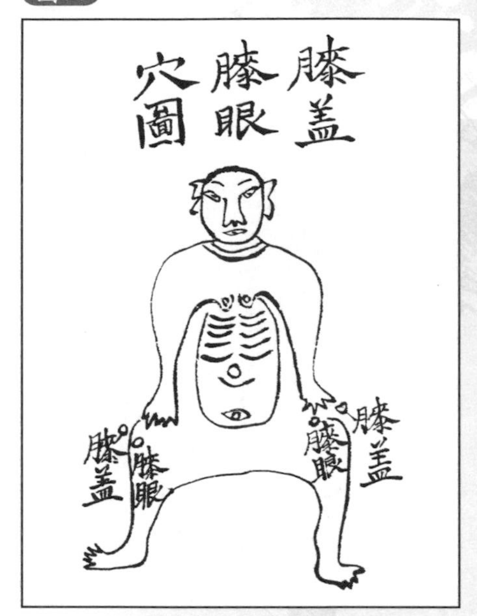

圖77

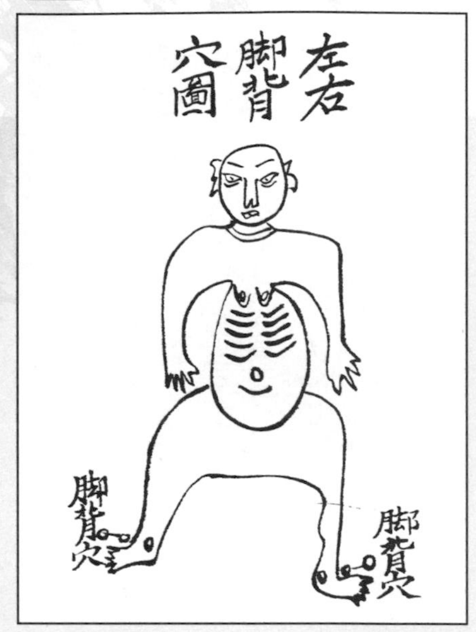

集大成的傷科著作《傷科匯纂》

傷科的圖像相較於內科的圖，例如經穴圖或者臟象圖，更生動、富生命力。經穴圖通常是在一個人像上面布滿了經脈或腧穴；臟象圖的繪畫方式也相當格式化。而傷科的圖則有醫者與患者的動作；雖然我們沒有辦法辨識那些患者的表情是否是痛苦的，但是這些圖依稀可以讓我們感受到傷科的治療方式的確有別於內科的。

這本附了大量圖說的《傷科匯纂》，作者是清代的醫家胡廷光，成書於 1815 年。在書中，他繪製了很多有關接骨的一些器具。抱膝是以四足的足圈所做成的，足圈的材質是為竹片，範圍比膝蓋稍大一些；如果人的膝蓋受傷，可以將白布條纏住抱膝的足圈及四足之上，以做為骨傷固定之用途。

《傷科匯纂》最精彩的是有一系列、一共十六張的所謂上髎手法圖譜（圖 78～93)。所謂「髎」（音療）是指髎骨，胡廷光說：「論筋，乃接骨上髎之要事也。經曰：諸筋皆屬於節。節者骨之節髎也，專是科者能不講乎?」相對於內科講求經脈，骨傷科最為講究的人體部分是「筋」（肉），也就是骨骼與骨骼連接的關係肌肉群。

所謂的上髎，就是人體骨骼與骨骼連接的地方移位後，進行復位。胡廷光以器械與人體相類比：「骨髎者，兩骨相交活動之處也。如杵之臼，如戶之樞，又如桔槔（音高，俗稱「吊桿」，是一種井上汲水工具）之有機，以筋聯絡之，故能轉運而不礙。若脫髎者，筋必受傷，是以上髎必先理其筋也。」相對於內科，長篇大論討論有關經脈學說；《傷科匯纂》有「經筋」的專論，其實就是有關肌肉的論述。傷科的身體觀或許可以稱之為「肌肉的身體觀」罷。

我們試舉《傷科匯纂》的一段來說明肌肉的身體觀：「況跌打損傷，有筋強筋歪、筋斷筋走、筋翻筋粗、筋縱筋攣等症，乃傷科之當務也。」顯而易見地，傷科最主要要處理的是肌肉及筋骨的損害。胡廷光也引進了內科「脾主肌肉」的觀點，來說明這一類的疾病，必須要調補脾氣：「脾主肌肉，凡打擊跌仆，肌肉先傷，肌肉傷，則氣血凝滯而不通，故脾脈大甚也。」

那麼，就讓我們回過頭來欣賞這十六幅「上髎手法圖」罷。

這些上髎的圖像，是不是充滿了戲劇性？協助患者復位的人員，除了醫者以外，有時候需要二至三人一起來幫忙。請讀者看看，前面有關倒吊上髎這幅圖（圖 89)，圖中的患者因為大腿筋骨移位，而進行倒吊上髎法，根據書中的說明：「大腿骨出髎，法莫妙於吊，將腿高懸起，用手漫按調，骨響髎已入，腿平患即消，貼膏與服藥，行動休過趫（音橋，

圖78～圖93：

《傷科匯纂》上髎手法十六圖。本書〈凡例〉：「傷科古無專門，附于瘍醫也。……後有專其事者，或稱正骨科，或稱正體科。今即分列科門，總舊損傷而成，故名之。」

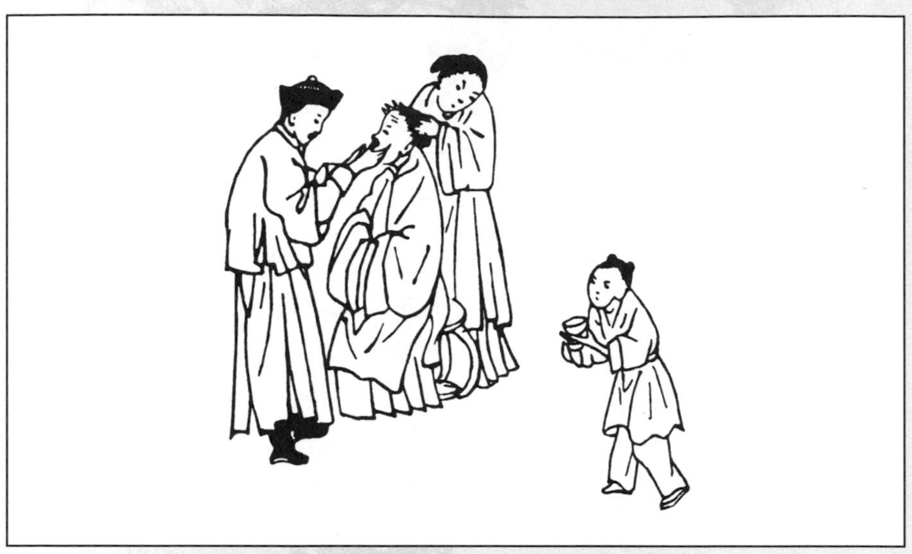

圖78：治下巴脫落用手托法圖

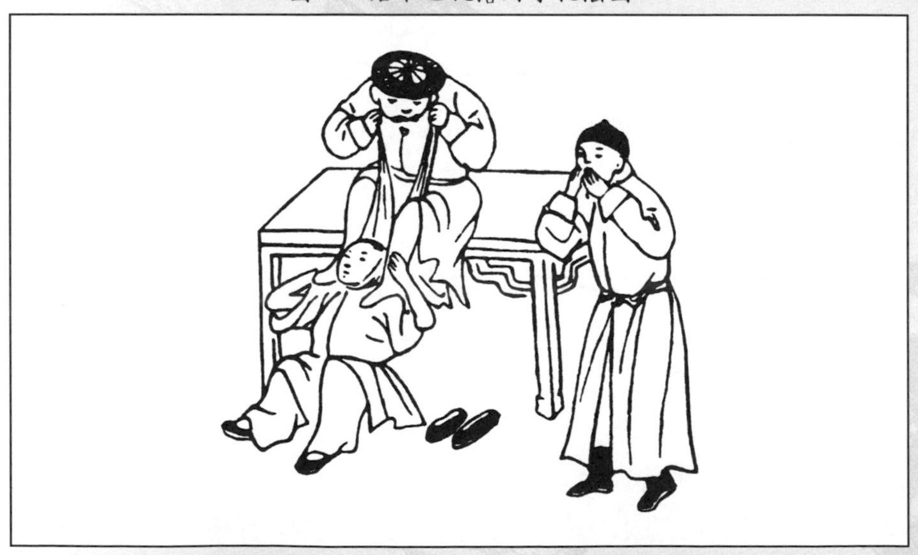

圖79：治頸骨縮進用汗巾提法圖

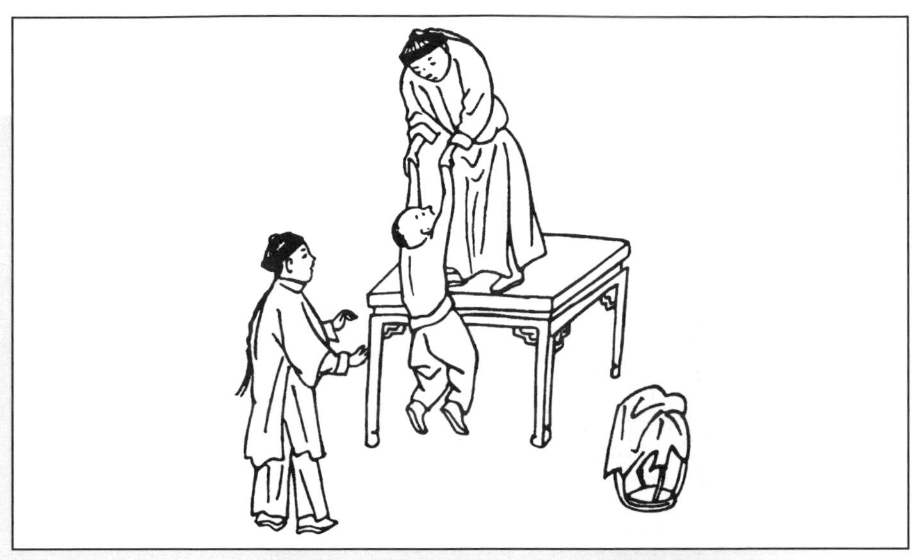

圖80：整背骨突出用手提法圖

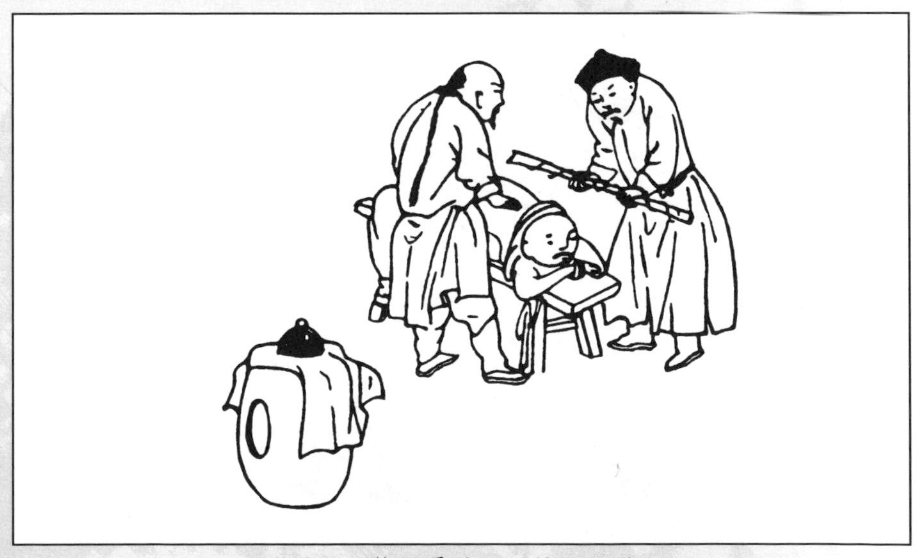

圖81：整腰骨陷入用枕矼法圖

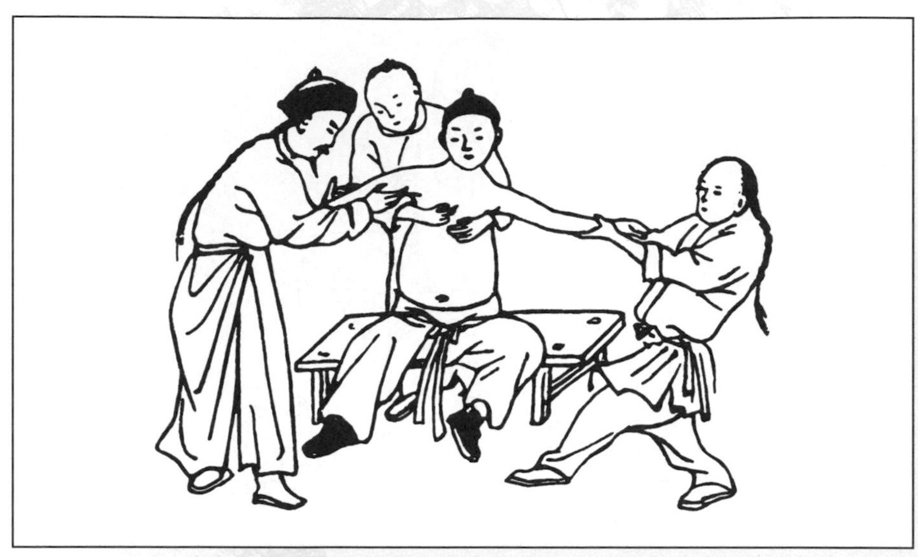

圖82：上肩髎用手兩邊拉法圖

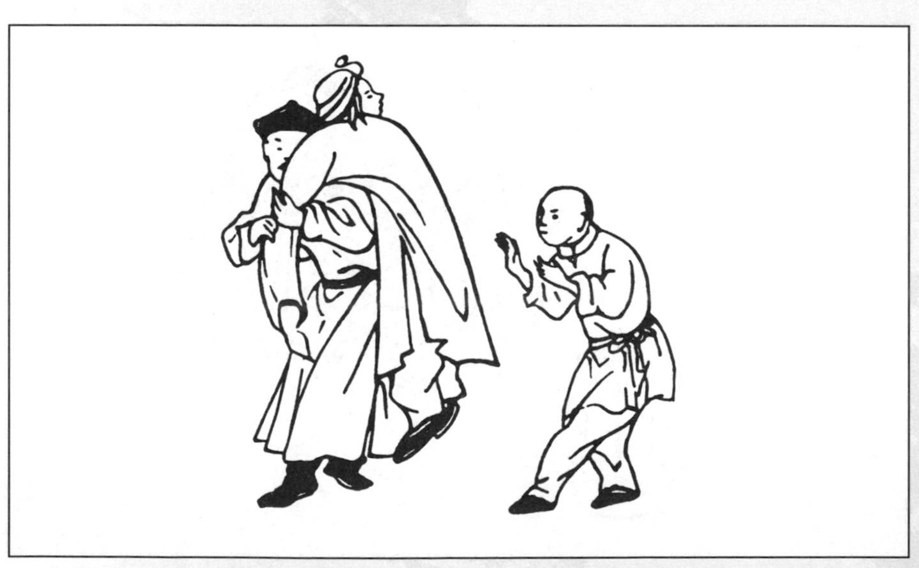

圖83：上肩髎用肩頭掮法圖

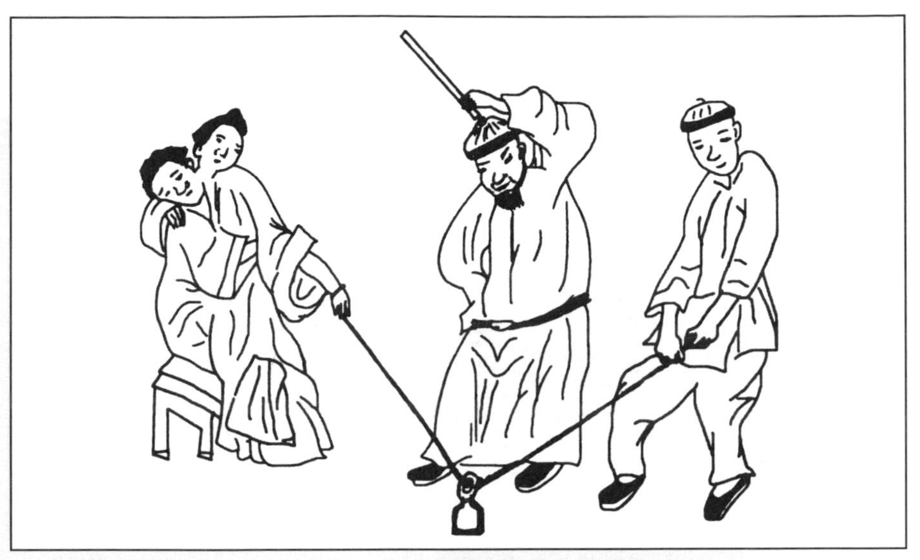

圖84：上肩髎用帶吊住搒法圖

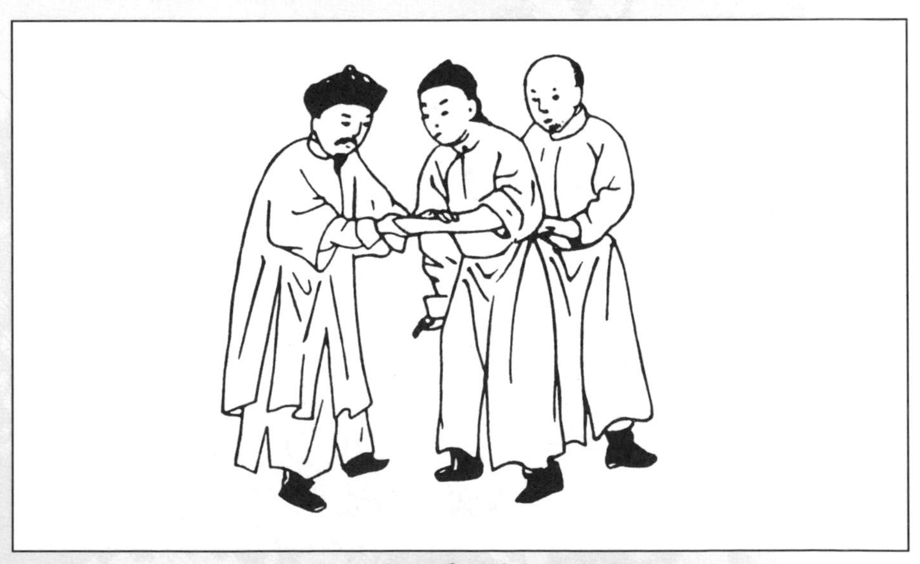

圖85：拉肘骨用手翻托法圖

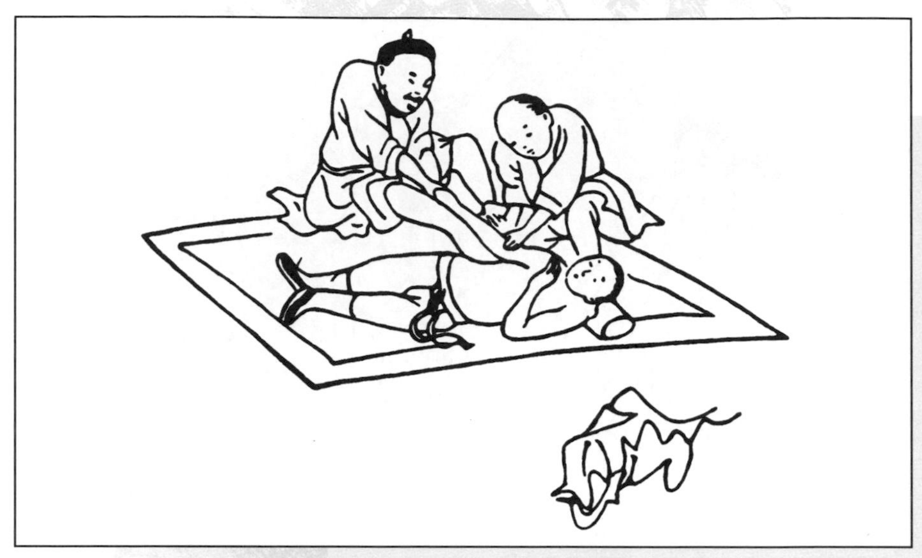

圖86：拉肘骨用腳伞法圖

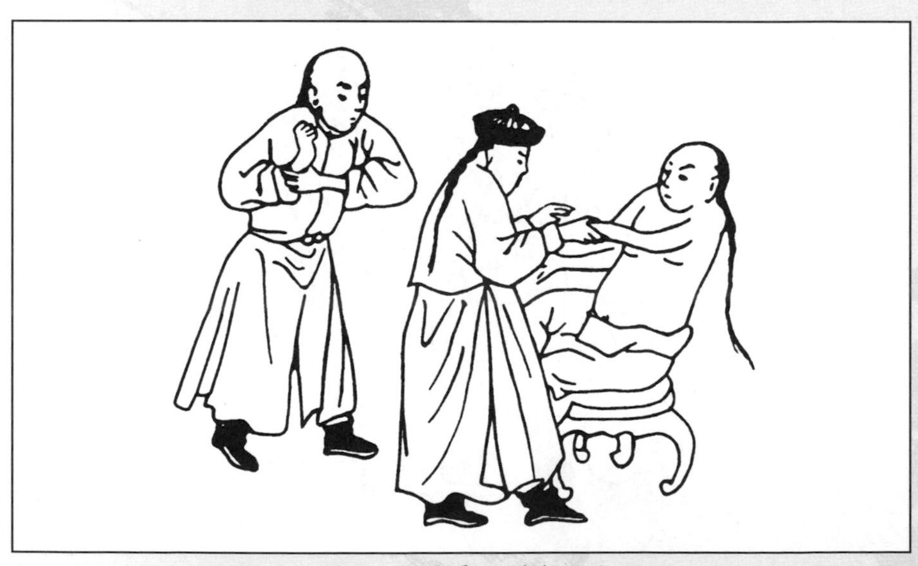

圖87：捏腕骨入髎手法圖

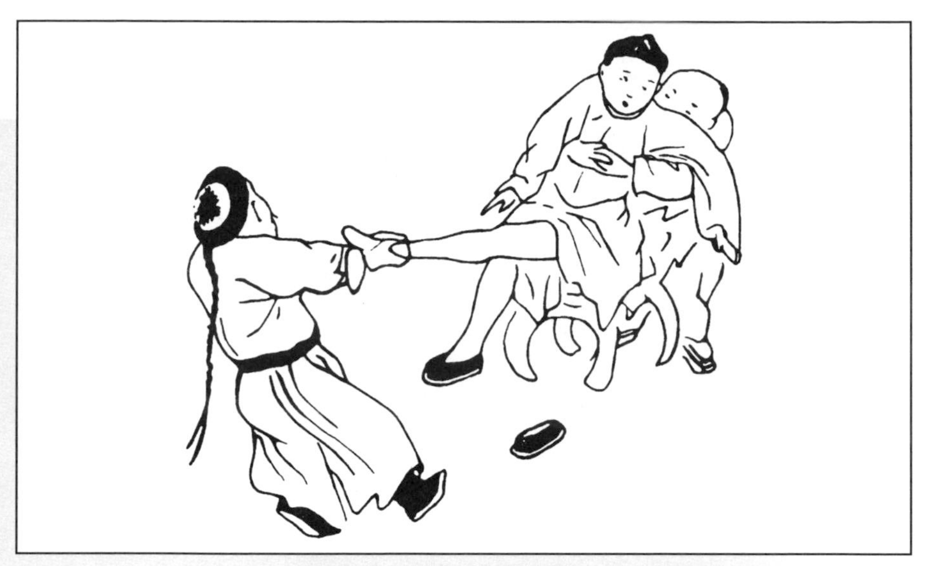

圖88：上大腿髎用手拽法圖

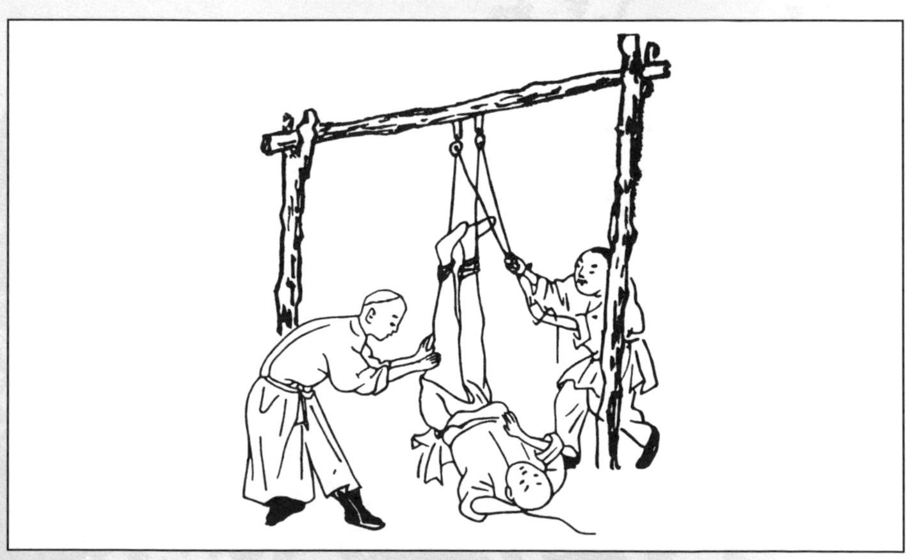

圖89：上大腿髎用繩倒吊法圖

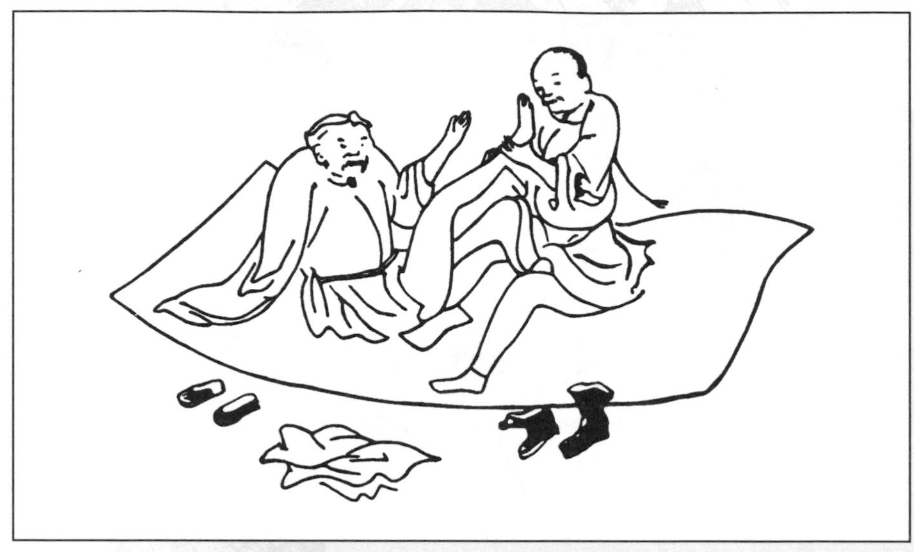

圖90：上大腿髎用腳斘法圖

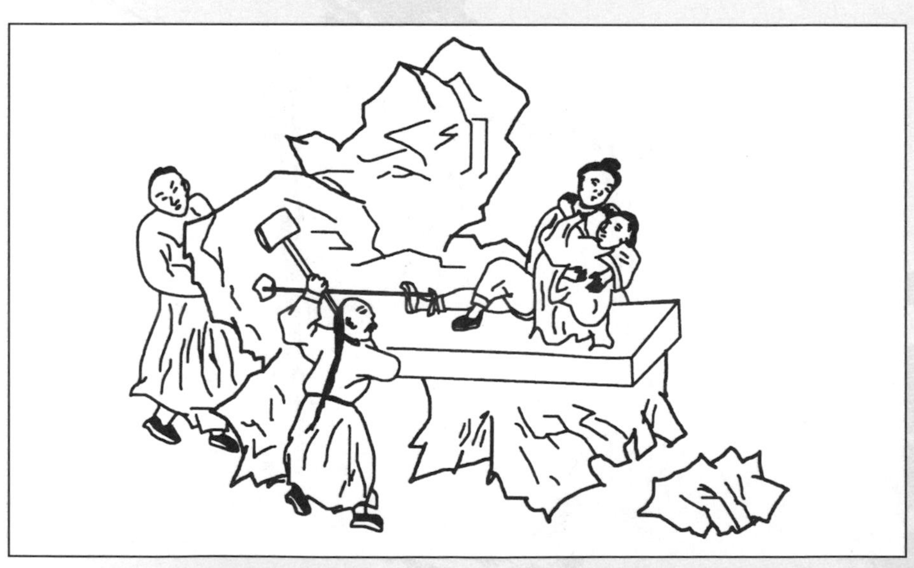

圖91：上大腿用榔頭嚇法圖

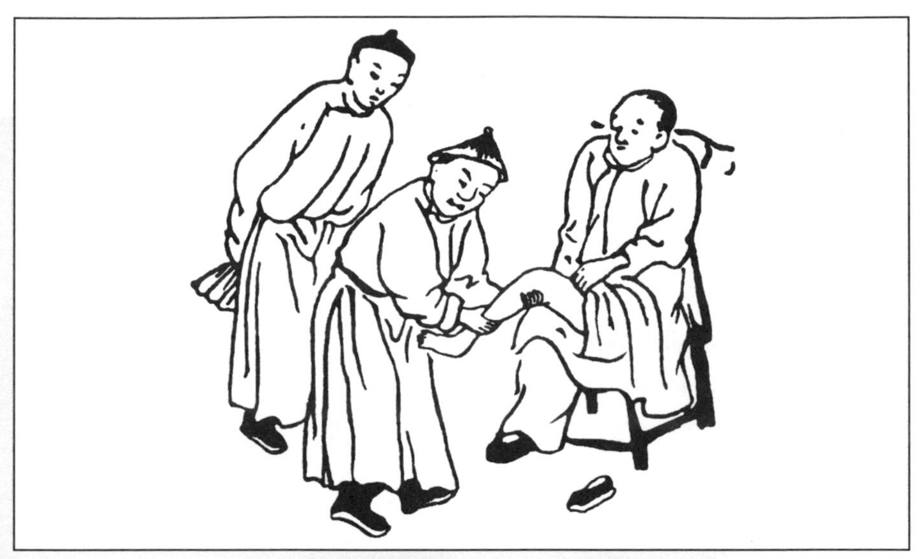

圖92：推膝蓋骨歸原手法圖

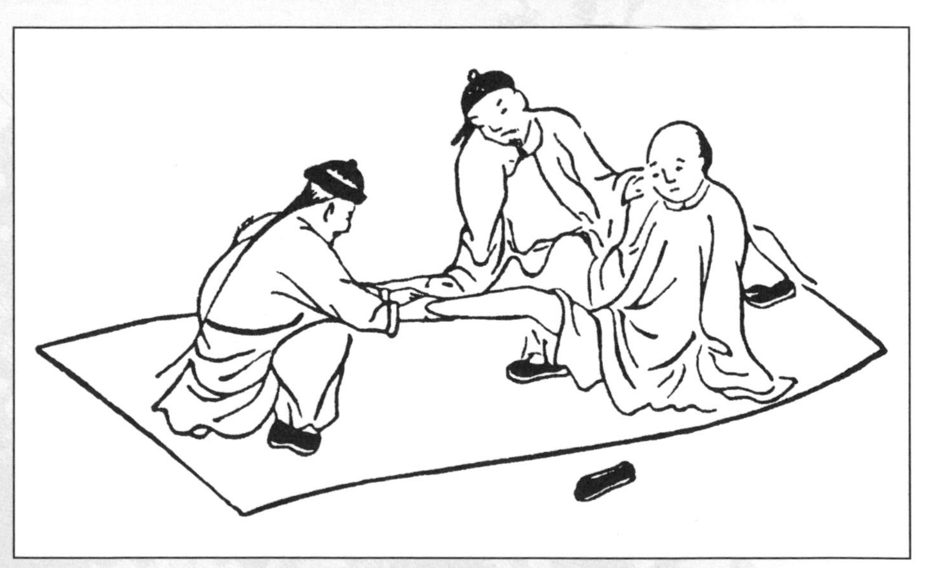

圖93：挪腳踝骨入臼手法圖

行動敏捷)。」從這段的敘述可以了解，進行復位的方法，除了把患者吊起來以外，還要醫者進行手法復位，而且如果骨頭移位的部分接回去的話，還會發出「骨響」；骨頭接回去以後，並輔以外貼膏藥及服藥，而且提醒病人不可活動過烈。

我們利用這些圖像研究中國醫學史，像前舉倒吊上髎法，如果我們對骨科不具備基本的常識，只是看這幅圖，恐怕會產生許多誤解？像這幅倒吊法圖，沒有書中文字的說明，難道不會被理解成動用私刑的圖嗎？或者另有其他的意思？

再看一次這一幅「倒吊上髎圖」。圖中的助手把病人的腿吊起來，醫者同時在做治療的動作，而他們相互配合的動作會產生治療的效果。法國漢學家 François Jullien 在他的著作《勢：中國的效力觀》，討論中國「勢」這個概念的思想史，提出了有效力的布置會產生的可能性。在傷科治療的圖示裡，同樣也看到這兩位醫者的姿勢，成功地製造了一種張力所帶來的治療效果。請注意圖中左手邊的醫者，有一個無法畫出來的部分是聲音；透過《傷科匯纂》文字的說明才知道，病人如果得到治療的話，骨間會發出聲音。而這個圖像中難以畫出來的音響，才是復位技術的真正核心。

胡廷光說，圖像的目的是為了讓操作者便於學習：「學者如留心細玩，自能法外生法矣。」這些經過醫者重組的文字與圖像，形成了「個人知識」；閱讀圖像並領會，不一定隨著經驗而來，有時候是兩者同時發生的。

文、圖互證，兩者彼此補充、說明；一個人在對中國醫學的知識有一定的掌握，中醫的相關圖像對其才能發揮它一定的意義。《傷科匯纂》的「上髎手法圖」，一共十六張圖；1962 年北京人民衛生出版社，出版了一個排印本，這個排印本把十六幅圖刪去了兩幅，理由是「凡內容玄虛無稽或宣揚封建迷信而於學術上毫無參考價值的，概於刪節。」請問讀者，當您們欣賞了前面的圖像之後，可不可以告訴我是哪兩幅圖被刪除了？為什麼呢？

林兩傳醫師「傷科」示範

我們可以用一個實際上的田野訪查案例，來與《傷科匯纂》的圖示稍做對照。

我所要介紹的是林兩傳醫生的傷科示範。我曾經聽過林醫師的演講以及現場的傷科手法示範。他的中醫傷科技術有家傳，也有跟隨師傅學習；他的師傅叫做黃雲溪。林醫師同時也受過正統的中醫學院教育。因此他跟純粹「國術館」的跌打師傅之流，技術境界有別。

林兩傳醫師最重視的就是對患者的診斷，他的診斷主要是「觸診」。他說一個人的病因是可以「摸出來的」；他並不完全倚靠患者個人的感覺，而是他可以摸觸到真正的「痛點」，並且予以鬆解。我曾經親自參與他的授課，林老師觸摸患者的肌肉，是對患者的身體兩側對稱的去感覺，比較他所摸到的地方是「順」或是「不順」。例如骨頭及其上面的肌肉，如果其中的張力變異，手摸起來不圓順，甚至會有凸起的稜角等等現象。

林老師說，他完全是靠自己的觸感：「我學傷科，到第四年才真的會調骨頭，到了第七年才真的會調筋，會調筋其實比調骨頭難多了……。」傷科的技藝是一門感受式的知識 (sentir)。

他的技術及學理，最主要的核心概念是「筋膜」。人體身上的肌肉都被筋膜包裹著；他授課的時候嘗試用了一個英文 fascia，來傳達、類比他的概念。林老師強調一個好的傷科醫生，可以具體地觸摸到患者身體上細微筋膜張力的變化。他在授課的時候也特別說，他並不相信中醫內科的經絡理論，而只相信他自己所摸到的。

我曾經看到他在授課的時候，示範怎麼找到所謂的「痛點」。如照片所示，他用比對的方式找到患者背部其中一方有不順的情況，也就是背部的肋骨有一面是翻旋的狀況。通常這個情況的嚴重性，患者本身不一定能夠意識到。而他主要是通過腳部的一個「痛點」，來鬆解背部的問題。這有點像針灸的「遠道取穴」，不過他強調他取的痛點，跟中醫的「穴道」理論一點關係都沒有。他找到痛點後，將該痛點的肌肉鬆解開來，同時把背部肌肉的張力解除。

林老師特別說，如何摸到患者的痛點是一個傷科醫生的不傳之秘訣。他強調必須要用手的「指腹」部分去感覺，這跟把脈的時候使用指目（也就是在指尖與指腹之間）重點不一樣。他也說如果去看傷科的教科書，有一大半的理論都是借自於中醫內科；他批評傷科有自己的操作思考方式，與中醫內科不同。

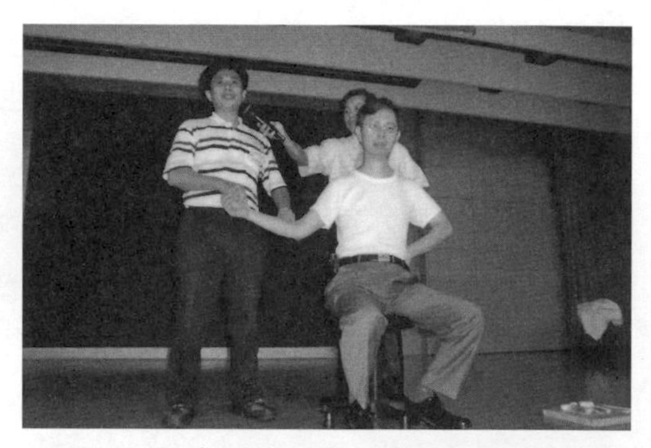

圖 94：林兩傳醫師教學示範。他強調病人的「痛點」是可以摸出來的。

我們認為的傷科疾病也許要在戰場上，或是受到很大的外力才會得到，但林兩傳醫師說，人體筋膜的脫位或損傷，時而細微，甚至患者本身完全沒有意識到。例如所謂的「網球肘」、「高爾夫球肘」、或「媽媽肘」等等，都是因為

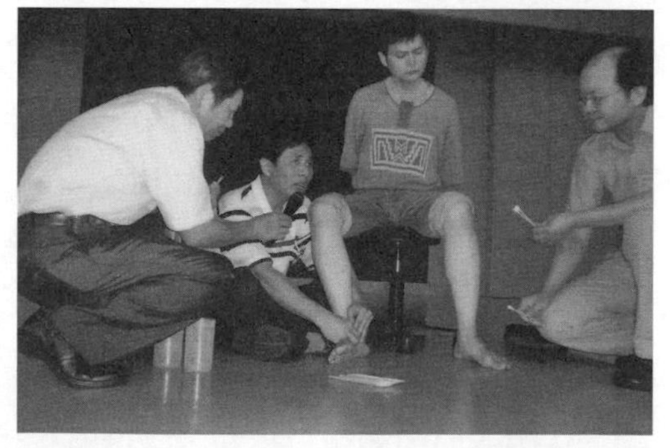

圖 95：林醫師找出病人背部的「痛點」，卻在其右腳腳踝的位置用針鬆開背部的疼痛。

施力不當所引起的肌肉張力病變。

通過林兩傳醫師的講解，傷科的身體觀毫無疑問地可以稱之為「肌肉的身體觀」。正如他所一再強調的，一個傷科的醫師不僅摸到患者的皮膚，而且可以感受到他們皮下筋膜的張力變化，以及與筋膜相關骨頭的位移。摸病人的腳踝，就可以感知其腳踝平時受力的狀況，以及牽連整個骨盤受力的方向，因此他可以評估病人肌肉張力不順或是不當，確定所謂的「痛點」，加以緩解治療。

有待認識的中國傷科歷史

中國醫學以內科為主流；而外科歷史的研究至今仍尚未展開；還沒有出現一本題名為「外科史」的醫學史專著。「外科史」當中，傷科的歷史更是乏人問津。

《傷科真傳秘抄》是 1932 年上海中西書局出版的，頁扉題名「武俠社」，在書的最後版權頁，有秘傳者陳鳳山、由陳氏的弟子陳倜生編輯。由這種寫作的形式，也可見這類書籍主要是以師徒口授為主，願意訴諸文字的可謂鳳毛麟角了。

這本書一開始就批判中國醫學只注重內科。《傷科真傳秘抄》坦率地說：「中國醫學，偏重於內科，外科似略遜色。而傷科更為醫界所漠視，此非予好作讕言也。吾人試將醫書翻檢之，內外各症類，皆有專書行世，惟傷科則僅散見於外科各書中。且或僅列若干醫方，或略贅幾句歌訣，要皆略而不詳，東鱗西爪，蒐輯無從，實中國醫書中之一大缺點。至於尋常內科醫生，對於此道，固然絕不聞問，即以外科見長者，對於傷科，亦未必盡能涉獵。惟武術界中人，以技擊餬口四方，不免有爭鬥受傷之事，故非有救治之道不可，故今之傷科醫生，泰半出於武人。」中醫內科的書汗牛充棟，外科的書如前所述，大概也有兩百多種；而傷科之類的書，不僅數量不如前兩者，見於典籍者絕大部分都是簡略的歌訣與藥方。

傷科種種治療方式之中，有用藥、有手術、有手法，三者又以手法為先。所以《傷科真傳秘抄》說「傷科中手法重於用藥也」，「妄施藥石，妄用手術，則非但無功，且適足以貽害無窮。」

值得一提的，這本書除了處理傳統的刀傷、箭鏃傷等等外傷以外，也處理鎗彈傷。如果鎗彈未穿過人體，而留在皮肉之中：「如鎗彈在肉中未出者，則宜先用拔彈散敷之，使肉中所留之彈，由創口冒出，鉗去之。俟其毒水流盡後，再與以生肌散，創口貼活雞皮尤妙。」醫者在手術使用麻藥，而且按照患者受傷的情況做不同的處理：「若骨已粉碎，則宜以兩指擠住創口之下部，用鉗就創口將碎骨取出，務宜取盡，不可存留一屑。蓋碎骨存留肉內，必蘊釀作膿而成潰瘍，須多受若干痛苦。」

總而言之，這些有待發掘的中國傷科史料，如何從整體的中國醫學發展重新予以評估及定位，是研究中國醫學史的學者責無旁貸的使命。

狗皮、別骨、雞皮移植術——邊緣技術

中醫外科技術想像力的界限到哪裡?

中國醫學以針灸與方藥最為人所知，事實上有一些不同的技術，可惜沒有受到好的發展而沒落、消失了。舉例來說在骨傷科的領域裡面，有些外科移植術從現在的角度看起來，還是令人吃驚的。

1329 年李仲南的《永類鈐方》中，談到一種植皮術說，因為金創而導致腸出的縫合術，在秋冬之間如果有這種情況，先用「斷血合口藥」擦塗傷口，之後用狗子一隻，割取其腹的上皮然後貼在患者的瘡口。這種方法也可以把狗皮當做綳帶來用，患者癒合後也不必把狗皮撕下，狗

皮最終與患者的皮膚合而為一。

這是我們一般所說的「狗皮膏藥」。吳文正以香港中藥業所做的田野報告《香港葫蘆賣乜藥》，指出狗皮膏藥典出鐵拐李食狗肉，並以狗皮製成了狗皮膏，遺愛人間。

再舉一例，十九世紀的江考卿 (1771–1854) 的《江氏傷科方書》中就曾經記載：「凡打傷跌腫，肉中之骨不知碎與不碎，醫以手輕輕按摸痛處，若骨有聲，其骨已破，先用麻藥，然後割開……若骨碎者，再取骨出，即以別骨填接。外貼 18 號膏藥，內服 6 號接骨丹。」這裡所說的別骨，到底是指人之骨？還是傷者本身別處之骨？並沒有詳細的記載。在胡廷光的《傷科匯纂》甚至有提到以獸骨來接續人骨的記載，只是這些技術並非當時中國醫學的主流，而沒有受到重視：「截獸體以續人體，雖有方書，不經而不用載也。」其實這些看起來非主流的技術，反而是較符合現代西方醫學的一些想法。

又例如成書於康熙年代的史典《愿體醫話》(1838) 記載，如果有人自殺，氣管微破或未破，而且氣未絕、額未冷的情況下，醫者可以將活的雄雞一到二隻，急撕取雞皮，將雞皮縫合在患者傷口，周圍纏護，外用暖絹帛併綿花包紮，最後讓雞皮與人原來的皮膚合而為一。這種雞皮創傷移植手術，廣泛的運用於如喉創、顙項傷、腸子露出等，並用此法貼補縫合傷口。

上述零星的有關運用動物的肢體移植技術，充滿了豐富的想像力，可惜這些技術並沒有相關的歷史與技術條件或環境配合，以至於始終處於中國醫學的邊緣。

呂洞賓也治外科疾病

讓我們把目光稍稍轉移。外科疾病難治，古代的患者往往在醫療資源缺乏之下求助於巫、道等信仰系統。

在宋初呂洞賓已是相當有名的神仙或方士。大約十二世紀晚期至十三世紀早期，他成為全真教的崇拜神仙中、如康豹所說的「祖師、導師及榜樣」（《多面向的神仙——永樂宮的呂洞賓信仰》）。在呂洞賓的不同形象裡，其中最主要的是神醫。他流傳的神通故事以替人治病而引人注目。

如果我們參觀山西南部永樂鎮的永樂宮，在那裡保留了最早繪於十四世紀的壁畫。當香客與遊客走進供奉呂洞賓的純陽殿，會發現有 52 幅以呂洞賓為主角的「純陽帝君神遊顯化圖」。他治療各種疾病，包括外科。「顯化圖」提到宋仁宗時狄青領兵至永州，遇何仙姑。兩人談話時，忽有道士進入，並坐上位激怒了狄青。這位道士送狄青一貼膏藥，告示此藥可以治療癰疽。道士離開後，何仙姑說這位道士乃呂洞賓也。狄青之後征戰攻下雍州，而且不幸罹患了致命的癰疾。另一幅壁畫也提到呂洞賓治療外科疾病。據說浙江桐廬通守沈志真之母得了背瘡，病入膏肓；沈志真向神靈祈告，結果孝心感動了呂洞賓，給他們藥物以治療瘡疽。

與外科有關的呂洞賓神醫故事中，呂洞賓曾化為剃頭匠人，把明朝的皇帝朱元璋的瘌痢頭（也是外科疾病）治好了（劉錫誠，《八仙人物的傳說》）。這個傳說曾流行於中國南方。

類似的故事很多。例如，明末曾累遷南京國子監祭酒的馮夢禎，去官閒隱於西湖畔；在他的《快雪堂日記》曾記載：「張世傑，真定人，項下生癭，甚大壓胸，遇一人授以彼家術，癭漸消；又授以外丹。」（戊子，三月初四日）這位異人即通外丹之術，疑是教內中人。馮夢禎與當時的名醫繆仲淳 (1546–1627) 頗為友好，對醫藥之學有一定的認識。

在西方，人們同樣為束手無策的某些外科疾病尋求神蹟。

淋巴結核便曾經與早期英、法王權產生「奇怪關係」。Henry E. Sigerist 說，從十一、十二世紀開始：「法國和英國國王這種治療淋巴結核的能力，成了一項被悉心守護的王權屬性」。很多患者期待被他們摸一下以獲得痊癒。在法國一直到十九世紀初期，國王還執行這種奇跡治療法。

跟老中醫學習中醫外科

這本小書已經進行了一大半了，我稍微提我個人學習中醫外科的一些經歷。在文獻研究以外，我也做了老中醫的訪查，親自跟隨一位老中醫學習中醫外科。我的口述訪問所得，基本上跟這本書的結論是類似的，也就是中醫外科在宋代以後，經歷了「內科化」的過程。

2007 年春梢，經友人引介我認識了朱士宗老中醫，並對朱老師進行近十次的訪談與學習。

朱士宗老師，1923 年生，江蘇無錫人。他的外科是家傳的，最早跟著岳父朱治吉、二叔朱仁康學習。朱醫師說，中醫外科有「大外科」與「小外科」之別。後者處理痔瘡、鼻病、喉嚨等，前者則兼通內科。「我也看內科病的，」朱醫師感慨地說：「現在的中醫外科範圍越來越小，有的只會治療青春痘之類的問題。」

聆聽朱士宗老師的教誨，以及反覆閱讀他手著《中醫外科學》，所得的初步印象是：他很少提經脈、臟象等理論，而一直強調外科對體表「局部」之特徵，如腫、癢、痛、膚色、發病部位等的觀察。朱老師引用經典：「營氣不從，逆於肉裏，乃生癰腫。」又說：「肉腐則為膿，膿不瀉則爛筋」；中醫外科身體的想像世界，與內科有著不甚一致的內容。

追隨朱士宗老師學習的第二個階段是閱讀原典。他開了三本書做為入門：陳實功 (1555–1636) 的《外科正宗》(1617)、王洪緒 (1669–1749) 的《外科證治全生集》(1666) 與高秉鈞 (1755–1827) 的《瘍科心得集》(1805) 等。在《外科正宗》雖然保留一些手術療法，如鼻息肉摘除術、氣管縫合術、咽喉和食管異物取除術等，但徐靈胎為這本書做眉批時，有關手術的段落都主張廢除：「人多祖此施治，十死五六」，「此篇乃殺人秘訣，不知殺過多少？傷哉！」等等。而《外科證治全生集》也說動手術者形同劊子手。明清時期可說外科全面的「內科化」了。

明清外科「內科化」的過程

在對朱士宗老師的口述訪問與田野調查以外，如果我們系統反省這一段中醫外科的文獻，將有怎樣的風貌？

明 (1368–1644) 清 (1644–1911) 的外科是對「外科」重新定義。明代醫生汪機 (1463–1539) 的《外科理例》(1531) 就說：「外科者，以其癰疽瘡瘍皆見於外，故以外科名之。然外科必本於內，知乎內以求乎外，其如視諸掌乎。」可見外科之所以稱為外科，是因為所處理的疾病，是見乎人體的外部，但這個時期一個新的發展，就是強調不可孤立了體表的局部病灶，而是治療要內外並重，或者說由內以治外。

同樣是明代的醫生，陳實功《外科正宗》的自序說：「歷下李滄溟先生嘗謂：醫之別，內外也，治外較難於治內。何者？內之症或不及其外，外之症則必根於其內也。此而不得其方，膚俞之疾亦膏肓之莫救矣。」這裡提到的李滄溟也就是明代後七子的李攀龍 (1514–1570)。這裡同樣強調內外要並治，其實也就是「內科化」。更早之前，中醫外科偏重外治、不

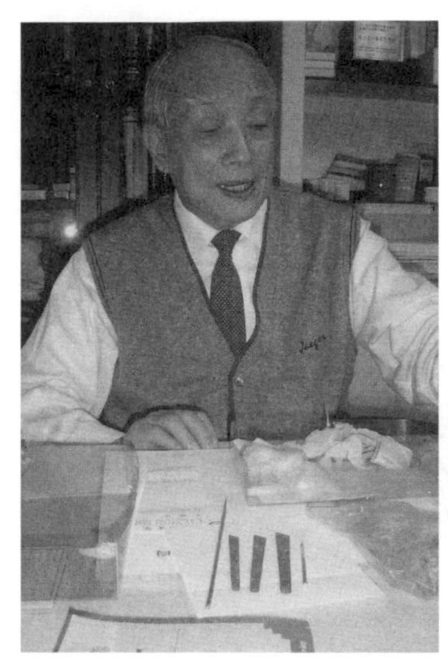

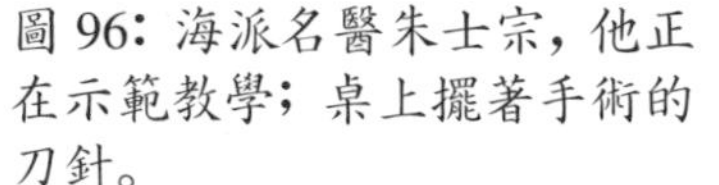

圖 96：海派名醫朱士宗，他正在示範教學；桌上擺著手術的刀針。

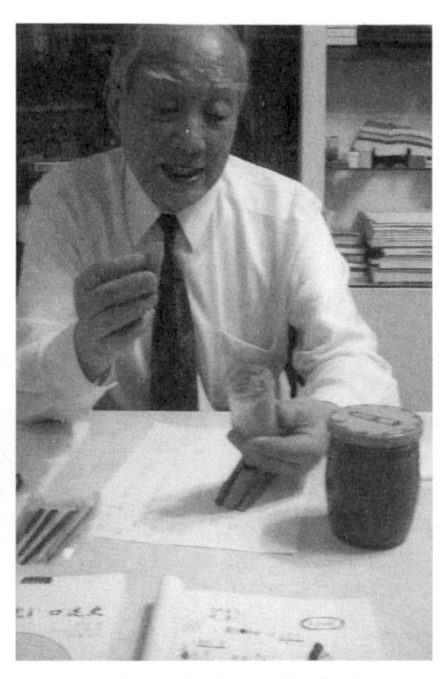

圖 97：朱士宗老師解釋外治用藥。

避諱手術；治外本於內則是新的想法。簡單說，「內科化」以內治為主導。

「內科化」的具體指標之一，是這段時期脈診更為深入。事實上，外科對脈診一般來說並不講究。所以元代的醫學博士、御藥院外科太醫齊德之在《外科精義》(1335) 批評外治法流派的外科說：「夫大方脈、婦人、小兒、風科，必先診脈，後對症處藥。獨瘡科之流，多有不診其脈候，專攻治外；或有證候疑難，別召方脈（內科）診察，於瘡科之輩，甘當淺陋之名，噫！其小哉如是，原夫瘡腫之生，皆由陰陽不和，氣血凝滯，若不診候，何以知陰陽勇怯，氣血聚散耶?」明清以後，有關中醫外科談脈的篇幅大為擴張；簡單地說，基本上都是沿襲內科的思路。例如《外科啓玄》(刊於 1604 年)、《洞天奧旨》(1694) 等書，都有大篇幅談論脈診的段落。不過，令人好奇的是，內科的脈診用來診斷「外科的」身體，會有什麼不同呢?

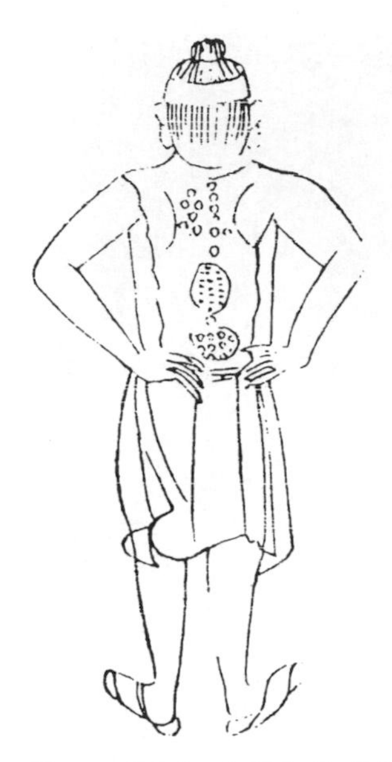

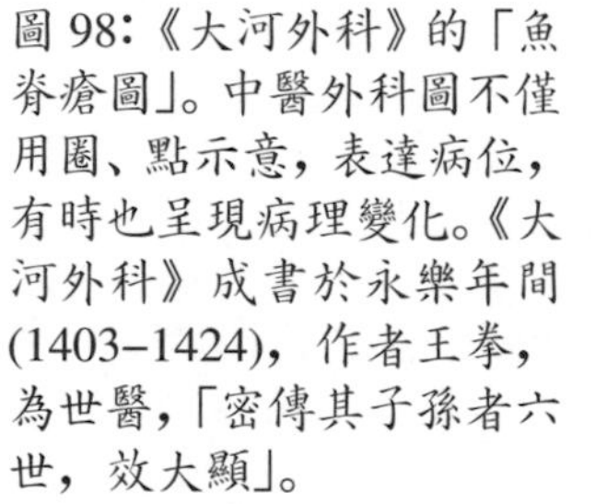

圖 98:《大河外科》的「魚脊瘡圖」。中醫外科圖不僅用圈、點示意，表達病位，有時也呈現病理變化。《大河外科》成書於永樂年間 (1403–1424)，作者王拳，為世醫，「密傳其子孫者六世，效大顯」。

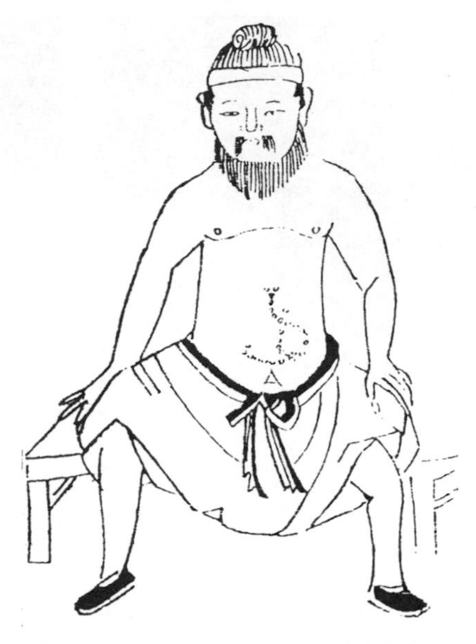

圖 99:《大河外科》「纏腸瘡圖」。這幅圖像是表達毒氣結於腸之內不能暢通。治療方法，或可用針刺「膿出，瘡口上用膏藥貼之」。

清末醫者陶階臣說得好:「蓋外科雖較內科稍易，如不知脈，僅辨外面形色，以紅白為寒熱，何以分其真假寒熱，虛實陰陽耶？然脈學欲知其精細，毫無錯謬者，不但外科中少有其人，即求諸內科中亦不常有。」可見一般醫界流品，內科、脈診評價較高；但外科診斷以人體外面形、色為主是歷來傳統。

除了脈診，這段時間的醫家對內服湯藥的使用更為全面化。簡言之，主要有兩種用藥的模式，其一是清熱解毒，例如王洪緒在《外科證治全生集》就批評，大部分的外科醫生採用這種方法：「世人但知一概而清火解毒，殊不知毒即是寒，解寒而毒自化，清火而毒愈凝；然毒之化必由膿，膿之來必由氣血，氣血之化必由溫也，豈可涼乎。況清涼之劑，僅可施於紅腫癰癤，若遇陰寒險穴之疽，溫補尚慮不及，安可妄行清解，反傷胃氣，甚至陽和不振，難潰難消，毒攻內腑，可不畏歟！」王洪緒是主張吃溫補的藥；這種吃補藥的風氣，逐漸成為主流。

內科化除了好用溫補之藥，也主張潰瘍生肌必須注重體內脾胃的調養。陳實功《外科正宗》即說：「肌肉者脾胃之所主，收斂遲速，由氣血之盛衰，惟補脾胃，此內治也。腐不盡不可用生肌；驟用生肌，反增潰爛；務令毒盡，則肌自生，加以生肌藥，此外治也。肌生如榴子紅豔（形容瘡面肉芽紅潤像石榴子一樣），或有白膜者為善。若肌白而平，且無紋理，或膿清穢氣，為毒連五臟，氣血枯竭也，危。」這是典型的內科內治思維。

明清外科醫學，以顧世澄的《瘍醫大全》(1760) 篇幅最大，有一百五十萬字。本書所收，凡有外証可見者無不涉及。而顧氏提倡的，治外必本諸於內，外科醫生必須熟諳內科脈理、方藥。《瘍醫大全》的卷二，即專論脈診。

外科的理論並不系統；明清中醫外科的典籍，理論多半借自於內科。例如高秉鈞的《瘍科心得集》就完全借用當時最流行的溫病學說，衛氣營血等辨證方法，用來討論急性化膿等疾病。他在討論外科病因的時候，還借用古典醫學三焦（上焦、中焦、下焦）的理論：「蓋以瘍科之證，在上部者俱屬風溫、風熱，風性上行故也。在下部者俱屬濕火、濕熱，水性下趨故也。在中部者多屬氣郁、火郁，以氣火之俱發於中也。」高氏把外科疾病分為上、中、下三部，而且病因偏熱（溫、熱、火）；由於風的性質上行，濕性下趨，郁發於「中」（指內臟），發病各有不同規律可循。

明清中醫外科「內科化」的高峰，或許可以用清代余聽鴻 (1847–1907) 的《外證醫案匯編》(1894) 做為代表。這本書一共收錄了七百二十六個病案，這些病案是當時最有名五位內科醫生陳學三、薛生白 (1681–1770)、繆宜亭、葉天士 (1667–1746)、徐靈胎的醫案。這些內科醫師在這個時期都介入外科疾病的診治。特別值得注意的是，余聽鴻認為治療外科疾病，必須從內科入手：「因人以為外科易，每以成方而治兼病，余思陰陽虛實，總歸內科一理！」這種主張可以說是中醫內科不斷地擴大化的一個極致。我們可以試舉一例說明。

《外證醫案匯編》就談到了對「流痰」的治療；這到底是一種什麼樣的疾病呢？據考「流痰」是一種骨與關節結核。不過從其中所敘述的內容，似乎很難跟現代的相關疾病有所吻合：「痰阻於皮裡膜外，氣多肌少之處，無血肉化膿，有形可憑，即成痰塊、痰胞、痰核、痰癧等症；痰凝於肌肉、筋骨、骨空之處，無形可徵，有血肉可以成膿，即為流痰、附骨陰痰等症。」可見這是因為「痰」所引起的疾病群，並不是一種確定的疾病。

這裡的「痰」是中醫晚期內科非常核心的概念。所謂的「痰」並不是由人體肺部或呼吸道所分泌或嘔出的病理分泌物；如果用中醫的語言是使人體內部的痰氣或痰淤內結的津液。或許可稱之為內痰。中醫內科對於痰的論述，比較成熟的是起於金元時代，張子和 (1151–1231) 進一步將痰分為風痰、熱痰、濕痰、食痰等，並且提出了「痰迷心竅」的學說。朱丹溪 (1281–1358) 在《金匱鉤玄》一書，專列「痰門」一項，書中提到頭暈、頭痛、氣逆、帶下等症狀，多主於痰；而且對淋、濁、痃、痿、腹痛、脇痛、婦女不孕等症亦多按痰治，對於「中風」，提出「不可作風治」，應該「大補氣血，然後治痰」。

元代的醫家王珪幾乎把大部分的病症都歸於痰。他的學說或許可以稱之為「萬病一痰論」:「痰之為物，隨氣升降，無處不到，為喘、為嗽、為嘔、為瀉、為眩暈心嘈、為怔忡驚悸、為寒熱腫痛、為痞滿膈塞，或胸脇轆轆如雷鳴、或渾身習習如蟲行，或身中結核不紅不腫，或頸項成塊似癧非癧，或塞於咽喉狀若梅核，或出於咯吐形若桃膠，或胸臆間如有二氣交紐，或背心中常作一點冰冷，或皮間赤腫如火，或心下寒痛如冰，或一肢腫硬痲木，或脇梢癖積成形，或骨節刺痛無常，或腰腿酸刺無形，或吐冷涎綠水黑汁，或夢煙火劍戟叢生，或大小便膿，或關格不通，或走馬喉痹，或齒痛耳鳴，以至勞瘵、癲癇、失音、癱瘓、婦人經閉、帶下、小兒驚風搐搦，甚至無端見鬼，似祟非祟，悉屬痰候。」(引自《醫述》王隱君論)

問痰為何物? 並不是通過歷代的醫家不斷地正名；他們似乎也沒有給痰明確的定義。正名與他們診斷之間，並沒有必然的關係。清代的醫家戴天章（生活在十七世紀中葉）在討論瘟疫或溫病即說，這些疾病相關的記載「文辭簡易，詳於辨症，而不欲立名，欲人從症上細辨，則不必名上區別，而自無混治之失。」(《瘟疫明辨》) 所以，重點不在疾病分類，而「從症上細辨」了。

明清以後有關「痰」的學說更為風行。討論中醫痰論比較好的二手研究是朱曾柏《中醫痰病學》(1984)。臺灣醫學界研究中國醫學史的學者，有少部分不僅不讀原始資料，連二手的研究也搞不清楚，令人遺憾了。

回到中醫外科必須處理「流痰」這個疾病，其成因大概是因為痰在體內所引起的各式各樣的腫塊。如《外證醫案匯編》所提到的，某些「流痰」的形成是有形可稽的。從溫病或痰論的相關內科理論引進外科之中，也可以顯示中醫外科學在明清時代的一個重要面向。

明清中醫文獻的發展趨勢，根據山東中醫藥大學的老中醫張燦玾 (1928–) 的研究，這個時期的著作以溫病、傷寒等內科著作為大宗，相對於這些文獻有所謂雜病的著作,「雜病一類,逐步由廣論多科雜病,而局限於內科雜病,有的逕以『內科』為名。外科一類,逐步將『傷科』分出,獨立成編。並且有些小科如口齒、眼耳鼻喉等,均有專著問世。」這些變化正是中醫外科不斷「內科化」的具體呈現。

到了十九世紀,英國傳教醫生合信 (Benjamin Hobson, 1816–1873) 系統地介紹西醫解剖及相關知識。但如 Benjamin A. Elman 所描述的:「由於中國人對外科手術的厭惡,合信的著作在通商口岸上由傳教士創辦的醫院和診所之處並沒有得到廣泛流傳。」事實上,傳統中醫仍有不少實施手術的技巧,包括正規的醫生在內。

與外科發展極為密切的是手術(手法)問題,接下來我們必須花一點篇幅來討論。前面所提到的陳實功《外科正宗》,主要即是手術派。

以下我就舉幾個例子來說明,例如對糖尿病等等所引起的壞疽或發炎,陳實功主張動手術:「一婦人,中年肥胖,生渴三載,右手食指麻癢月餘,後節間生一小泡,隨後本指漸腫,疼脹不堪,視之原泡處已生黑斑,末指已變紫黑,此亢陽之極,乃成脫疽。診之脈洪大、數而有力,此與肥人相反,……乃遵孫真人治法,在肉則割,在指則切,此外無他,彼願從之。先用人參養榮湯,隨用軟絹條尺許,纏裹黑色盡處好肉節上,以漸收緊紮之,庶不通行血路;次用利刀放准,依節切下;將手隨浸甘草溫湯中片時,其血不大多,其疼亦不大甚。患者曰:惟心之懼,不知而下,以神力之佑也。予曰:所嫌者切而不痛,此為氣血筋骨俱死;此物雖脫,其症未可得愈。」這個案例,最後陳實功把婦人五根手指全部切除。

陳實功又以為因自殺而斷喉,使用手術縫合法,不過必須在自殺初期的時候,他說:「初刎時,氣未絕,身未冷,急用絲線縫合刀口,摻上桃花散,多摻為要;急以綿紙四、五層,蓋刀口藥上,以舊布將頭抬起,周圍纏繞五、六轉扎之。」等等。陳實功用這種方法救了很多人，他在書中還指名道姓：「雙顙俱斷者百日，單斷者四十日必收功完口。此法曾治強盜郭忠、皂隸沙萬、家人顧興，俱雙顙齊斷將危者，用之全活。單顙傷斷者十餘人，治之俱保無虞矣。」「顙」指的是「氣管」，而「雙顙」指的是「氣管」與「食管」。

明代贊成動手術的還有名醫王肯堂 (1549–1613) 的《證治準繩・瘍醫》(1602)，裡面就記載了各式各樣的手術：

> 凡唇口刀斧斫磕跌墮等傷，破皮傷肉者，先用桑白皮線縫合，卻以封口藥塗傅，次以散血膏敷貼，牽住所封藥，不令開落，仍少言語。
>
> 凡跌破唇耳鼻，而拔缺者，即以封口藥掞（音扇），外以散血膏敷貼。若缺唇缺耳，先用麻藥塗之，卻以剪刀剪去外些皮，即以絹線縫合。缺耳作二截縫合，缺唇作三截縫合，以雞子黃油塗，次以金毛狗脊毛薄摻些於上，次以封口藥塗抹之，次日以茶清洗，就掞末，一日換一次，至八日剪去線，又掞末。
>
> 凡腮頰顴刀斧斫磕跌墮等傷，破皮肉者，用封口藥填瘡口，外以散血膏敷貼。或跌磕損傷，未破皮肉者，用補肉膏敷貼。
>
> 凡刀斧斫磕，跌破上唇而拔缺者，用絹片一小條，從腦後縛向前來縛合，縫定，次掞封口藥，外以散血膏敷貼。如下唇整法，卻以絹片從下頦兜縛，及如前法整頓，次掞末，敷藥。或無腫，不須敷藥。
>
> 凡偶含刀在口內戲耍，誤剖斷舌頭，未全斷者，用封口藥，一日換二、三次藥，七、八日全安。
>
> 凡兩臉涎囊被刀斧斫磕跌墮等傷，傷開涎囊者，用絹線縫合，卻

> 以封口藥塗敷，外以散血膏敷貼，七、八日接住肉，剪去線，拨封口藥。
>
> 凡割喉者，用腳騎患人頭頸，以絲線先縫內喉管，卻縫外頸皮，用封口藥塗敷，外以散血膏敷貼，換藥。或喉被人打歪，以手搖正，卻以前膏敷貼。若結喉傷重，軟喉斷不可治，以湯與之，得入腸者可治，若并出者不可治。

上述各種因為外傷所引起的肢體斷裂等等，都是使用手術療法。不過這些手術的水準，讀者如果對照隋代的《諸病源候總論》，似乎並沒有超過隋唐以前的手術水準。明清時代醫書的卷帙遠邁前人，大量外科手術的記載，只有文獻價值？又有多少當時的醫者還在實踐這些技術？

明代江蘇無錫的女醫生談允賢 (1461–1556) 曾治療一位十二歲被誤診、開刀的女孩，因其「小腹有塊，生于丹田。醫者誤認肚癰開刀，七年膿水不乾」(《女醫雜言》，1511)。談允賢以灸法治療了患者的傷口。

關於手術，我們還可以多舉一些例子。清代的醫家趙濂所寫罕為人知的《醫門補要》(1897)，這本書就臚列了很多手術療法。舉例來說，清瘡引流術：「用刀針宜審：癰疽之膿未熟，不可輕動刀針，破傷出血，反使腫痛，毒氣走散加重。至患上四圍腐肉已成，須得爛透，方可用銅勾搭起，剪刀輕緩剪去，一覺痛處，切不可剪，再待熟腐，剪之至見鮮血肉。若犯動則痛作血流，尤難收口，慎之。」這個手術似乎是不用麻藥？

《醫門補要》提到了一種掛線療法，專門用來治療肛門漏管。其方法主要是借助於銅錢或者是鈕扣的重量，逐漸將漏管切開。方法如下：「用細銅針穿藥線，右手持針插入漏管內，左手執粗骨針，插入肛門內，鉤出針頭與藥線，打一抽箍（用篾或金屬條等圍束器物）結，逐漸抽緊，加鈕扣繫藥線墜之。七日管豁開，摻生肌藥，一月收口。如虛人不可掛線，易成瘺不治。」

此外，趙濂也利用剪開及掛線的方法，對尿道口進行手術：「大人、小孩龜頭有皮裹包，只留細孔，小便難瀝（溺）。以骨針插入孔內，逐漸撐大。若皮口稍大，用剪刀，將馬口（指尿道口或包皮口）旁皮用鉗子鉗起，量意剪開，速止其血。」這是割包皮的小手術。

與上面所述相關的是，對初生嬰孩的鎖肛進行切開手術；因為不如此做，嬰兒的糞便無法排出，幾天之後就很容易死亡：「初生嬰兒、肛門有薄皮包裹、無孔，用剪刀剪開薄皮，以藥速止其血，則肛自通。」

在非醫學史料中，錢思元《吳門補乘》記載了十七世紀一位操浙音的外科醫家，「予家凭春人，夜患腹痛，非藥石所能療。使臥榻上，投以麻藥，昏然若睡，切開腹壁，隨割雄雞血滴入，有形如蜈蚣昂頭出，急以刀鉗去之，以藥線縫其口，病若失。」

從上面所引的各式各樣手術，有些手術還是比較罕見的，可知在傳統時代，中醫還是動手術的。《外證醫案匯編》也特別地提到手術高手都是私相授受：「刀針手法，各有秘傳。惟見孟河馬氏、巢氏，余屢見之，此皆衣鉢相傳。惟燙火針為最速，救人甚眾。」這個時候的醫生，使用火針從腹壁穿刺排出膿液；這種手法現代中醫已經無人敢做、能做了。

整體來說，明清中醫的外科如前所述，以「內科化」為主流，而手術相對來說是邊緣的。清代的溫病大家葉桂在《臨證指南醫案》就把用內科治療外科疾病的方法，稱為上工；必須用手術的稱為中工：「大凡瘍症雖發於表，而病要則在於裡，能明陰陽虛實寒熱、經絡腧穴，大症化小，小症化無，善於消散者，此為上工」；「其刀針砭割，手法靈活，敷貼熏洗，悉遵古方，雖潰易斂，此為中工。」中醫外科與其說偏重內治，不如說偏好內治。

中醫外科史的研究向來乏人聞問，南京中醫藥大學干祖望教授

(1912–) 是少數在這個領域有所成就的學者。他在〈中醫外科流派〉這篇論文，總結了外科的幾種派別，這些派別當然是他個人所理解建構的；其中以「方脈派」一支隊伍最為聲勢浩大。

所謂的「方脈」，我們在這一章一開始就提到，指的是「內科」。這個詞最早見於《元豐備對》。因此，干祖望所說的中醫外科的「方脈派」，簡單地說也就是「內科派」。他說這些內科派當中，以服用溫補的藥為最大宗，不過他也批評了這一支流：「補托一法，在處理外科病中固然有一定價值，但失於偏頗也能帶來相當損害，故後人對補托也有不少誹議。」相對於補托這一個方法，另外一種用藥的思維方法，就是「清解派」，這一派的用藥是以攻伐為善。再者，王洪緒提倡保守治療，反對手術及腐蝕性用藥。總的來說，外科方脈派的作法以保守、內向為特點。對此，干祖望認為明清的外科，受到金元內科幾個大家學說的影響，都使用治療內科疾病的方法來處理外科病。這是大勢之所趨罷。

不過中醫外科方脈派一路走下來，中醫外科的生氣最後就一息尚存了。以至於我們回顧這本小書的前面所看到的，1911 年《神州日報》刊載那幅外科圖，應該就是中醫外科式微的寫照了。不必等到現代的強勢西醫外科輸入，中醫外科包括整體中醫的內在活力，早已潰不成軍。

內科外科，俱是一例

如上所述，明、清二代的外科，以方脈派為主流，因此也越來越多的外科書強調內科、外科其實是一科 (= 內科)；但反之，幾乎沒有內科醫書會說內科治法與外科同例的話。高秉鈞《瘍科心得集》即道：「內科外科，俱是一例。」又說：「夫外瘍之發也，不外乎陰陽、寒熱、表裡、虛實、氣血、標本，與內証異流而同源者也。」而前述的《外科正宗》，

清代許楗 (1787–1862) 為之作序有一段值得注意的線索:「外科者, 內科之緒餘也。而瘍醫特為世所賤簡, 通人勝流, 恥以是名, 業此者大多習內科不成,而後遁于外科」。一些在內科領域無法與他醫競存者進入外科, 或漸漸以內科的思維來診治外科病。

外科範疇的變化

舉例來說,高秉鈞即以為外瘍與溫病的發病機理是一樣的。他在〈辨大頭瘟抱頭火丹毒論〉這篇論文裡, 提及外科是包含「瘟」病的:「大頭瘟者, 係天行邪熱疫毒之氣而感之于人也。一名時毒, 一名疫毒。其候發于鼻面、耳項、咽喉, 赤腫無頭, 或結核有根, 初起狀如傷寒」。在高秉鈞的另一篇論文〈辨鸕鷀瘟耳根癰異證同治論〉:「夫鸕鷀瘟者, 因一時風溫偶襲少陽, 脈絡失和, 生于耳下, 或發于左, 或發于右, 或左右齊發。初起形如雞卵, 色白濡腫, 狀若有腫, ……此證永不成膿, 過一候自能消散。」早先外科以治療化膿性疾病如癰疽為主流,如今包含永不成膿的瘟病。

高秉鈞可以稱為外科中的「溫病學派」罷; 也是內科外科俱是一例的具體範例。

今則瘍科專以湯液治外疾

中醫手術的傳統不絕如縷。如前所述, 一直到明清都有主張用刀的提議, 不過最終手術的保守派佔了上風。

我們試舉晚清的溫病大家王士雄 (1808–1868) 在他的著作《歸硯錄》的一些議論,蒿目時艱,來看當時整個醫界的氣氛。他說:「如史傳所載,雖帝王將相之病而用刀針者，不勝屢指。試問今日遇之，尚敢出諸口乎？故曰：時也，勢也。可見在昔內證尚須外治，今則瘍科專以湯液治外疾，藉言補托，遷移時日，輕淺者糜帑勞師，深久者潰敗決裂，或死無斂具，或殘體破家。醫者自謂謹慎，而不知殺人無迹；病者樂於苟安，而至死不悟。此即子產所論水軟弱，民狎而玩之則多死也。不意於醫道亦然，可不哀哉！」換言之，明清外科的治療全面的「湯藥化」（或「內科化」），同時反對手術成為中醫界的主流。

而王士雄則支持在必要的時候，還是要動手術的，他以為「古人原有刀針不可輕用之戒，蓋為手法不精，或輕淺之證，及膿未成時而言也。」

要不要動手術？這位晚清的溫病派大師以為有時候不得不動刀針。他就舉了一個他親身的病例，說有一個叫王某的病人，一開始得到疔毒，接著長了背疽，看遍了所有的醫生，費盡了家裡的錢貲，結果疾病日劇。這個患者的父親找到了王士雄；王：「乃謂其父曰：此證內肉盡腐，外皮甚厚，膿無出路，以致背重如山，肌肉日消，而膿日多，勢必消盡而後已。吾今籌一死裡求生之法，汝可導我復視，其父從之。因細按其皮，略無薄隙可乘，不得已久按以亂之，卒然一刺，得大膿四大碗，幸不斃命，隨以粥食調之，越五日復視，已能披衣起坐矣。」

相對於大部分的醫生面臨這種情況，主要是採用湯藥待體內之膿自潰；王士雄採用侵入性的治療。王士雄批評當時內科化的傾向：「惟醫家誤信補托可使自潰，孰知欲托其膿者，反能化肌肉以為膿，膿日多則氣血日少，尚欲尋其洪滑之脈，安可得乎？千古明言，未經人道。與內科不先去病，而欲補正以托邪，遂致邪愈熾而正愈衰，其脈日漸細弱者同也！」這是多麼沉重地控訴啊。

手術的問題的確深深地困擾這些傳統的中國醫生。在王士雄撰寫他的溫病名著《溫熱經緯》(1852) 的前一年不久，英國傳教醫生合信編寫了《全體新論》(1851)。一個新時代悄悄來臨!

遺失的《青囊秘訣》?

上面提到，到了明清時候，中醫外科的主流是「今則瘍科專以湯液治外疾」；我們用一本失而復得的抄本《青囊秘訣》稍做說明。這本書原來是由河南懷慶源濟廟道張士學所秘藏，據現在的研究顯示，《青囊秘訣》大約成書於清康熙年間；有學者以為應該就是傅山 (1606–1684) 的醫學專著。

《青囊秘訣》全書最主要的特色，就是九十八方全部都是用湯藥的方法來治療外科的疾病，完全沒有任何的手術療法。

傳統的外科手術，例如因為糖尿病所引起的腳部潰爛，通常是使用手術，但在《青囊秘訣》就大力反對。《青囊秘訣》即以「內治」:「世醫用刀割去腳趾，亦是治法，不若此方於補中散毒，起死為生，即無痛楚之傷，又有全活之效也。」此外痔瘡一疾，從戰國時代的《五十二病方》開始，也是多用手術療法，但《青囊秘訣》同樣主張「內治」的治療方法:「醫人治法，多用刀針挂線，徒受苦楚，內毒未除，外口難長，經年累月，不能奏功。蓋肛門之肉，不比他處之肉，非橫生則縱生也。而肛門之肉有縱有橫，最難生合。況大便不時經過，又易損傷，然經刀針挂線，是已傷而益傷，安能遽長皮肉乎? 故刀線不可輕用，惟有消濕熱之毒，內治為佳。」

可見許多外科疾病，當時的醫生仍然使用手術的療法，而「內科化」則主張外科疾病採用「內治」。甚至連內癰等外科疾病，也採用相同的方法。《青囊秘訣》說:「凡癰疽之症，均以有胃氣為佳，故治癰疽，以扶胃氣為第一義。」這完全是內科的思路；因為《內經》說脾胃主肌肉，所以補脾胃就能使潰爛的肌肉復原，例如大腸癰：「生癰之前，亦本乎腎水之不足，而潰爛之後，又複流其穢水，是因虛而益虛矣。若作火毒治之，鮮不變為死症！必須大補其腎水，而并補其脾胃之氣，則脾胃化精生水，庶枯涸之腸，一旦得滂沱之潤，自然饜足而重蘇，正不必治癰，而惟補氣，氣血足而肌肉自生矣。」

又例如歷來中醫外科經常處理的乳癰，同樣是注重胃氣的調養。《青囊秘訣》說：「乳房者，胃之外廓也；乳頭者，胃之門戶也。胃苦內之紛爭，欲避出於外而不可得，況小兒日夜吮咂，則兩乳細小下垂，以至於腹，有外遁難藏，入地無門之狀，此倒懸切膚之痛，至危之症也。治之法，急救胃氣。」

《青囊秘訣》收錄一篇小的論文〈腦疽論〉。這篇文章裡面提到，頭頂潰瘍，最後腦骨俱腐，片片脫落，狼狽不堪的情況。這種疾病的原因：「蓋腎之化精，必得腦中之氣以相化，若腦中無腎火，勢必氣化為火，火性炎上，不及下降，於是腦中髓海，自化為毒，較之腦氣下流而成毒者，其毒更甚。」其治療的方法也是用湯劑。而書中所使用的湯，如五靈湯、十全大補湯、八味地黃湯等等，都是內科經常使用的藥方。

另外，書中有〈頑瘡論〉這篇論文。提到有些瘡日久不癒，即會生蟲：「日久不癒，則膿血不淨而生蟲。瘡口不收，人以為蟲也，服殺蟲之劑，而反傷其皮肉，且耗其氣血，則氣血愈虛，力難兼到。」古代的衛生條件不好，又無感染殺菌的概念，瘡口糜爛，甚至可以看到肌肉上有出現蟲，真是非常可怕。這種頑瘡同樣使用湯劑。

特別值得注意的是，《青囊秘訣》對外科疾病的診斷，主要是透過目測或觸診來判斷症狀的情況，全書從未一處提及脈診。由這本著作也可以讓我們看到明清中醫外科內科化的一個側面。

截肢手術

在外科醫學傾向「內科化」的時代裡，有些疾病的個案還是必須動刀的。我們就試舉明代的《孫文垣醫案》裡的病例來說明。

孫一奎（字文垣）是晚明徽州一帶的名醫；他十五歲習醫，放棄經商事業，並問業於汪機弟子黃古潭。在他的《醫案》（成書於 1573 年）有七十三歲的老病人吳天威得了「便癰」，一開始被某外科誤診為「疝氣」。該名病患的病灶外觀散漫浮腫、內部有膿但不能出，撫之燙手。這種情況，孫一奎說：「觀其色，青中隱黑，膿已成腐，必須外用鑱針，引而出之，內用《千金》托裡，庶可排膿生肉。但予生平心慈，不能用針。予弟警吾，外科良手，可延而決之。至，即以鑱針深入寸餘，出青黑膿五六碗許，臭穢難近……。」這裡的「外科良手」是善動刀針的醫生。

孫一奎不動刀，以「生平心慈」為託詞，也許不精此道，《醫案》其他病例中以用藥方為主。再看清末王霖所編輯的《吳醫匯案》(1882)，這本書收錄了清代同光年間吳中名醫醫案五十一家之多；外科有 441 個病例。

《吳醫匯案》的「外科」分為十大門類：「癰疽類」、「七竅類」、「風溫類」、「火熱類」、「虛燥類」、「陰寒類」、「濕邪類」、「鬱痰類」、「淫毒類」、「傷科類」等。從上述分類，可見內科的影響；細讀書中各案，診斷、治療與內科無異，都以湯劑為主。而手術則是負面教材，例如多骨疽案例即提到：「此症由挫筋而起，曹滄洲治亦棘手，西醫欲截去半臂，有殃及池魚之誚。後就走方醫人用咬膿法，取出多骨收口。」

若以上述案例認為中醫內部沒有截臂好手，亦不盡然。余聽鴻為江蘇宜興人，年幼失學，至孟河藥店當學徒，後從費蘭泉 (1818–1878) 習醫，成為常熟一帶的名醫。在他的《診餘集》(1918) 還提到了中醫的截肢絕技，值得留意：

> 後漢華元化刮骨療毒，傳為千古絕技。吾孟河馬氏之刀針手法，素有家傳。余見馬日初前輩，治一小童，年十五歲，因割草為土灰蛇咬傷手背，漫腫乾癟，皮皺肉黑，臭不可近，黑色漸進尺澤。踵門求治。先生曰：肌肉已死，治亦無益，若再延下，黑至肩腋，毒攻入心，必死無疑，不如去之。先用參一兩，煎湯與服，待半日許，飲以麻藥，用紅帶兩條，一紮上白肉處，一紮下黑肉處，俱紮緊，中空一寸，乃黑白交界之處，以鋒刃將肉割開，上止血丹，割至露骨寸許，骨亦青黑，即用銼將骨四圍銼斷，取下其手，以止血生肌藥敷之，包以玉紅膏，調理一月，其肉長復。

這個截肢手術步驟十分詳細，工具至少有「鋒刃」、「銼」等，同時也有

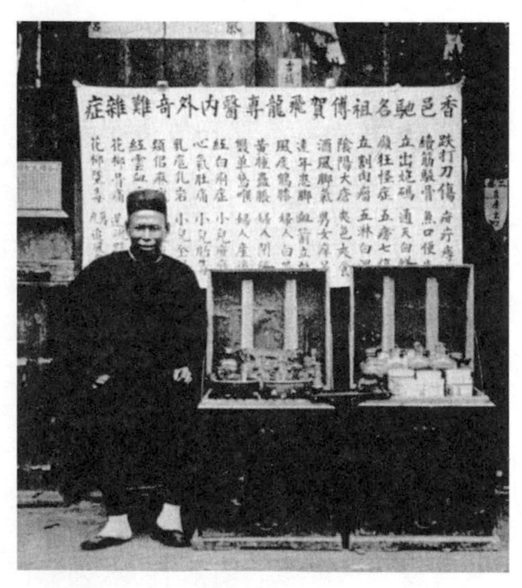

圖 100：十九世紀「香邑馳名祖傳賀飛龍」、內外各科兼治。請仔細看走方醫背後的廣告，有「立割肉瘤」一項。

「痲藥」、「止血丹」及外治相關藥方。手術醫生馬日初大約與費蘭泉同時人。

「清道咸間，孟河醫學最盛。」(《診餘集・序》) 江蘇孟河以費、馬、巢氏醫學家族著名。Volker Scheid 的近著 *Currents of Tradition in Chinese Medicine 1626–2006* 即討論「孟河醫學源流」，時間跨及四個世紀之長。Scheid 認為，中醫的「傳統」是不斷變化的，然自有其穩定的軌跡可循。手術的傳統相彷；在孟河馬家也是「素有家傳」的。

余聽鴻做為孟河學派的成員之一，在他的《診餘集》強調「內科不能刀針，尚可飾說，有號稱有名外科，一見內癰，刀針手法，毫無把握，聊將膏藥敷衍，釀癰成患」，足證「外科」醫生應該是要會開刀的。

一代不如一代?

比較正確的中醫外科史歷史圖像是，對手術的態度至少有兩種姿態，有主張當動的時候不能不動者，有一昧主張不動刀圭者。

前面提到明清外科專著影響最大的有三派，王洪緒屬於手術的保守派，其影響力卻最為深遠。王氏主張潰瘍性的疾病以「消」為貴，也就是在疾病初期的時候進行治療，同時主張「待其自潰」。而他的相關主張在同時代也引起了一些批評。例如中醫外科名家馬培之 (1820–1898)，就批評王洪緒的學說流弊極深:「手術有當用，有不當用，有不能不用之別，如謂一概禁之，非正治也。……王氏《全生集》(1666)，近時業外科者，奉為枕秘，設遇証即錄方照服，既不憑脈，亦不辨証，貽誤匪淺。」可見，手術的問題在傳統時代結束之前，仍是中醫相當重視的問題。馬培之即認為不用手術「非正治」之道!

雖說如此，馬培之的弟子為其師編輯的《馬培之外科醫案》，內容所收大部分以藥方治療。

而王洪緒所代表的保守派，是當時的主流派別。如 1831 年許克昌的《外科證治全書》、1838 年鄒五峰的《外科真詮》等書，都是繼承王洪緒的說法而發揚光大。醫學史家李經緯先生的《中醫史》即認為：「外科學的發展，清代不如明代，特別在學術思想上尤其不如明代。」中醫外科真是一代不如一代？

一個新的想法

中醫外科的分流；中醫內科的擴大化，以及明清時期外科的「內科化」的原因為何？如果我們重新從外科構思中醫的身體觀及技術史，將會與現行醫學史的既有研究成果有什麼不一樣的新面貌？

中國醫學持續「內科化」的歷程，是不是有個相應的社會基礎？明人顧起元 (1565–1628) 的《客座贅語》裡，描述明正、嘉年間，南京城中「專科」林立的醫療市場，「各專一門，無相奪者」，例如以外科來說，有「白騾李氏、習氏、范氏之為瘍醫」、「樊氏之為接骨醫」等等。這些專科醫，「有召者必詢為某病，非所治則謝不往，不以今之大小內外雜症兼習也。」

事實上，許多名醫、「儒醫」、如果讀這些醫者的醫案正是一派「全科醫」的形象。這即是顧起元所質疑的。而所謂的專科醫生，不少是家傳、世醫。大陸學者謝娟研究明代江南（大約蘇、皖、浙一帶）的「世醫」，即說：「一般來說，世醫因為家學淵源之故，大多專善于一科，而其行醫歷史愈久，在地方上的口碑也愈佳，往往成為某一領域的權威。」（〈明代醫人與社會〉）

在當時自詡為「儒醫」者往往看不起這些專科醫生。如明代的名醫孫一奎即批評「專科不足恃」(《孫文垣醫案》)。專科其實無法與這些以內科（大方脈）為主的醫者競爭的。儒者以「正統」自居，對脈診、湯劑的斤斤計算，是不是壓抑了其他專科各別的獨門技術？因此，中國醫學的「內科化」，是否也是「儒醫化」？對手術的謹慎、保守，不正是實踐儒醫「仁術」的具體表現？

內科化的具體作法

「瘡瘍初起宜消，膿成宜托，潰後宜補。」（出自《瘡瘍大全》、《外科大成》）消、托、補三大法是中醫瘡瘍內治法的主要三個原則，它是依據瘡瘍病程發展有初、中、末三個階段而提出的。這三種方法主要都是用藥、不用針，更不會使用手術。

中醫外科手術的保守化，舉例來說，徐惪銈（1782–?）的《外科選要》(1843) 輯錄了外科諸家之說有五十家之多。書中提到「刀法須在的確膿熟之時，又須要深淺合度」；又時時提醒不可輕用。畏忌手術，一部分原因來自病人：「下刀，須利刃，勿令病者見，恐驚彼耳。」取而代之的，是鼓勵使用純補之藥。

外科用藥多為補藥

我們接下來看有關中醫外科內服用藥的若干特點。第一個特點是愛用補藥。

丹波元堅 (1795–1857) 是日本江戶時代漢方醫學的考證大家。在他的《藥治通義》這本書裡，有專門一卷談到藥補，其中論及外科用藥，基本上以補法為大宗。丹波說：「陳若虛《外科正宗》云：凡大瘡，每日膿出一碗，用（人）參必至三錢，以此為則。況本病出膿，日有三碗，用參二錢，謂之大損小補，豈不歸死？又，外科乃破漏之病，最能走泄真氣，如損補兩不相敵，無以抵當，往往至於不救者多矣。蓋亦不啻外科，凡欲施峻補，當須識此意矣。」

外科第一方——真人活命飲

除了愛用補藥以外，醫生希望在潰瘍還不是很嚴重也就是初期的時候，消除腫潰。

明清時期外科書的治療方法以藥治為主。針灸、手術等諸法，所佔的數量極少。明末清初的醫家汪昂所著的《醫方集解》(1682) 選錄歷來中國的名方一共八百五十七首。在書中〈癰瘍之劑〉的第一方，也就是所謂的外科第一方——真人活命飲。「治一切癰疽腫毒初起未消者，金銀花三錢，陳皮去白、當歸酒洗，錢半，防風七分，白芷、甘草節、貝母、天花粉，乳香一錢，沒藥二味另研，候藥熟下、皂角刺五分，穿山甲三大片，剉，蛤粉炒，去粉用。」在方中皂角刺與穿山甲的作用為何？這個方主要是用在癰疽剛剛開始還未化膿之時。穿山甲、皂甲刺，都是外表帶有尖刺的藥物，除去藥效不說，這種帶刺的藥物，似乎也象徵手術的效果。換言之，雖然中國醫家不主張動刀，可是類似像穿山甲這種具有象徵意味的藥物，還是暗示著它們可以像動手術一樣足以潰癰破堅。從真人活命飲的組方，似乎可以流露出中醫外科用方的特殊文化心理。

近代醫家張壽頤 (1873–1934) 的《瘍科綱要》(1927) 就特別提到這個用了幾百年的外科藥方：「蓋甲片攻堅，皂刺銳利，皆有釀膿速潰之能力。苟其證尚可消，而輕率用之，則不能內消而令外潰，小事化大，終是醫者之過。」所以，腫瘍若可自消，亦不用之。

中醫麻醉藥芻議

再來是有關外科手術麻藥的問題，讀者也應該有些認識。

不論中西醫，自古以來疼痛都是外科手術必須面臨的共通難題。不論哪一種體系的醫學，大部分的止痛方法都是不完全的。有的民族曾經用冰塊或雪水使身體麻木，有的扎緊身體來達到止痛的效果，有的飲用酒或者是藥，使人暫時失去知覺，但效果都不完全。

一直到十九世紀下半葉，西方發明了麻醉法，比較徹底解決這個問題。最早使用一氧化二氮，也就是俗稱的「笑氣」，是英國的化學家 H. Davy (1778–1829) 發現的。一氧化二氮有強烈的止痛效果，在 1800 年就使用在出血量較少的外科手術。另外，有幾位醫師在外科手術利用乙醚。最著名的是美國的 William T. G. Morton (1819–1868) 應用在拔牙的手術中，後來有人將他的方法應用在產科手術。接下來有人使用氯仿（氯仿學名三氯甲烷，又稱哥羅芳 chloroform），曾經用來做為鎮靜劑。同時這些醫生也在尋找局部的麻醉藥物。George W. Crile (1864–1943) 後來發明結合全身麻醉與局部麻醉的方式，自此以後外科手術的進展相當地迅速。

如果做一個對照，中醫的手術雖然早在華佗的手術已經有麻沸散的應用；根據正史提到麻沸散的主要功用，是要讓患者在手術過程當中醉無所知。麻沸散的成分不明，稍晚的醫書提到，麻沸散由曼陀羅、川烏、草烏、蟾酥等組成。曼陀羅根據現代的藥理學研究，有抑制大腦的作用。此外中藥中有莨（音郎）菪（音蕩）一味，這一味藥興奮力頗強，是抑制神經的藥物。例如《外台秘要》中有莨菪散。莨菪當時又稱為發狂草，有些方書用來鎮定病人之用，如《小品方》有莨菪煎丸，是用來治療卒發顛狂等症。

中藥中還有木鱉一味，這一味藥有興奮神經的作用。在歷來的中國方書中，有木鱉散、木鱉磨方、木鱉熏方等等。又例如羊躑躅，也具興奮的效果。羊躑躅又稱為鬧揚花，有些醫書介紹以它為主所製成的麻藥，可以用來動手術。據說清張中和《資蒙醫徑》(1669) 提到：「用熱酒調服，乘飲一醉，不片時渾身麻痹」，接著可以進行手術。其麻醉的效果乃「痹麻肢體，經一日夕方醒。濃煎甘草湯灌飲即解。」

另外，具有麻醉效果的大麻的雌花，稱之為麻勃或麻蕡（音焚）。清初張璐（1617–?）《本經逢原》記載：「麻勃治身中伏風，同優鉢羅花為麻藥，砭癰腫不知痛。」但要進行比較複雜的手術，這一類麻藥或許有麻醉不全的可能。現代醫學的麻醉技術重視「量的微調」，掌控足以動大手術的麻醉劑量，又不致使病人因藥量過重死亡，是這門技術專業化的關鍵。

中藥裡面有麻醉作用的藥物不過以上數種。這些麻藥的特色，冉雪峰 (1879–1963) 老中醫說：「西藥麻醉，目的只在麻醉，其麻醉所療之病証，為另一問題。中法用麻醉藥，係所療病証，隸屬神經，或關係神經，而兼用神經療法，主要仍是在所療病証本身性質著力。」其實除了華佗的麻沸散標示用在手術以外，中藥有關麻醉的藥物真的非常的稀少；見之稗官小說，有些藥方例如：麻痹昏昏散、蒙汗藥、金鐘罩、千日醉、五鼓還魂香等等。據說可以昏迷人。但是否可以進而用來手術麻醉，不無疑義（見《冉氏方劑學》）。

整體而言，中醫的麻藥方大量出現在宋元時代。明清以後醫藥書中的麻藥方，主要是沿襲宋元的麻藥方，或者在其基礎下略加調整；並無新意。鄭金生在〈蒙汗藥、麻沸散與麻藥〉認為：「中醫學術整體已經從內、外治並重向偏好內治發展，就連最多使用手術的外科也是如此。因此，中醫的麻醉藥雖然綿延不絕，卻再也沒有宋、元時的輝煌。」這是大勢之所趨。

讓患者麻醉易，要讓他們醒過來難；因此有人說現代麻醉師的本領，是讓人「死」去「活」來。西醫手術的麻醉，必須在手術之後，讓病人注射與原有麻醉藥具有拮抗作用的藥劑，目的是讓病人醒來。西醫的麻醉藥主要透過靜脈注射；這跟中藥一直以來都是用外敷內煎的方式大不相同。靜脈注射也是屬於一種侵入性的醫療行為。

西藥的煉製方法與中藥不同，晚清一些有識之士已經觀察到了。納蘭性德 (1655–1685)《淥水亭雜識》：「西人醫道，與中國異，有黃液、白液等名。其用藥，雖人參亦以燒酒法蒸露而飲之。」與中醫煎劑不同，當時的中國人觀察到，西洋人製藥不煎不熬，而用甑、壺蒸取露汁。趙學敏（約 1719–1805）《本草綱目拾遺》提到西洋藥物的蒸露法：「凡物之有質者，皆可取露，露乃物質之精華。其法始於大西洋，傳入中國，大則用甑，小則用壺，皆可蒸取，其露即所蒸物之氣水，物雖有五色不齊，其所取之露無不白，衹以氣別，不能以色別也。……」西醫這種製藥的方法，應該有利於他們對麻醉藥劑的改良。

總之，中國醫學麻藥無法突破，恐怕是手術日趨保守停滯的主要原因之一？

西方醫學在十九世紀，與麻醉法突破的同時，有消毒法的發明。出生於匈牙利布達佩斯的醫生 I. P. Semmelweis (1818–1865) 使用漂白粉溶劑清洗雙手，同時使用刷子仔細刷洗指甲縫，大大地減低因產褥熱所引起的死亡。在當時手術後所引發的敗血症，死亡率非常地高。英國的醫生 J. Lister (1827–1912) 在 1865 年 8 月第一次把石炭酸應用在複雜的骨折手術，之後進一步的改進。普法戰爭的後期，消毒法成為非常普遍的方法。換言之，到了十九世紀末以後，人類正式的進入無菌的外科手術時代，而中國醫學外科的「內科化」也同時進入了一個高潮期。這是一個多麼有意思的對比啊。

檢驗設備的簡陋

中、西醫外科差別不僅於此。

十九世紀的西方醫學，由於對內臟器官局部病理變化的好奇心，因此想盡各種方法尋找病灶。例如各式各樣觀看工具的發明。發明聽診器的是法國的病理學家 R. Laennec (1781–1826)；他曾經說過一句話：「醫學上的發現唯有熟悉醫學歷史的人才能成功。」在這個時代，已經有了血壓測量、體溫測量、以及體溫曲線的應用等等。而且還有一系列光學的器械介入醫學，如檢眼鏡、喉鏡、膀胱鏡、食道鏡、胃鏡、支氣管鏡等等。此外，化學的分析方法也用來檢驗血液成分的變化。從十九世紀開始，微生物學與免疫學的發展，幾乎全面地改變了人類醫學的面貌。人們生活在新的時代。

而中醫這個階段的情況如何？老中醫張生甫 (1864–1933) 在他的著作《醫學達變》批評西醫說：「蓋愛克司光鏡能照有形之迹象，不能見無形之氣化。以視我國飲上池之水，具洞垣之鑒，能洞燭內體氣體，畢露病情者，其神妙為何如耶。至探溫器能探浮淺之熱，必不能探深入伏藏之熱，若遇熱深厥深之証，吾恐探溫器失其效力，無所施其技矣。」簡單地說，西方的醫學器械不能洞徹中國人的身體。傳統中國的身體觀（感）所產生的奇異心理，什麼「上池之水」？講得如此「神妙」。

同樣在艾寧的自傳《問中醫幾度秋涼——一個中醫世家「叛逆者」的自述》，敘述自己成長在母親是中醫的家庭；她也曾經以西醫外科手術與中醫診斷，做為中西醫的一個對比：「我曾在一套現代化手術室的候診間等候一位專家。護士一會告訴我:『正在打洞。』一會說:『在造隧道』一會又說:『開始搭橋。』我覺得這個醫學專家是個地地道道的工程兵,正在修建新的鐵路幹線。」「相比之下,說中醫怎麼原始都不過分。中醫沒什麼設備,一些老中醫甚至就在三尺蓬屋裡給人看病,設備就是三根手指頭。母親就講『拎著三根手指走天下』。母親的診室就是在家裡。後來她病了,躺在床上也給人摸脈。」

這種三尺蓬屋與無菌手術房的對照,請問讀者您若需要開刀,會選擇中醫或西醫外科?

內科化的意義

綜上所言,中醫外科內科化,有兩個具體的指標,一是外科也重視起脈診;二是絕大部分的外科疾病,使用藥物(特別是張仲景一系的湯劑)治療,同時對手術趨於保守。

外科的內科化,另外的一個意義是,中醫外科最後能達到的理論及技術的最高水準,就是當時中醫內科所能達到的水準了。

中醫外科「內科化」的意義如上所述。我們進一步舉一個新的外科疾病來說明。

當有一些新的疾病被發現認識以後,中國醫學如何利用既有的資源,來解釋治療這些新的問題?舉例來說,十七世紀第一部討論梅毒的醫學著作《霉瘡秘錄》,即討論這種剛剛發現不久的疾病;這種疾病按照現代科學的分類,是屬於內科。但在當時的外科醫籍裡面討論這種疾病,最直接的原因,是這些疾病跟中醫外科固有的定義是很類似的。如我在這本小書最前面所提到,外科疾病的三種基本特徵,外科疾病可以目測、病灶可以手觸,而且發病的時候,體表有腫、癢、流膿等等徵狀可憑。

梅毒很類似。

《霉瘡秘錄》裡面提到，這種疾病的出現有具體地域性的特徵，而且作者陳司成套用當時最流行的溫病潛臺詞，他說：「嶺南之地卑濕而暖，霜雪不加，蛇蟲不蟄，諸凡污穢蓄積於地。遇一陽來復，濕毒與瘴氣相蒸，物感之則霉爛易毀，人感之則瘡瘍易侵，更逢客火交煎，重虛之人即冒此疾。故始謂之陽霉瘡云，以致蔓延傳染。所以娼家有點過之說。皆由氣運所使，因漸而致也。」

文中，陳司成把霉瘡與所謂的外科「瘡瘍」視為同類的疾病，而且他借用傳統的運氣學說，例如「客火」（運氣學說是指五運六氣，而且五運六氣皆分為主、客。他以天干地支為主，而且干支具有五行的屬性，藉此來推算一年中氣候的變化與疾病的關係）以及所謂的瘴氣等等的說法，來解釋梅毒的產生。而且霉瘡的傳染概念跟現在不完全一致，文中提到「娼家有點過之說，皆由氣運所使」，意思是說，當時的妓女為自己辯解，這種疾病不完全是由她們直接傳染的，其散播惡化跟天時氣候、社會風化密切相關。

陳司成繼續在書上闡述疾病乃氣運使然，「若霉瘡者，古亦無有，始起於南，其氣自南而北。今時謂之廣瘡，由後天所感。不問老、幼、愚、智、元稟虛怯者，觸穢而染。胡痘、廣瘡以地命名，孰非氣運之所使乎。」陳氏以為中國醫籍從來沒有記載有關梅毒這種疾病；這種古亦無有的疾病，對當時醫生來說也並沒有面臨所謂的資源耗竭的問題。而是能從中醫既有的典籍提煉一套新的解釋，古為今用。在《霉瘡秘錄》這本書，有記載非常多的病案，而且根據陳司成個人的記載，他幾乎治好了大部分的梅毒。

與陳司成同時代外科最主要的醫生陳實功，在他的著作《外科正宗》已經以相當的篇幅，討論與梅毒相關的各種性病，例如下疳、魚口、便毒、橫痃、結毒分別作了論述。這些新發現的性病，很快地納入中醫外科有關的範疇。

顯而易見，新疾病的出現並沒有困擾當時中醫的醫師；中國醫學裡面既有的術語範疇，總是能夠為新的疾病找到一套自圓其說的修辭。

而中醫外科的內科化，包括對中醫疾病種種理論的仁智見歧，無論是脈診化或湯藥化，都是挪借當時內科的理論。例如用「痰」所發展出來的生理、病理學說，或者明清最流行的溫病學說，一度被用來解釋外科的疾病。

G. E. R. Lloyd 特別提到對於科學包括疾病的觀察，陳述理念可能嵌進的「理論因素」，他說這些學說或多或少都有一種「理論負荷」(theoretical charge) 和「理論負載」(theoretical load) 的現象。以這本小書反覆所提到中醫外科內科化的規律來說，中醫外科各種的學說，往往隨內科發展的變化而變化。正如 Lloyd 所說的，理論負荷比較低的一方，對不同理論的接受程度是比較高的。在中國醫學裡面，外科的理論性相對不強，因此它所有的理論學說，都是援自當時的主流內科學說。中醫內科的邊界不斷擴大化；外科的技術、理論失去它的活力了。

中醫外科的系譜

中醫外科「內科化」同時也表現在醫學內部的系譜中。

陳修園 (1753–1823) 撰寫的〈醫學源流〉摹倣三字歌訣的形式，敘述中國醫學的主要變化；他以《內經》、《傷寒論》為中國醫學的模範：「明以後，須酌量。詳而備，王肯堂。薛氏按，說騎墻。士材說，守其常。景岳出，著新方。」上述明代大醫都涉及外科，其中又以薛己著述最豐富；但陳修園卻認為整體來看，《薛氏醫按》十六種，語多騎墻。稱得上國醫大家的，鮮少是外科等專科。

與陳修園大約同時的黃元御 (1705–1758)，曾受乾隆皇帝的青睞；他在《四聖心源》評論說：「《靈樞》義晰而無方，《金匱》法略而未備，後世外科之家，仰鉆莫入，茫茫其言，玉版塵封，金匱雲埋。」黃元御書中臚列以湯方為主、包括治療痔漏等病。他不敢否認經典的地位，只含蓄地說其「無方」、「未備」。

此外，清末江蘇太倉縣的醫者錢勤民在《証治要旨》(1894) 收集了一篇外科發展的系譜。首先這個系譜說：「瘡瘍外症，歷代推詳。膏梁八風，變病本于《內經》；表里三因，治法分乎先哲。」因此，中醫外科史可溯源自《內經》。接著，這本書舉證歷來對中醫外科有貢獻者，以金元四大家最重要：「大氣微甚，河間推痛癢之原。氣血多少，丹溪分經絡之異。」而在疾病診斷上，強調診脈：「外症已審，脈法宜明。」而且治療方法，內外兼治，先內治、後外治：「治瘡大要，須明表裡、疏通，和營衛三法。」又說：「外治之法不一，藥圍、湯漬、艾火攻，又宜提膿化毒。」但沒有提到開刀手術了。

外科——醫家外乘？

讓我們結束這一章之前，共同思考一則有意思的故事。

明清兩代大概是中醫外科「內科化」的全盛時期。這個時期的西醫外科，以手術引起當時中國人的注目。清人毛祥麟在他的《墨餘錄》(1870) 這本書提到一個故事，一個鄉下人到上海來求醫，結果找到一個西醫師治療。「一鄉人病膈（下嚥困難、胸腹脹痛、吐酸水等症狀的病）求治，醫授藥數粒，歸服之，覺腸胃燥裂，遍體如焚，頃吐二物，狀類螢而大倍之，蠕蠕尚動。」這個鄉下人在這位西醫師的治療過程中吃足了苦頭；

西醫師又把他轉介到另一個西醫師手中，之後又回到原來的診所：「及回，前醫即令仰臥於椅。椅有機鈕，手足如縶。醫出利刀，割塗藥處，以指探覓，而無所得，復用藥封之。鄉人自言受刃時，心雖戰慄，恰不甚痛，然病仍未愈也。又一人，以目疾求治，醫匣出二蟲，形似蝗而小，置目，食翳膜殆盡，而舊患頓失。然其法大都以霸力勝，內症固非所宜；即瘡瘍之屬，每見其在肉削肉，強壯者尚可，若施於衰落之體，正恐為禍轉烈耳。雨蒼氏（即毛祥麟）曰：讀《素》、《靈》等書，知醫必窮陰陽之奧。至漢末華元化，以刀斧易藥石，究是醫家外乘。今已不傳其書。西醫殆得其一體，而術不甚驗，則猶似是而非歟。」

這個故事，毛祥麟是以負面的筆法描寫西醫外科的故事。故事中的患者並沒有痊癒，而且他點出西醫手術的精神，主要是以霸力勝，這種說法跟我在這本小書最早提到的顧實教授親身的經歷是一模一樣的。最有意思的是，毛祥麟把西醫外科手術，放在中國醫學史的脈絡之中，說西醫只不過是學中醫的外道，而且似乎還沒有學到家呢。他最後給西醫外科的評語有八個字：「術不甚驗」、「似是而非」。這個故事似乎同時暗示著：在所有的治療方法，例如中醫的方藥、針灸等，手術一法未必是最理想的治療方法。

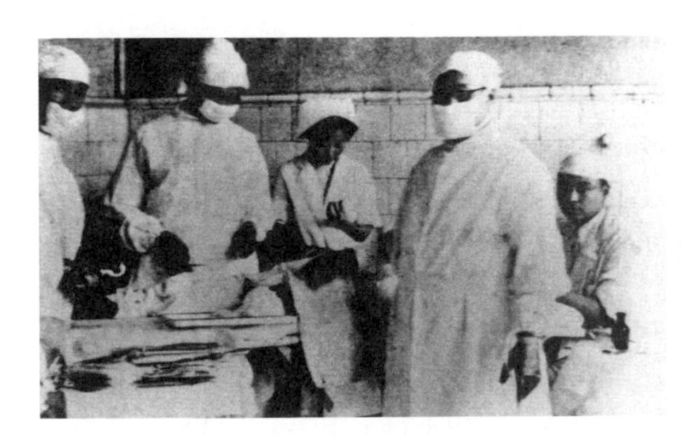

圖 101：英國傳教士 William Lockhart 在上海創建「仁濟醫院」。1876 年該醫院實施了無菌手術。這是 1930 年代的手術照，主刀者是中國大夫。

中醫長於內科?

這個鄉下人到上海體驗西醫的故事,毫無疑問帶著濃厚嘲諷的意味。那個時代鄉下人看西醫,是因為「信任」西醫嗎?或因為西醫的消費在當時比中醫更便宜?或者患者求治心切的緣故,抱著姑且一試的心情?

西醫做為「舶來貨」,正如研究中西文化交流史的學者謝弗 (Edward Schafer, 1913–1991) 所描述的,舶來貨它所存在的真實活力,主要是存在消費者生動活潑的想像力之內;也正是外來的事物賦與了人們豐富的想像力,才可以使我們真正獲得享受這些舶來貨的樂趣。「西醫」就是近代中西文化交流的舶來貨之一。

事實是,大量西方醫學的知識輸入中國以後,中國醫學面臨到不得不變的情勢,特別是西方醫學外科的新奇與進步,帶給中國醫學極大的衝擊。在毛祥麟年代的上海,出現了傳播西學的格致書院(設立於 1876 年)。由傅蘭雅 (John Fryer, 1839–1928) 與王韜 (1828–1897) 所策劃的,為參加科舉考試的士人所設計的「格致課藝試題」;這個優勝者可以獲得獎勵的比賽,其中有中、西醫的題目:「西醫始於何時?傳承何人?各國療疾之法有何異同?中西醫理孰優孰劣?詳述之。」(1893) 又舉例來說,當時在天津開業的中醫高思敬,著有《外科全書十種》(1917),其中在〈外科問答〉就沉痛地指出:「我國民性質咸喜新惡舊,見西醫之滌腸剖腦,莫不驚為神奇。不知我上古俞跗以及扁鵲、倉公諸子即有此法;漢之華佗亦精斯術。惜其書失傳,其弟子吳普、樊阿輩復傳述無聞,晉唐迄今遂無傳者,致讓西人獨步。」

從高思敬的敘述中,中醫的手術傳統自晉唐以後就失傳,這種說法並不完全正確。不過西醫外科的進步,也不得不讓中國人感到「神奇」

了。高思敬在〈外科問答〉繼續說：「九問：西醫技術，果勝中醫乎？答：西醫之剖腹滌腸，割手截足，以及論腦筋、回血管、甜肉汁等說，實開辟千古之奇，可為吾中醫取法者。至論脈切病，察形觀色，辨別生死則不如中國之詳盡也。」在中醫的評估裡，中醫的外科的確是落後了，因此在這個階段，充滿了中西醫各有所長的論述。例如 1904 年中國醫學會徵文，獲第一名之王懋吉在《己酉春學課藝》答題中云：「中西醫學互有短長。中醫長於理相，西醫長於實驗，當今談醫者類能言之。愚以為治內證當以中醫為主，治外證當以西醫為長……。」意思無非是說中醫外科技不如人，但內科是比較強的。但事實真如此嗎？

我們要的解答不是「結論」，而是這個中醫外科史的故事如何繼續下去？

中醫外科的式微甚或消失是中醫內科化的歷史結果。而外科的式微，及手術傳統的沒落所涉及的問題，不僅是中醫外科而已，而是整個中國科技內部癥結問題。也就是說，一個成功的外科手術，不可能在麻醉、止血技術的停滯、解剖學的幼稚、感染概念的無知、手術器械的原始（器械的發展需要其他科技領域的配合）等等條件下進行。因此，近代中醫外科的式微象徵著中醫這個學科的整體內在缺陷。中醫長於內科的說法，真相則是中醫最後只剩下內科？

第四章　從外科看中醫

外科與中西醫學之分歧

有醫者邀余至一病人房，以針刺病人股，流血盈升，病人頓覺全愈。醫問余曰：「貴處何以放血？」余曰：「吾中國自華佗而後，外科失傳。故每聞泰西有斷手截足剖腹換骨之說，竊深慕之」云云。

——郭連城，《西游筆略》(1863)

外科失傳說

十九世紀一位名不見經傳的中國天主教徒郭連城，在 1859 年跟著義大利人，時任湖北宗座代牧等，到羅馬游歷。他在義大利盤桓數月，參觀了病人院、瘋人院等等前所未聞的新事物。

有一天，郭連城受邀到病人院參觀，而大發中醫外科失傳的議論。不僅令人好奇，他當時所看到的中醫外科，到底是怎麼樣行醫的？為什麼當他目睹西方醫學為病人放血的景象，會有上述引文的那些感嘆？

關於放血的技術，Roy Porter (1946–2002) 的《醫學簡史》(*Blood & Guts: A Short History of Medicine*) 就提到：「外科醫師最常動的手術就是放血，生計全靠它了。放血源自體液學說，特別是蓋倫的理論。根據蓋倫的說法，發燒、中風、頭痛全是因為血液過盛的緣故。劃破皮膚，再以拔火罐引出體液，是另一種常用的放血或清瘡的方法。」

這在中醫也有類似的情況。《黃帝內經》有很多記載，如《素問・刺腰痛論》說：「刺解脈，在郄中結絡如黍米，刺之血射以黑，見赤血而已。」刺血或放血的出血量，必須以邪氣瀉盡為準。這種治療方法歷來多有實踐，例如劉完素（約 1120–1200）在《藥略》中說：「大煩熱，晝夜不息，刺十指間出血，謂之八關大刺。」而張子和也把刺血的療法等同於「汗法」，他認為只要疾病適合解表者，都可以通過刺血而達到汗法的相同目的。

一直到傳統時代結束，中醫仍有刺血療法的實踐，難道郭連城從沒有見過嗎？

從我這本小書所引用的資料來看，歷來中醫外科不僅有典籍，同時也有實踐。但極可能中醫外科「內科化」的傾向，在郭連城的時代恐怕已經成為主流了。醫者治療外科方面的疾病，應該不會有郭連城在義大利病人院所見到的，充滿了血污的場面。取而代之，是中醫外科與內科的治療沒太大的差別，也就是大部分的病患，接受治療的時候，都是經過脈診及內服湯藥。因此，中國早期有關「斷手截足剖腹換骨」的醫療，就式微了。

郭連城這番「外科失傳」的議論完全正確嗎？

在郭連城的稍後年代，許多中國士人如 Benjamin A. Elman 所描述的，「對中國早期科學史的淡忘」；更為極端的言論則認為「中國人從來沒有創造過任何科學」。

從外科重新看中國醫學的發展

大部分人所知道的中國醫學只是方藥與針灸這兩種最主要的治療技術。這種印象如果回到歷史，是正確的嗎？民國初年有一位被忽略的醫

學史家劉復 (1897–1960)，他是國學大師廖平先生的弟子；著作頗多，如《時疫解惑論》、《傷寒論霍亂訓解》、《素問痿論釋難》、《神農古本草經》、《華陽醫說》、《魯樓醫案》等等。

在劉復極為豐富的醫學史著作裡面，有一篇文章〈古醫割治紀事敘目〉論及中醫外科。他說中國醫學約分為六大支裔，一是湯藥家，二是針灸家，三是導引家，四是房中家，五是祝由家，六是割治家。目前所存者主要是前面兩家，其他中醫的各個支流，不是式微就是歸到其他的學科領域。他認為割治家（主要即是外科手術）是中醫曾經存在的領域之一。他並列舉醫書及其他經子等典籍中，有關手術的相關記載，特別是有具體人名、事例的手術案例，一共十大門類。如下所示：

一、解剖門　據楊氏《太素本》，〈十二水篇〉，作解部為是。皮肉筋骨，脈膲腑臟，各具實象，各有部分，為割治家之首務，撰解部紀事第一，得數七焉。

岐伯　王莽　歐希範　楊介　何一陽　王清任　程式

二、割治門　疾發於內，結固堅積，鍼藥諸家，不能專治，飲以毒酒，迷死行術，大而刳腹開胸破腦，小而封肉接骨續筋，投以解藥，既悟如初。先哲事跡，後人仰慕，撰割治紀事第二，得數三十二焉。

俞跗	少俞	伊尹	周公
扁鵲	醫竘	文摯	倉公
華佗	張仲景	晉景帝	徐之才
魏彥	高開道	來俊臣	高駢
楊元亮	譚簡	萇從簡	趙匣刺
聶只兒	回回醫官	朱丹溪	孔方
程蔣氏	孫穡	無名道人	祝巢夫

姚應鳳　奚鳳鳴　陳鳳典　陳士鐸

三、治割門　傷於刀劍，謂之金創，或刎頸頭斷，或割腹腸出，醫家遇此，謂之治割。撰治割紀事第三，得數八焉。

蘇武　釋僧富　劉懎（音穫）　幻人

安金藏　傅霖　張榮　何瑞玉

四、剖驗門　久病經年，屢治不差，輾轉因循，死不瞑目，或暴病致斃，或含冤以亡，剖而驗之，以明真相。撰剖驗紀事第四，得數五焉。

比干　絳州僧　癥瘕病者　自究　胡篤

五、裝相門　肢體殘，五官闕，對人接物，有失威儀，當裝配之，俾成完相。撰裝相紀事第五，得數四焉。

李牧　魏詠之　崔嘏　周寶

六、刑餘門　《孝經》云，五刑之屬三千，而罪莫大於不孝；亦有非其罪而被刑者，君子冤之。撰刑餘紀事第六，得數四焉。

子羔　孫臏　齊太倉女　司馬遷

七、全德門　德者得也。文字以直心為德，而又从德之彳（音赤）者，謂必躬行而後得也，處變之時，取義最難；義者宜也，舍自刑其體，以取其宜之外，德曷能全。撰全德紀事第七，得數十四焉。

高行　劉桓氏　魏房氏　房盧氏

劉孝忠　呂昇　王翰　楊慶

劉政　呂良子　張清　李孝婦

陶君巍　王新畲

八、鍼刺門　開癰放膿，防其攻蝕肌肉，刺絡出血，無令惡血入經。至於取穴，尤為神妙，故鍼有通割之義，以其同屬外治故也。

撰鍼刺紀事第八，得數十一焉。

馬師皇　徐文伯　秦鳴鶴　狄人傑

張濟　　張存　　項世賢　丁毅

殷榘　　宋子景　喻嘉言

九、誌異門　異者，不常也。事出理外，理在情中，是可誌也。撰誌異紀事第九，得數五焉。

孫思邈　陳寨　　曾若虛　彭有源　清劉氏

十、拾零門　零者不整也，事屬未必，情理難悉，或出依託寓言，或是憑空結撰，紀不勝紀，黜不勝黜，略拾二三事，以備整外之零。撰拾零紀事第十，得數四焉。

佛圖澄　張融　　高生　　張潔古

剝極則復，從劉復收集大量有關中醫外科手術的案例，可以知道中醫的確存在一個時續時斷的「手術傳統」。這篇發表在 1940 年代的論文，一直乏人問津，劉復在文章中指出「今者西醫，所習解剖，於一切內病，無不採用外科法式，是由藥治，以逆於割治，孰得就失，孰安孰危，當必有能辨者。又如疔疽瘰癧，並以藥治為善，切勿輕動手術，遺恨無窮。而黠者見數千年來之中醫，深得民病信仰，乃探求喜厭之心，遂強劃新舊之界。」可見西醫外科手術在當時輿論未必能佔上風。

傳統外科圖譜集大成之作

其實我們對中醫外科史的領域一無所知。我們的想像力在此領域並無立足之地。

中醫外科的圖譜，清代醫者高文晉的《外科圖說》(1834) 最為豐富。高文晉另外還有《外科金針》、《外科花蜜》兩本著作，不過都已經亡佚了。

《外科圖說》一開始，讓人家印象深刻的是，列了三十餘種傳統外科的器械，如柳葉刀、尖頭剪、藥竿、烙銕等等。過去我們閱讀中醫外科的典籍，只能從文字中領略外科的器械，這應該是第一次有那麼多豐富的圖像可以參考。

若與十九世紀上半葉，西醫截肢、眼科、取結石等相關手術的器械比較，這一時期的中醫外科手術器械形製簡略？

《外科圖說》以內服藥居多，不過有關開刀的篇幅也極為可觀。高文晉說：「近見同道之友，往往不善於圍藥，惟賴利口聳人，故意不待症

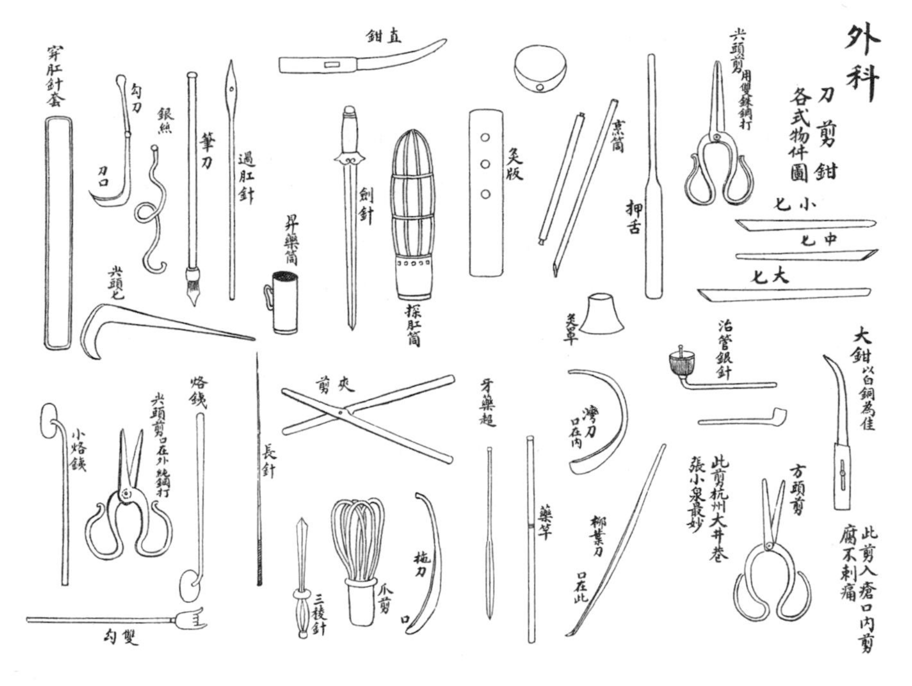

圖 102：《外科圖說》的「刀剪鉗各式物件圖」。看起來十分簡單。相較西醫外科，上海墨海書館文人王韜說：「西人治疾，大半乞靈于器，精妙奇辟，不可思議！」

熟，輒肆開刀。或同業妬忌，以先開刀為首功，多致患者不起，哀哉此業也。」可見高文晉也是比較傾向不手術的保守派。從他批評可知，這個時候敢動刀的醫者仍不在少數。這裡提到一種方法叫做「圍藥」，根據書中的作法：「凡用圍藥，多加工夫攪千餘下，其藥自稠。輕手圍之，留孔必須如鵝子形狀，須用薄紙貼之，務要扯碎貼上，免崩裂疼痛之苦。待圍藥略乾，再用調藥餘汁潤之，以助藥力。」

有的醫家認為，在外科外治法之中，「圍藥」是最重要的方法。徐靈胎在《醫學源流論》說：「外科之法，最重外治，而外治中，尤當圍藥。」他認為外科的疾病，例如瘡瘍，傷口最忌諱的是面積散大，而局部的紅腫部位不易突起。所謂的「圍藥」是不讓局部的病灶擴散蔓延。徐靈胎說：「惟圍藥能截之，使不併合，則周身之火毒不至矣。其已聚之毒，不能透出皮膚，勢必四布為害，惟圍藥能束之使不散漫，則氣聚而外泄矣。如此，則形小頂高，易膿易潰矣。」圍藥主要是用在瘡瘍初期的階段，透過這種方式讓病灶限制在一定的範圍內，同時也能夠讓瘡瘍內部的膿自然透出，徐靈胎說其效用：「始起之時，最重圍藥，束其根盤，截其餘毒，則頂自高而膿易成。」

特別要提醒讀者的是，圍藥並不是「薄貼」，兩者雖然都是外治的用藥，不過後者是一般我們所謂的「膏藥」。清代討論膏藥最著名的著作是吳師機 (1806–1886) 的《理瀹駢文》。

《外科圖說》還有一篇很長的論文，名曰〈刀針線灸烙五法論〉。相對於內科內服湯藥的方法，中醫的外科治療方法可說是多樣。這篇論文提到手術說：「然而開之一道，其中豈無法焉，如開胃癰，必須預補元氣，在月餘之後，方可開治。腦爍、對口、發背，全以內劑為重，待肉腐脫離，方可割。如貼骨癰、腿癰之屬，亦須先行溫補。」從高文晉的敘述，手術非常傷患者的元氣，能不動刀則不動；有些外科疾病則以內科的內服方藥為主，手術為輔。

在《外科圖說》所談到的種種外治法中，有所謂的「烙鐵」一法，書中附有相關的器械圖說。高文晉說：「至於烙之一法，口中可烙喉癬，身上可烙堅塊瘰癧。乳巖初起，均烙患處，凡流血不止，烙之即止，麻木堅頑，烙之即愈。」可見這種烙鐵法，主要是用器械燒灼之後的高溫，用以止血，同時也燙治局部病灶。

圖 103：《外科圖說》「烙鐵法」。

《外科圖說》提到烙鐵法的製作過程：「不拘金銀打成烙鐵，每用艾火燃燒通紅，乘熱燙患上，再燃再燙，一日止可五六次，恐傷元氣，須要擇上吉日，不犯尻神（這是一種數術禁忌，尻神類似人神，隨著時間在人體內部不斷地移行，若不小心觸犯，則產生生命的危險），燙畢用藥搓之，庶不再生矣。」

外科的用藥相對於內科的內服藥，真是給我們眼界大開了。《外科圖說》附有製作升藥與降藥的器械，這應該也是在外科書籍裡面，第一次出現升降藥的器械用具。升藥及降藥都是中醫外科強烈的腐蝕性藥物，主要是用來治療瘻管、竇道，還可以用來腐蝕人體表淺的膿腫等等。它可以做成糊劑、粉劑、條劑。

高文晉在《外科圖說》的自序說：「瘡瘍之藥最難於降藥一方。」主要是這一類的腐蝕性藥品製作困難。從書中的敘述，升藥與降藥，似乎跟道教煉丹術有異曲同工之妙。升丹為氧化汞、降丹為汞的氯化物；丹藥除含有汞鹽以外，還含有一些砷的成分。例如，書中所提到的「八卦大降丹」，大部分是用礦物藥品：金箔、銀箔、銅綠、鐵鏽、黑鉛、活磁石、元精石、蛇含石、金晶石、銀精石、月石、大劈砂、水銀、硝、礬石、大紅硇砂。

本書在前面提到，我曾經跟著朱士宗老中醫學習中醫外科，朱老師

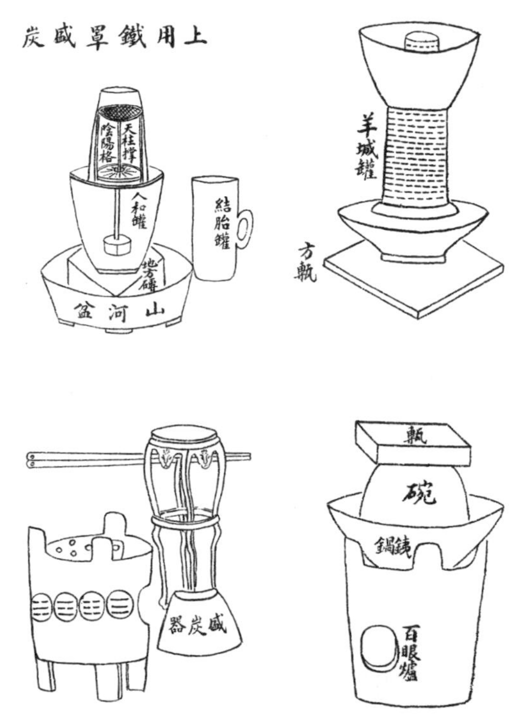

圖 104：製造外科用藥「降丹」的器具：結胎罐、盛炭器、羊城罐、百眼爐等。見《外科圖說》。

也提過這種丹藥，但他說他自己並不會使用升藥跟降藥，原因之一是水銀、火硝的原料並不容易取得，煉製的方法更是複雜。《外科圖說》詳細的記載整個煉製的步驟：「研細，惟鉛汞同入烊（音羊，金屬熔化）汞罐，用微火和勻，取起將剉刀剉細，再用微火結於罐底，謂之結胎。然後用天柱撐撐之，倒合在人和罐內，用白土封固，曬乾外加護罐，鼎再用土泥細細黏縫，勿令洩氣，放在山河盆內磚上，炭火先文後武，降三枝半香。」

我們試舉同時代的清代醫家趙濂的《醫門補要》(1897) 所提到的「煉

白降丹法」而稍作比較:「水銀、明礬、食鹽、皂礬、火硝各一兩，研末，用大銷銀罐在火爐上，慢慢少許挑藥入罐內，攪不停手，漸漸結堅，直至藥硬，面起黃色，此為結胎，火候已到，其法極難。」這裡提到的「結胎」，是指礦物藥漸漸熔化以後，水分蒸發結成硬塊的狀況。

《醫門補要》還提到實際上在患者的使用情況；由於降藥有比較強的腐蝕作用，用藥之後會引發患者不同程度的疼痛，甚至使用過量，也會引起汞中毒，以下便是一些相關的描述:「癰疽潰破日久，患口時淌稀膿，或流清水，終難完口，或完口未久又發。必膿毒瘀結成管。用降藥條插患口中，貼膏藥。過七日，管自出，再上收口藥可愈。夫降藥用水銀，降成其性，與砒霜相等猛烈，爛癰不可輕用。少壯者可少用。若幼孩老人及體虛者用之生變。」可見這種腐蝕性藥物相當危險，難怪內科對於外科疾病的治療傾向於保守。

再回到《外科圖說》。高文晉在書中對這類藥物似乎特別感到興趣，他從各地收集到不同煉製降藥及升藥的方法，例如「八仙降，杭州徐文楷先生傳」、「烏靈降，福建楊德元先生傳」、「五虎降，平湖馮正方先生傳」、「水火陰陽降，嘉興蔣保泰先生傳」、「紅靈降，奉賢宋卜田從楊上善先生傳來」等等，這些大概都是師徒相授，秘而不傳之絕學。這些史料不僅是醫學史，同時也是化學史感到興趣的題材。

《外科圖說》有關患者的圖像也相當地豐富，這些圖像絕大部分是以大圓圈或小圓圈標示外科疾病的病灶部位。相較於中醫內科的經脈圖或是臟腑圖，這些圖像的人體對男女性徵湮昧不明；外科圖像對男女性的性徵都有清楚的描繪，這應該也是中醫外科圖像與內科圖像的重要差異之一。

我們還要提提這些圖像有趣的地方。例如裡面有一幅「人面瘡圖」。這到底是怎麼樣的一種外科疾病?《外科圖說》稱這種病為「冤業瘡」;

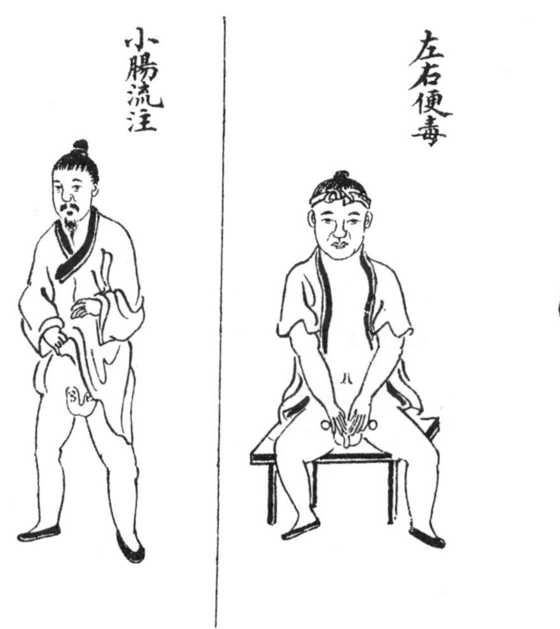

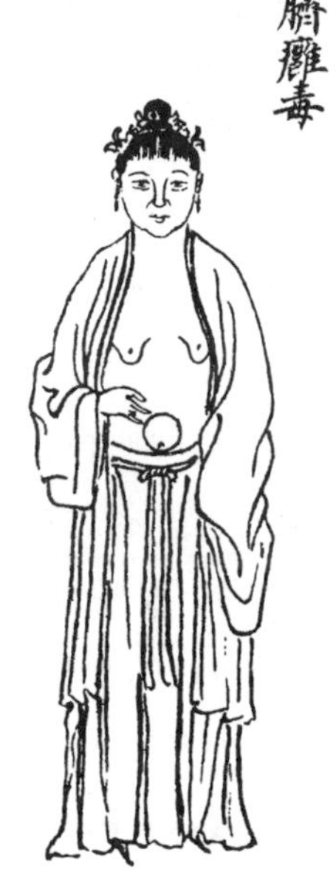

圖 105:「左右便毒」、「小腸流注」兩圖。圖中的患者都露出了生殖器。見《外科圖說》。

圖 106:「臍癰毒圖」。女性患者露出雙乳、髮飾甚為講究。見《外科圖說》。

通常長在人的手、腳關節之處，瘡的樣子有如人面，並且口眼俱足，看起來非常可怕。高文晉說這種外科病難治:「宜作善事解之，須要真誠懺悔，然後方可用藥。」

關於人面瘡，日後或許可以做一個小小專題研究，因為跟它有關的傳說似乎不少。明代的謝肇淛 (1567–1624) 在他的筆記小說《五雜俎》，提到一個人面瘡的故事:「江左商人，左膊上有人面瘡，亦無它苦。戲滴酒口中，其面亦赤；以物飼之，亦能食；食多則膊內肉脹起，疑其胃也，不食之，則一臂痹焉。有醫者教以歷試草木金石之藥，皆無苦，惟至貝母，則聚眉閉口。商人喜曰:『此藥必可治也!』以葦筒抉其口灌之，遂結痂而愈。」這個人面瘡就像真的人一樣，灌它酒，瘡會變成紅色，餵它吃東西，它能吃，真是聞所未聞。

從馬王堆帛書《五十二病方》開始，治療痔瘡向來是中醫外科的主要工作。《外科圖說》最令人感到趣味的是，有一幅二十五種痔瘡圖註。這個圖註非常有趣，它畫出痔瘡的形狀，痔瘡的名字也是跟形狀有關，例如蓮花痔、雞心痔、垂珠痔等等。在圖像的下面有小字，有些還會提到得某種痔瘡的原因。像三迷痔：「有三珠，財迷、色迷、酒迷，故多之。」古代醫者對於痔瘡的描述，有臨床經驗，也富想像力。

高文晉也提到痔瘡的原因，除了患者個人生活習慣不檢點以外，例如飲食不節，也有遺傳的

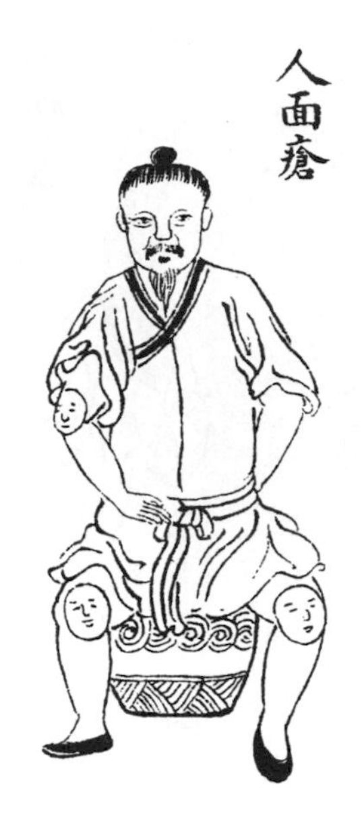

圖 107：「人面瘡圖」。《外科圖說》說此瘡「俗呼冤業瘡」。

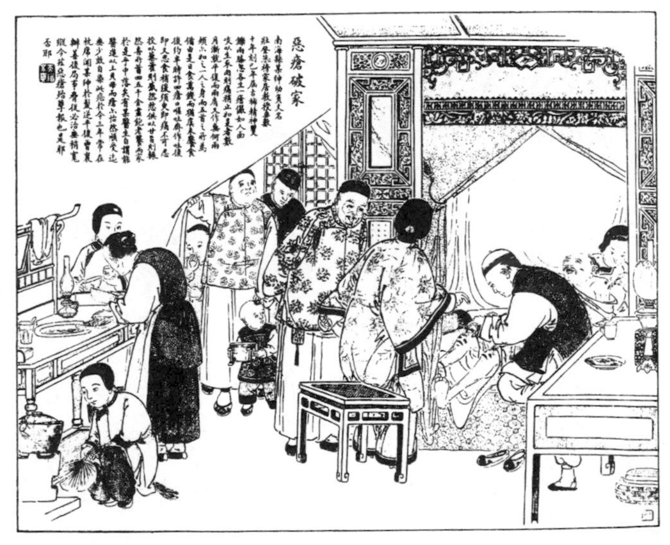

圖 108：《點石齋畫報》的「惡瘡破家」圖。圖右的患者躺在床上，兩膝、兩肩、兩頰有瘡，狀似人面。「惡瘡殆孽報也。是耶非耶?」

因素:「皆由大腸傳道以成，風熱深而腎虛，為冷氣相攻。飽食豬雞魚膾燒酒釃酒生酒辛辣等味，或登廁臟虛，為風邪所襲。六氣七情所感，人生素不能飲酒亦患痔者，臟虛故也。亦有父子相傳者，母血父精而成腸風者，血痔之漸也，速服涼血補劑，少勞、戒怒、遠色、忌口，斯能愈矣。」這跟現在對痔瘡的控制很類似，就是患者必須節制自己的情緒、飲食，及改變生活習慣等等。

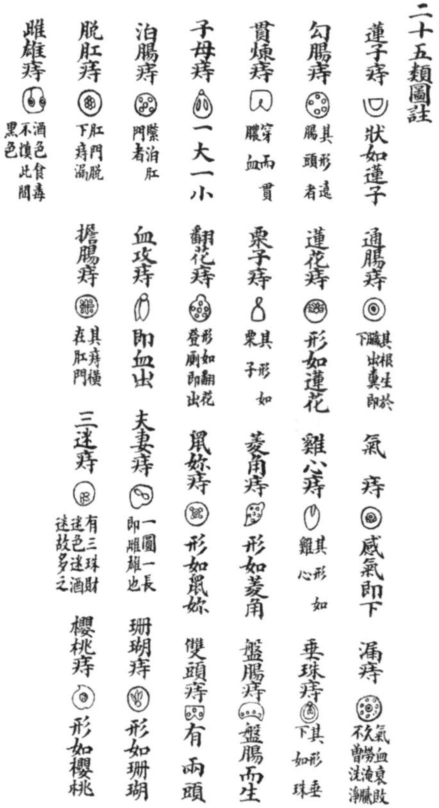

圖 109:《外科圖說》的「二十五類痔瘡圖」。

我們對中國醫學認識的圖像是不完整的。中醫內科把脈，吃內服藥方，只是中國醫學的一個片面。如果我們仔細把《外科圖說》讀過一遍，如我們前面所提到的「圍藥」、「升、降藥」、烙鐵治療法等等，有初步的印象之後，就會發覺另外一幅中國醫學史異樣的風景。而更重要的是，這些豐富的中醫外科技藝，現在幾乎已經完全消逝了，這更是研究中國醫學史不能忽視的課題。簡言之，我們必須調整眼光，重新看待我們自以為熟悉的歷史圖像。

在《外科圖說》所記載的種種中醫外科技術流傳的同時，中國醫學正面臨著前所未有的新挑戰。

中西醫學的匯通之路

十九世紀以後，西方醫學知識大量地譯介進中國來；我們對這一段的歷史，還沒有比較系統性全面的評估。特別是西醫外科的影響，相對於其他的領域對中醫的衝擊，似更為強烈?

以我們所呈現的這本《中西割症大全》來說，書的封面是由俞樾(1821–1907)題簽，他曾經有若干文章是反對中醫的。有人以為俞樾是近代反對中醫的第一人，這本書依託於他，其用心不言而喻了。

這本看起來是「雜抄」的書（我懷疑是由合信《西醫略論》摘出），書題是講中西「割症」，主要即是需要通過外科手術所治療的一些疾病。裡面的一些附圖，如前所述，似乎不完全是從西醫外科抄錄的，有些圖像的人物是留著辮子的中國人。其中展示的外科工具的豐富，如果我們與前述同時代的中醫《外科圖說》稍微比較，大概也可以看出兩者的高下。西醫外科在局部手術的圖解，無疑比中醫來得精密細微些。

《中西割症大全》這本書，文字的部分通篇討論有關「炎症」(inflammation)。書上說「積血」為炎症最根本的原因。因為各式各樣的原因而導致發炎，而使微絲血管積血。炎症的一些局部症狀，似乎與傳統中醫外科非常類似，但是由不同的概念所形成的。例如，《中西割症大全》提到：

> 查炎症之原，初起傳變多端，非易了然明白。西國醫士，參究化學，用顯微鏡各樣器皿，方法考察，清楚詳列於後：
> 第一發炎之部位，初起必畧現紅腫。
> 第二發炎處之腦筋，功用畧變壞，及微痛。

圖110～圖118：

《中西割症大全》封面及附圖。這本書疑是《西醫略論》的刪節本。

圖110

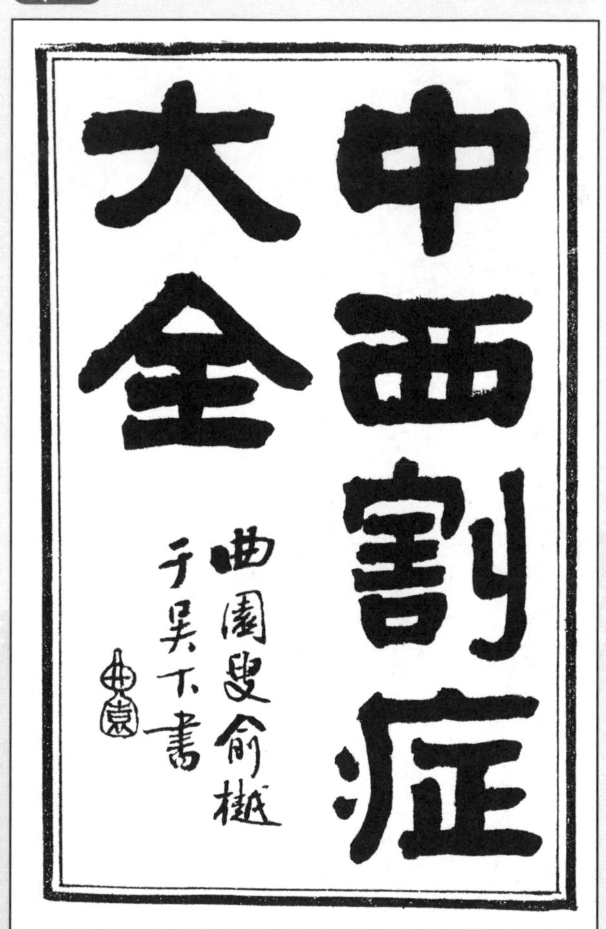

圖111

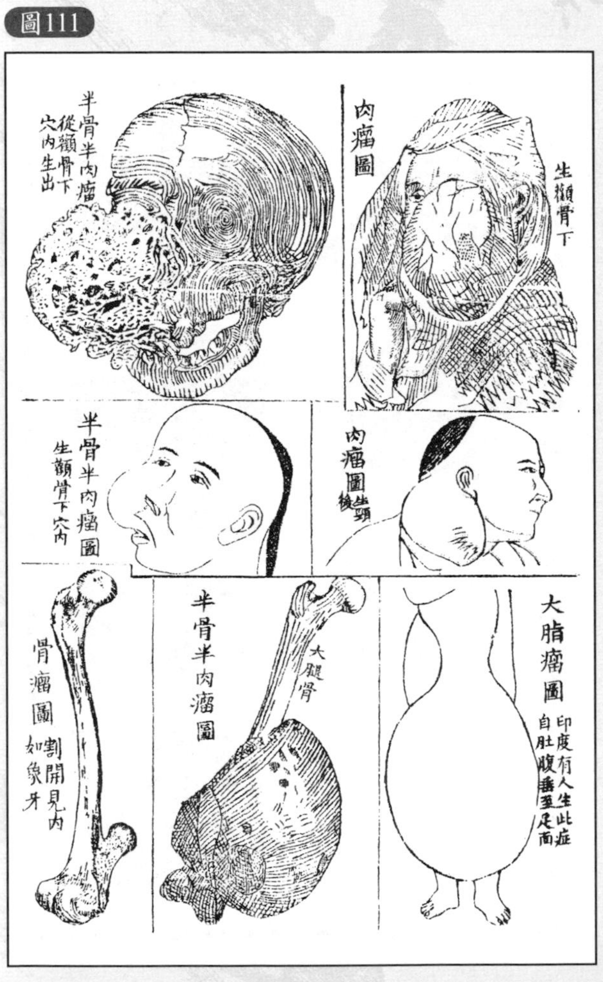
半骨半肉瘤
從顴骨下穴內生出
肉瘤圖
生顴骨下
半骨半肉瘤圖
生顴骨下穴內
肉瘤圖
生後頸
骨瘤圖
割開見內如象牙
半骨半肉瘤圖
大腿骨
大脂瘤圖
印度有人生此症自肚腹垂至足面

圖112

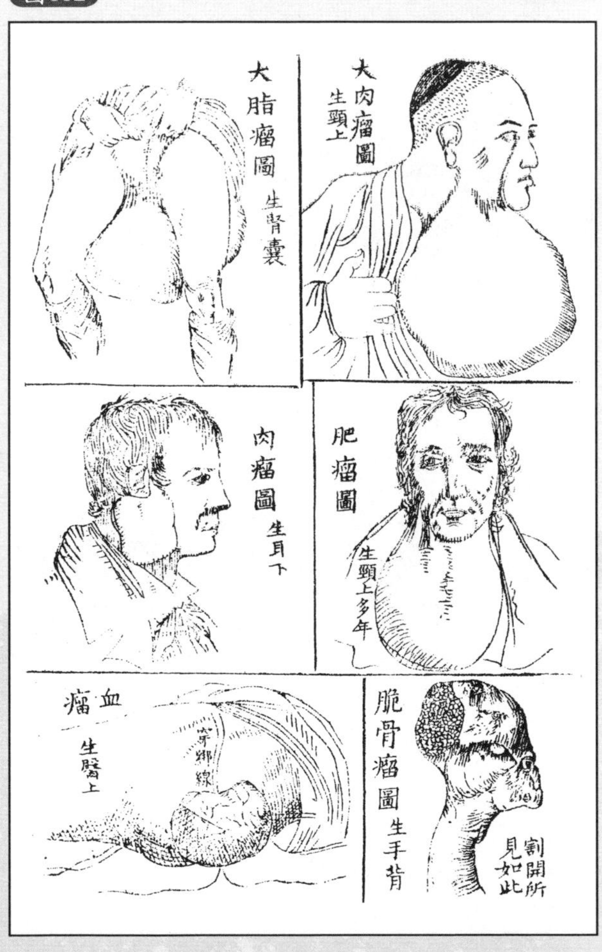

圖113

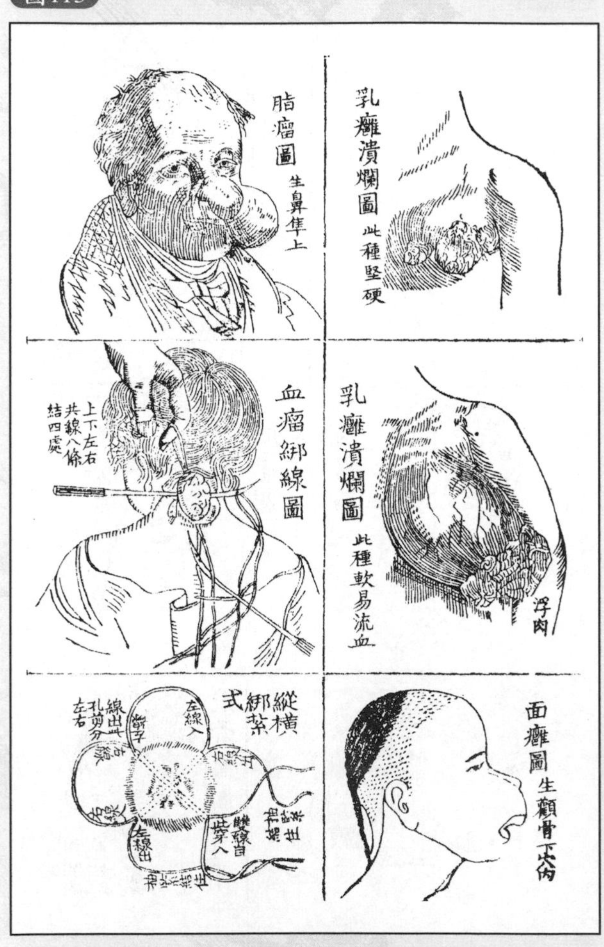
脂瘤圖
生鼻準上
乳癰潰爛圖
此種堅硬
血瘤綁線圖
上下左右共線八條結四處
乳癰潰爛圖
此種軟易流血
浮肉
縱橫綁紮式
面癰圖
生顴骨下肉

圖114

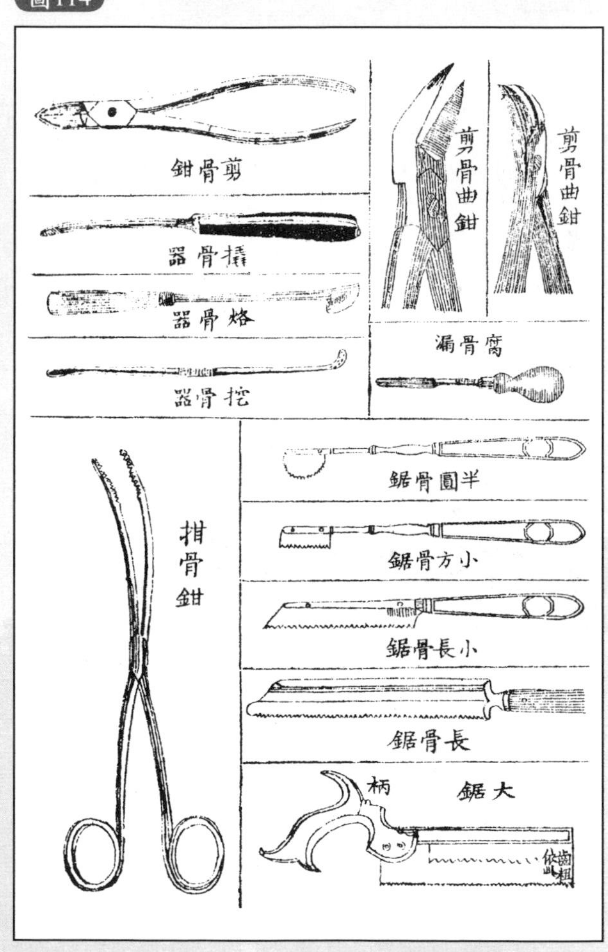

圖115

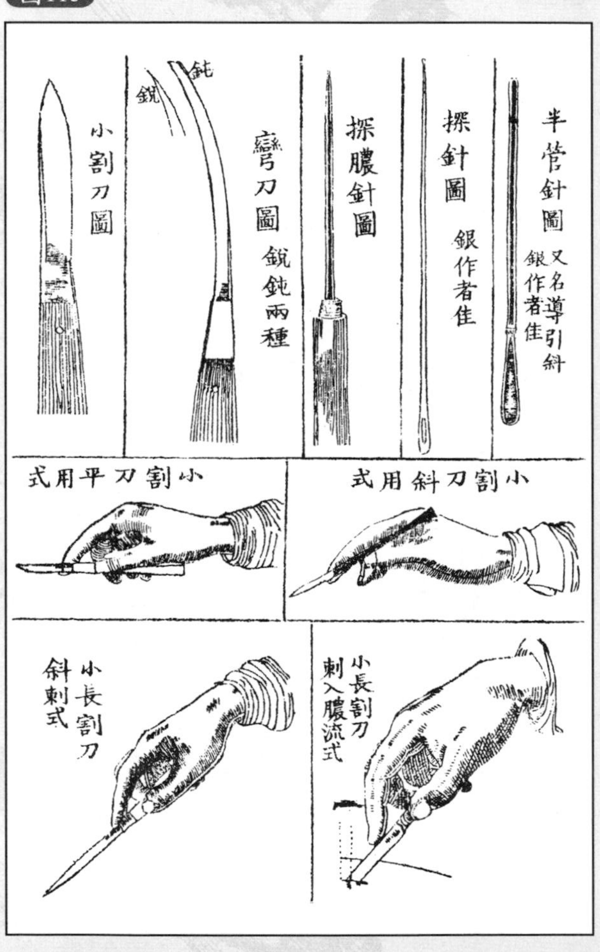
小割刀圖
鋭
鈍
彎刀圖 鋭鈍兩種
探膿針圖
探針圖 銀作者佳
半管針圖 又名導引針 銀作者佳
小割刀平用式
小割刀斜用式
小長割刀斜刺式
小長割刀刺入膿流式

圖116

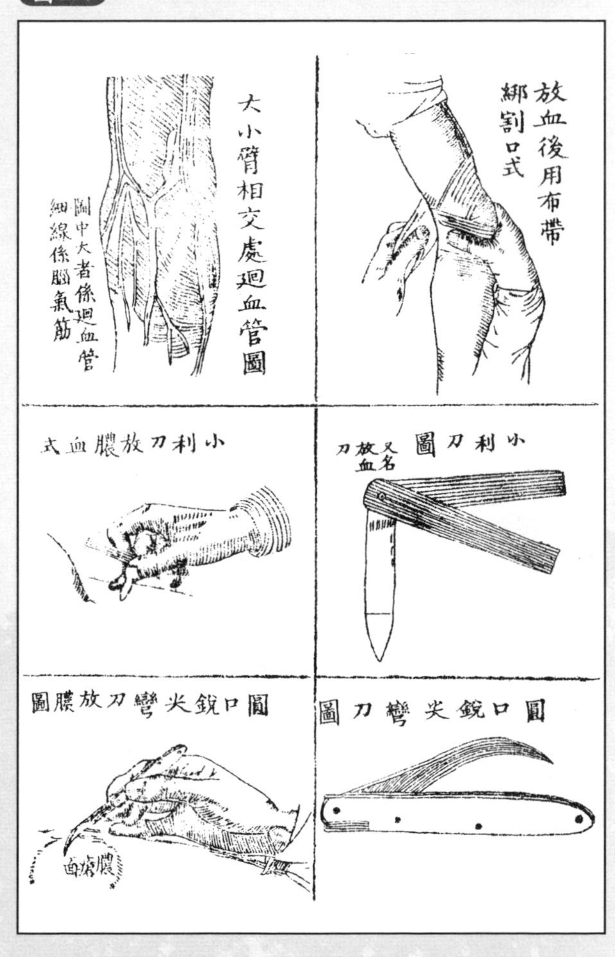
大小臂相交處迴血管圖
圖中大者係迴血管
細線係腦氣筋
放血後用布帶
綁割口式
小利刀放膿血式
小利刀圖
又名放血刀
圓口銳尖彎刀放膿圖
圓口銳尖彎刀圖

圖117

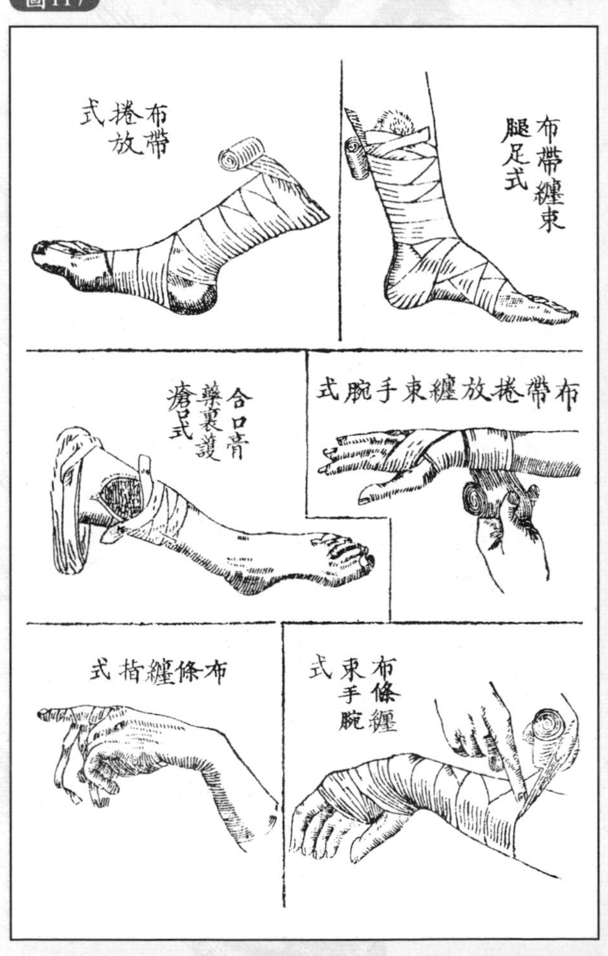

圖118

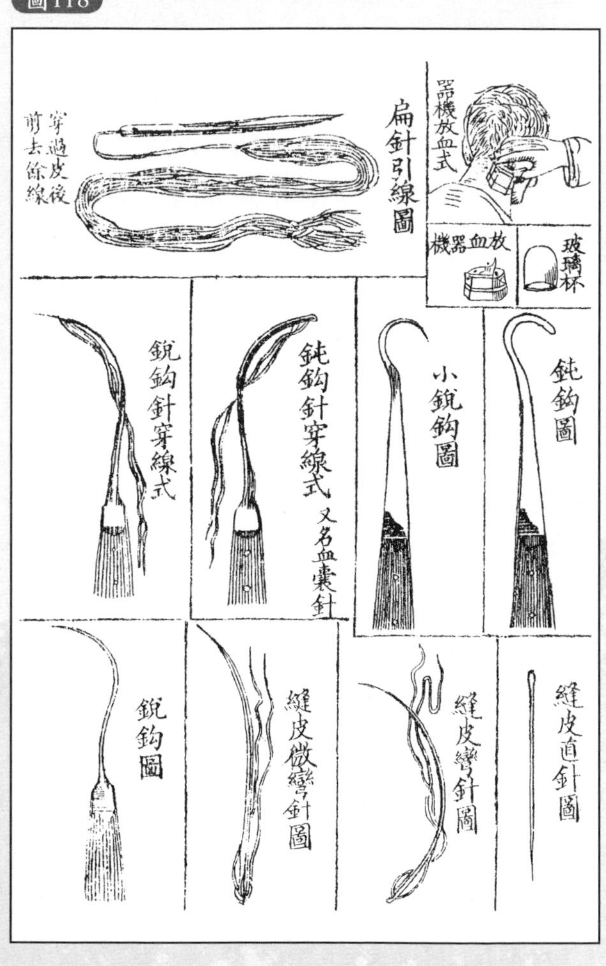
器機放血式
扁針引線圖
穿過皮後剪去餘線
放血器機
玻璃杯
銳鉤針穿線式
鈍鉤針穿線式
又名血囊針
小銳鉤圖
鈍鉤圖
銳鉤圖
縫皮微彎針圖
縫皮彎針圖
縫皮直針圖

第三發炎處之微絲血管，功用畧壞。
第四發炎之處，或出水或出明汁。
第五發炎之甚，該部位有內潰發膿者。

中國醫學並沒有「炎症」這個疾病術語，而在十九世紀的歐洲醫學，「炎症」卻是非常重要的醫學概念。出生於蘇格蘭的傳教士德貞 (John Dudgeon, 1837–1901) 在他的《西醫匯抄》(1890) 談到對炎症的理解，其實與《中西割症大全》非常地類似：「紅腫熱疼謂之炎症，蓋血內有紅輪血肉絲、明汁等物，一處不安，血即不得流通，愈聚愈多，微絲血管不能容，則脹大而腫，腫則逼壓腦氣筋而疼，其紅者血之紅輪積也，而熱者以血本人身之火，又積聚一處也。」

晚清中醫醫者陶階臣說：「中國之瘡毒，西國則稱之為發炎。有內炎、外炎之名，外炎即癰疽，內炎即肺癰、肺疽等類。用蜞數條，放在腫處，吮去其毒。」其實炎症與中醫外科之瘡毒，無法直接翻譯。

西醫觀察炎症的相關病變，已經脫離了直接目測，而有新的工具，如上述提到發炎的微絲血管，功能有所破壞，主要是透過顯微鏡等相關的新工具得知，《中西割症大全》說：「何以知其微絲血管功用畧壞，凡發炎處之微絲血管，初起時，其血行速，於平日則血必積聚在血管，及積血多，則漸比平日行遲，延至日久病深，發炎之處其血不行。西國醫士，用顯微鏡，並田雞腳掌（放大鏡?），察看得血管內之血行速，行遲及有積血不行等弊。」從此以後，不僅是有關炎症的這個術語，其實西方醫學相關的「理學檢查」理念與臨床技術，也深深地烙印在傳統中國醫學之中。中西醫的匯通，甚至進一步結合，也是一條不得不走的道路罷。

中、西醫學的結合，真正受益的是中醫。約翰霍普金斯大學 Henry E. Sigerist 教授論科學進步的一個規律：「任何時候，醫學科學都不能提供一套完整的、邏輯自洽的體系，像古代的理論那樣。很多問號一直留到了我們今天，但每一次科學進步，都是一次永久性的增進，使得醫學離它的目標更近了!」

實用性的操作手冊

在中醫外科還有一類圖譜，主要是實用性的操作手冊。舉例來說，這本不具名作者的《疔瘡緊要秘方》。

這本書的序是道教盧真人寫的，他說長在人體不同部位，預後效果不同:「病中之最難堪者，莫如疔瘡。上自髮頂，下至足趾，無一不能患之。輕者數旬，重者致命，生於至要處，雖盧扁重生，亦難以下手。」這一類手冊式的醫籍，在明清是相當普遍的一種醫學文類。梁其姿的〈明清中國的醫學入門與普及化〉一文提到，明清是醫學入門讀本成熟的全盛時代；她說到了清代，醫學入門書不僅更加簡單化，而且在教授方法上也更為推陳出新。為了便於初學者學習，這些入門教課書，主要是以歌賦的方式呈現。上述方式也跟我們要介紹的《疔瘡緊要秘方》的寫作格式類似。

《疔瘡緊要秘方》一開始就教導醫者:「辨疔法: 用黃豆嚼之，如無豆性氣，即是疔瘡，有生豆氣，不是疔瘡。」而書中也有許多的歌賦，應該是便於學習者背誦，大部分都是七言:「請君一一盡留心，天庭地合指尖破。弔角疔從耳聳正，兼破頂潭後史掯（音肯)。髮際蕻利後前分，紅絲到處爛頭斷。鶴疔印堂破亦靈，炙炭畢桃為細末。清油調敷效非輕，人中大脛破三節。舌上疔瘡另有名，挑破之時爛舌死。治遲發腫亦亡身，三分川連五蓮心。煎汁鵝毛頻刷疔，背脊生時破尾子，還須三節定其衡。」

梁其姿院士指出:「宋代以來，學術傳統中的針灸、外科兩種醫學技術受到邊緣化。」因此明清這一類實用性的操作手冊，應該不是針對知識精英階層的醫生。這本《疔瘡緊要秘方》，敘述各種疔瘡並不涉及理論，通常都是哪一種疔吃哪一種藥方，或者哪一種疔挑哪一個部位（穴位）來治療。如我們所附的牙車疔這張圖，主要是挑命指尖根、地倉、人中幾個部位。《疔瘡緊要秘方》裡面大部分的圖都非常簡單，以示意的方式，如用一個圓圈標示疾病的部位。

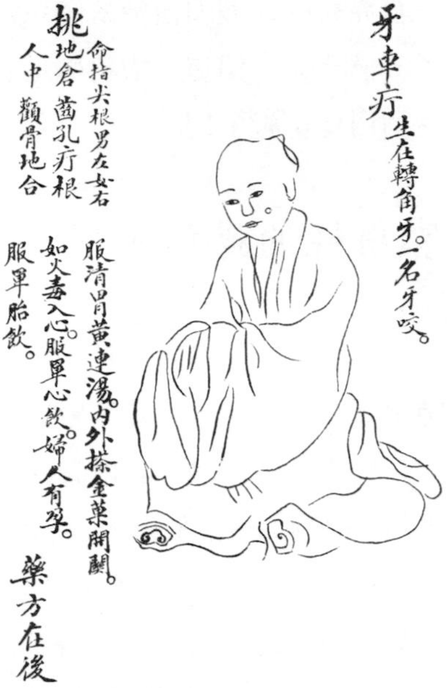

圖 119：《疔瘡緊要秘方》「牙車疔圖」，旨在表現病位。

明清以來，這一類通俗簡單的醫療形式，同時見於曆書與日用類書。如梁其姿文章所提出的，長篇記載醫學內容的民間類書有《事林廣記》、《萬寶全書》、《五車拔錦》、《居家必用事類》、《三台萬用正宗》等等。

這些數量頗大的中醫外科操作圖譜，值得進一步探究。

《疔瘡緊要秘方》主要是治療體表的「疔」；如果我們只看圖示，往往用一個小小的圓圈圈標示在身體的某個部位。在中醫的文獻裡面，癤、疔、疽，有時並不是分別得太清楚。這些外科疾病一開始時，都有一個膿頭，膿頭的周圍慢慢會結成硬塊，患者本身會有痛或者是癢的感覺。

癤、疔跟疽如何分別呢？癤一開始有膿頭，會有相應的疹點，腫塊跟腫勢都不太大（見圖 120）。範圍大概在一吋以內。相較於癤，疔的腫塊與腫勢都有明顯的擴大。而疽剛開始的膿頭與腫塊特大，腫勢較小，約小於腫塊的數倍。

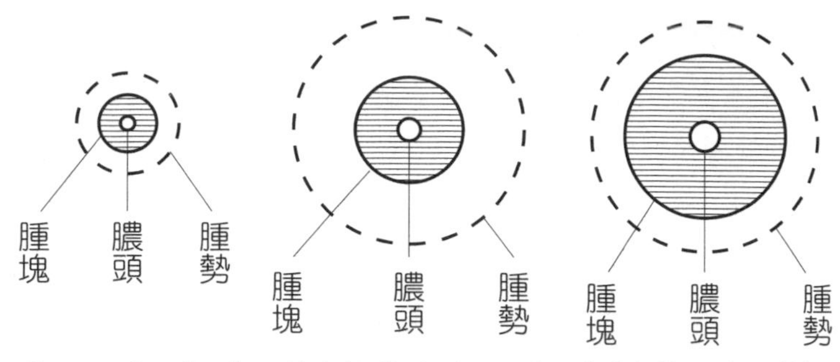

圖 120：癤、疔、疽三種病證的區別。見夏少農《中醫外科心得》。

外科疾病在做檢查的時候，主要是以局部的望診以及手部的觸診為主，這跟內科以脈診為主是相當不同的地方。外瘍之類的疾病，對患者體表的顏色、腫的情況、硬度、皮膚乾燥或是潮濕、有沒有突出的丘疹、有沒有起疱、皮膚是否出現斑塊、有沒有長癬或結節等等，要進行綜合性的觀察、判斷。

俗話說，「走馬看疔毒」意思是說疔瘡之類的急性感染性疾病，必須認真診療，以免延誤時機造成死亡。有經驗的中醫師，可以分辨疔與癤的病位不同，癤淺表、疔深在，兩種疾病也有不同的全身症狀。醫者有訓練的眼睛，可以在簡明的疔圖裡，體驗患者痛苦的不可言說。

醫者意也，一派胡言

中國醫學整體的特質是什麼？有人說是「醫者意也」，也就是醫生在臨床看診的時候，最重要的是「意」的運用。曾經寫過《二十年目睹之怪現狀》的近代小說家吳趼人 (1866–1910)，在他的政論性著作《政治維新要言》提到，中國醫學的核心問題：「醫學家之言曰：『醫者，意也。』吁！誤人哉！夫奪生死於呼吸，爭性命於俄頃，乃逞私意為之，危乎哉！泰西醫士，莫不先從剖視臟腑筋絡入手，故見症詳晰；制藥莫不分化考驗，故質地精純。此殆大聖人『慎疾』之遺意歟？中土人士恪守聖教，顧獨於『慎疾』之訓以空疏應之耶？雖然，空疏不獨醫矣，醫特其一端耳。」相對於現代醫學講求剖視、量化（及量的微調）、標準化的趨向，中醫往往一人一意令人無所適從。

余瀛鰲先生在〈醫者意也釋例〉一文提到，中醫所謂的「意」，並不是說在診病的時候可以臆想臆說；而是醫家在處治某些頗費酌思的疾病的時候，往往運用自己難以言傳，卻又在常理法度有效的治療方法。然這在有經驗的西醫師不也如此嗎？而這種「醫者意也」的精髓，在傳統時代也可能會出現清代醫家毛對山在他的著作裡面所提到的，「昔人有乘舟遇風而患心疾，醫者取多年船柁於手汗所積處，銼末飲之。」

青城子《亦復如是》(1811) 記載了一個故事：「昔有名醫某，今忘其姓名，每聞聲即知病之所在，有素相交好某，心微痛，請診之，診畢曰：『心將生癰，不可為也，可預備後事。』其人曰：『死不足惜，但上有老母，我死將誰養。』醫曰：『實無良法，俟今晚竭力以圖，明日再為報命。』至次日，曰『思得一方，姑妄為之。』用筆於病人左腿上畫一墨圈，大如杯。戒之曰：『務刻刻目注圈內，心想圈內，自以為紅矣，腫矣，發熱矣，痛極矣，使一刻不如是，則病必不治。』其人如戒，至七日果紅腫起一大癰。醫曰：『心癰已移於此，可保無虞。』」這裡用的方法，其實就是「臆想」？把心癰以意志力轉移到患者的腿部，應該也是屬於「醫者意也」的應用罷。

上述的二則案例，是中醫臨床「知常達變」的表現。傳統中醫到底還有多少老底；在現代強勢醫學下，如果仍然是一筆糊塗帳，說不清楚，難以證實，只不過徒逞私意而已（邢斌，《方劑學新思維》）。

當現代天文學這門科學被確立以後，任何跟它性質相似的占星學並不能跟它享有同等的科學地位，現代醫學亦然。如果我們藉由所謂的自然定律來說明，例如法國的律師及數學家 Pierre de Fermat (1601–1665)，在光學上曾經提出的定律，也就是一道光無論是通過哪一種媒介，它從一點到另外一點的時間和距離，都是最少同時也是最短的。當某個自然定律被確定以後，就具有一定的排他性，也就是說其他的可能性就被否定，或者被認為不及格。中醫被認為是現代輔助性的醫學，或許可以從這個角度來理解罷。

一個比較的觀點

近代中國醫學的衰微，中醫外科只是其中一環；有人在這個時候提出，其實中醫長於內科、西醫長於外科，恐怕也是某種程度的託詞。傳統西醫也是以內科為勝，而比較特殊的是，十九世紀下半葉，西醫的外科有了突飛猛進的發展。

丁福保 (1874–1952) 在他的《西洋醫學史》(1914)，分為上下兩編：內科學史與外科學史，不過前者佔全書的四分之三篇幅之多。顯而易見地，傳統的西醫也是以內科擅場。他在書中說，一直到十九世紀，「內科學及外科學之分離，醫師分為二階級之習慣，各國尚未破除，故外科學之學術的進步，非常萎靡。」甚至十八世紀的德國軍醫，還有由理髮師來擔任的。換言之，如果跟這本小書所提到的傳統中醫外科及其所施行的外科手術的記載來比較，兩者相去不遠?

然而十九世紀以降，西醫的外科學，經歷了一個突破的階段，特別是外科的麻醉技術及消毒手術的發明。丁福保以為：「外科學上之革新，其學術的研究，全憑生理學、化學、植物學及試驗的普通病理學之萬有理學的成果而成。第一即創傷亦關手術患者或負傷者之生命，一切之障害及危險，則與基因於下等機生體（細菌）之有害作用之事實相關聯。」

西醫外科在十九世紀一新耳目絕不是盲打誤撞而來的。

我們可以用英國的醫學史家 Christopher Lawrence 討論西洋外科學史的一篇論文“Democratic, divine and heroic: the history and historiography of surgery”，與前述的說法相互補充。其實，西方外科學史一直要到十九世紀最後的二十年才有突破。之前，他們所能做的如治療學，或許也不一定比中醫強。西方的外科醫生，很大一部分是理髮匠，也有少數內科醫生從事外科，這跟中國的情形很像。而突破的關鍵，是在十七世紀以後，西方醫學以解剖學一步步做為當時各說各話的共識。特別是，解剖學與外科可以說是姊妹的學科 (Anatomy and surgery were “sister arts.”)。而生理學扮演了更重要的角色，讓外科能從一種技藝的學科，成為「科學的」。有些醫生呼籲外科手術必須奠定在可靠的生理學知識上 (“Both physic and surgery were based on the same basic science: general pathology.”)。十九世紀外科手術有關麻醉與繼發性感染的問題相繼解決，這個時候西醫的外科形勢上遠遠地超過內科。事實上，傳統的西醫內科亦優於外科，但到了十九世紀下半葉局面完全改觀了。這是西方醫學「革命」的時代。

於俄羅斯出生，自小在德國長大、接受教育的美國醫學史家奧塞・田京 (Owsei Temkin, 1905–2002) 在他 1953 年的研究裡面，甚至提出了所謂的西方醫學具備了外科的觀點 (the surgical point of view) 是所謂「現代醫學」崛起的關鍵所在！換言之，這大概可以稱之為西醫的「外科化」；跟同一時期中醫「內科化」剛好形成強烈的對比。中、西醫學的分歧不只在「源頭」，更在最近的百年之變。

換句話說，我個人所提出的觀察，也就是中醫外科「內科化」這樣的論點，不僅用來解釋中醫外科史，同時也可以更廣泛用來觀察中國醫學的特質，以及中、西醫學根本的差異。

日本的古方派醫家吉益南涯 (1750–1813)，這個尊從張仲景的漢方醫學家曾經寫了一篇論文，比較中、西醫學說：「今西洋何所能，何所依，何所通，何所明識哉？是尤幽眇叢脞者也。其所長，蓋瘍醫而已，然其內治亦不然矣。」用比較白話的意思翻譯就是，西醫沒什麼了不起，只不過外科比較強而已。而這種東方醫學自我感覺良好的論點，直至現在的許多中醫言論還很容易見到。

就在我撰寫這本小書的過程當中，有一次我到一家西醫院的中醫部，分享有關我對中醫外科歷史的發展，竟然有在座聽講的醫生指出以下的觀點：「手術傳統不屬於中醫的一部分」，「中醫其實是重視血氣，有沒有認識細菌，並無所謂。」等等。這個論點，如果借用丁福保在《西洋醫學史》的話，或許可以說：「是等之學者，試檢查其功績，考求其原理，便可悟自己之主張，僅為無稽之談而已。昔時不治之創傷病，猖獗於病院之內，手術患者，大抵有死亡之轉歸，偶有治愈之人，乃屬諸例外。」相較於中醫外科的停滯不前，今日西醫的外科可說一日千里。

南京中醫藥大學的老中醫干祖望教授，在 2006 年 6 月 15 日，觀看南京電視臺直接轉播江蘇人民醫院，為十六歲的小女孩所做的「心臟粘液性腫瘤」摘除手術。他觀看整個手術過程之後，十分感嘆，「跟著攝像鏡頭跨進手術室，齊全的設備、嚴謹的工作、嚴格的消毒等，都能觸及老中醫的心靈。」干祖望認為，從技術的層面，西醫幾乎都在不斷地創新當中：「西醫的技術天天進步，並沒有從學習『陰陽』、『五行』、『理法方藥』中得益，而是從自己學術中推陳出新而得。」反觀中醫的發展，似乎是相當地有限。尤其是在手術的部分，則不進反退，干老中醫感嘆：「過去的西醫為什麼無法完成這樣的手術，是客觀條件所限。那麼，一貫自埋自怨『先天不足』的中醫，現在給了你許多條件，有什麼理由來還要故步自封而不科學化、現代化？」中國醫學的「手術時代」真的一去不復返了！

回眸歷史，中國醫學發展的軌跡可說是始終採納各家的 (always syncretistic)；從早期吸收陰陽五行的數術到現代接受最先進的科學技術，這個學科無疑不斷地在變化、進步之中。

現代科學是一幢大廈，它的一磚一石都可以用來建造另外的建築。例如，細胞超微結構及其功能的研究、生物化學的興起、生存分析和非參數統計的新領域、加拿大麻醉學家 H. R. Griffith (1894–1985) 在麻醉技術的突破、微生物與疾病關係的探討、基因工程、改變人類免疫性機制的努力、人體影像學技術成為疾病診斷的常規、磺胺藥與抗生素的新時代、藥物療法往分子水平邁進等。新千年的醫學將會有什麼新的面貌？

尾　聲

歷史彷彿是一場海難所遺留下的遺跡。尋求歷史的真相如同一個酣睡突然醒過來的水手，在沙灘上發現了羅盤、望遠鏡以及航行地圖的殘片，並試著從這些遺骸拼湊出航行的溯洄沿流、迎風回棹之姿。這本小書讓我們對中國中醫外科的歷史，做了一個非常簡單的鳥瞰。我們的工作就像是在海難的現場尋找歷史的蛛絲馬跡。

Frederick W. Mote (1922–2005) 在他的經典小品 *Intellectual Foundations of China* 指出：「中國文化的記載必須要解讀，文獻必須要不斷翻譯，直到我們對歷史和文化無心的誤用被發現、評估，或必要時被糾正。」這種說法也適用於中醫的歷史及文化的探索。古老的中國醫學，曾經有輝煌的歷史，同樣的也經歷了奄奄一息，而兩者都直接關係著如何理解或改造現今的中國醫學。

相對於中醫內科史料（特別是熱病、傷寒及明清的溫病學派）的汗牛充棟，中醫外科的專著如一開始所說，只有二百多種的專著。如果仔細檢索歷代有關手術記載，恐怕更少。不過我們在這本書已經舉了非常多的例子，醫學手術在整個醫學歷史長流裡面，有一個盛衰變化的過程。柳詒徵 (1880–1956) 在《中國文化史》即說：「蓋古人精於全體之學，劀殺剖割，初非異事，與今世西人之治病相同。」是的，我們所熟悉的華佗，不過只是在這個歷史長流裡面的一個小點滴。明清很多士人的相關文獻記載裡面，甚至已經遺忘了這個手術傳統。

中醫外科以南宋為一大分水嶺。自此以下，中醫外科以內科化為發展的主軸。在治療方式上，逐漸以內服方藥為主流，同時講究脈診；在理論上，也隨著內科各種理論的出現，迭有遞變。一直到傳統結束以前，如前所述，手術的記載雖然鳳毛麟角，但仍充滿了活力。

曾經主張廢除中醫的余巖 (1879–1954)，也曾觀察到近世中醫「力舉瘍醫而溝合之內科」的歷史事實：

> 或曰：《周官・冢宰》有疾醫、瘍醫；內、外科之分，由來舊矣。疾醫以中士、瘍醫以下士。重內輕外之習，蓋自古而然也。後世業瘍醫者，多市井目不識丁之徒，為士大夫所輕視，而內外科之分歧，益以遠矣。
>
> 然刳割治病，始于俞跗。後世精者，有華元化。而史載元化治疾，仍多用方脈。近世陶節庵、薛立齋、王肯堂、顧練江輩，又力舉瘍醫而溝合之內科，一以陰陽五行《內經》之學，闡其病理，以三部九候《難經》寸口之說，審其病徵，然後知外科之道，與內科可同源焉。
>
> 曰：內外科同源，是也。舉瘍醫溝合而合諸內科，非也。（《外科總論・序》）

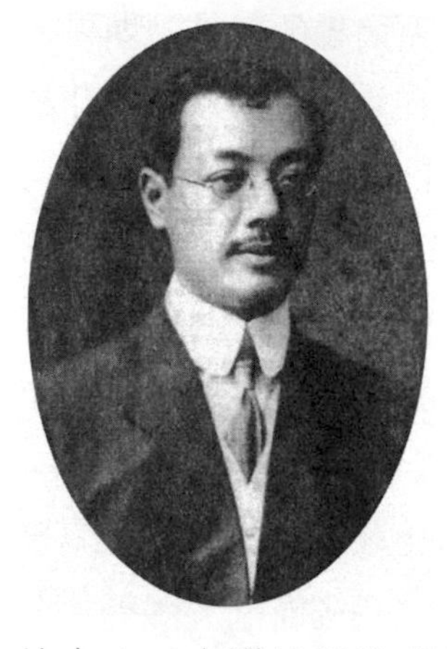

圖 121：余巖像。他也注意到近世中醫外科「內科化」的趨向。余巖以為內科、外科「同源」，但不應合而為一。哪些疾病是外科的範疇？治療方法的轉變，是否也牽動外科身體觀的變化？

換言之，中醫外科的「方脈化」有其時代的限制。在外科手術相對普及的今天，「內科化」反過來具有完全不一樣的意義。

中醫內科與外科的關係，或許可以做個類比。就像音樂中的定旋律 (canto firmo) 的作用，主要是為較低層次的對稱體，建立一種對位的關係 (contrapuntal relation)。作曲家在處理音樂中不協調的方法，也就是技巧地創造出另一個音樂組合。法國的物理學家 André Mercier (1913–1999)，曾經描述一個較低層次的對稱體，若被另一個較高層次的對稱體滲透以後，雖然其中不協調的情況仍然存在，但由於這種跨層次的整合，而產生了更為豐富的結果，他稱之為對稱體的交織 (the intersection of symmetries)。我希望讀者在結束閱讀本書之前，或許可以從這個未必貼切的類比，進一步體味中醫外科「內科化」。

「人」不是賽包克 (cyborg)；在現代醫學生物技術的負托邦 (dystopia) 裡，中醫外科「內科化」的內在活力值得我們思考。

中醫外科不只是現代人所認為的「皮膚科」。中國人也曾經在某一段時期，對手術充滿了自信。而且直到今天，我們仍然如此直接地，從這麼古老的醫學傳統承受難以估計養生與治病的文化饋贈。

最明顯的例證是，前些年鳳凰電視臺的主播劉海若因車禍事故，送至北京宣武醫院手術的同時，中醫也全面介入其治療、復原的過程。中國醫學的長處在救助劉海若的個案中又一次得到了充分的證實。

2009 年 9 月，我帶領學生到山東中醫藥大學附屬中醫院，這個醫學大學的中醫可以進行手術，不過他們的技術主要是來自於西醫，跟傳統的中醫手術沒有任何關係。這個醫院的外科分為周圍血管科、肛腸科、乳腺、瘡瘍科、皮膚科、外科（男性泌尿、胸腹部外部專科）、神經外科等，其中所處理的疾病，有些是傳統中醫的範疇。

在中國內地不少醫生同時運用中西醫，特別是用西醫來診斷，用中醫來治療。根據《人民日報》2009 年 4 月的報導，中國目前接受西醫教育的醫生大概有五百五十萬人，而接受中醫教育的中醫師只有四十萬人。接受中醫教育的醫生，比半個世紀以前減少了 20% 左右，而且大部分的醫師年齡平均在五十歲以上，有熱忱學習中醫的年輕人愈來愈少了。

因此，如何從「現代中醫」日漸式微甚至消逝的領域（如外科），重新來看中國醫學的內在弱點及其歷史發展？

這是我們研究中國醫學史必須提問的第一個「為什麼」？

（本書所附圖像已盡力取得同意，如有任何問題敬請聯絡編輯部。）

附錄：中醫外科醫生 233 人小傳

㈠上　古

俞跗：一作俞拊。據《說苑》載述俞跗傳記稱：「黃帝臣，治病不以湯液醴酒、鑱石撟引，按扤毒熨，一撥見病之應，因五臟之輸，乃割皮解肌，訣脈結筋，搦髓腦，揲荒爪幕，湔浣腸胃，漱滌五臟。」

㈡漢　代

華佗：字元化（一字旉），沛國譙郡（安徽亳縣）人。據《後漢書・華佗傳》記載，華佗創用麻沸散做為麻醉劑，對患者施行胸腹腔等外科手術，為中國傑出的外科先師，後被曹操殺害。

㈢南北朝

徐嗣伯：字叔紹，南齊人。據《南齊書・褚淵傳》記載：嗣伯為徐叔向之子，醫術堪與徐文伯相埒。曾治一老父疔疽，名震一時，著有《落年方》、《雜病論》等，均佚。

劉涓子：東晉人。他在丹陽野外獲得外科驗方，託名「黃父鬼」所遺。後來從劉駿北征，按方給受傷兵士治療，往往獲效，後傳其姊之從孫龔慶宣。（據《古今醫統》）

龔慶宣：南齊時人。撰有《劉涓子鬼遺方》十卷及《癰疽神仙遺論》傳世。（據《隋書・經籍志》）

史脫：後晉人。氣性沉毅，志行敦簡，善診候，明消息，多辨論，治疽證為最高，官拜太醫院校尉。（據《古今醫統》）

薛伯宗：南齊時人。善治癰疽，公孫泰患背癰，經伯宗療治，次晨癰消。（據

《南史・張邵傳》)

甘伯齊：撰有《療癰疽金創方》15 卷。(據《隋書・經籍志》)

甘濬之：著有《癰疽部黨雜病疾源》3 卷、《療耳眼方》14 卷。(據《隋書・經籍志》)

㈣隋　代

秦政應：著有《療癰疽諸瘡方》2 卷。(據《隋書・經籍志》)

趙婆：著有《趙婆療瀶方》1 卷。(據《隋書・經籍志》)

㈤唐　代

宋清：長安西部藥市人。居善藥，有自山澤來診者，必歸宋氏，並悉善為療治。長安醫工得清藥輔，其方輒易售。凡病瘡瘍者，亦皆樂就於清求藥。(據《國史補》)

沈泰之：著有《癰疽論》2 卷。(據《唐書・藝文志》)

邵英俊：著有《口齒論》1 卷。(據《唐書・藝文志》)

孫思邈：京兆華原（今陝西耀縣）人。生有異秉，博通群書，治易老之說，明陰陽術數之理，精導引醫療之術，享壽百餘歲，於唐・永淳初卒。(據《獨異志》)

張士政：湖北荊州人。精外科，善治傷折。有軍人損脛，求張治之，取酒飲之，破肉取碎骨一片，塗膏數日即癒。(據《湖廣通志》)

揚州醫生：揚州人。醫生善治大風，飲以乳香酒，則懵然無所知，以利刀開其腦縫，挑出蟲可盈掬，後以膏藥封其瘡即癒。(據《玉堂閑話》)

喻義：撰《療癰疽要訣》1 卷、《瘡腫論》1 卷。(據《唐書・藝文志》)

釋波利：著有《吞字帖腫方》。(據《通志・藝文略》)

釋智宣：著有《發背論》1 卷。(據《通志・藝文略》)

藺道人：道人隱居宜春之鍾村，鄰人彭叟之子，伐木跌傷，道者乃合藥以治，數日平復。千里求治者眾，道者厭其煩，乃將此方傳授彭叟。道人

撰有《理傷續斷方》。這是中國現存最早的骨傷科專著。(據《唐書·藝文志》)

釋普濟：著有《口齒玉池論》1卷。(據《崇文總目》)

㈥宋　代

仇鼎：曾任醫官，療癰腫，為一時之冠。鼎死，未有繼者。(據《東坡志林》)

王蘧：蘧於宋哲宗元祐三年四月患疽，得張生艾灸治癒。當時同病背疽六人俱死，獨蘧倖免。後習瘍科，著《經效癰疽方》傳世。(據《宋史·藝文志》)

史源：史氏精外科，因感於時下名醫治背疽乏術，遂發奮編撰《史氏治背瘡方》以濟世。(據《宋史·藝文志》)

中和先生：著有《中和先生口齒論》2卷。(據《崇文總目》)

白岑：白氏曾遇異人，傳發背方，效驗十全。岑乃商賈嗜利，後至九江，為虎所食，驛吏搜其囊中，乃得《白氏發背論》。其後，太原王昇之予以傳布。(據《崇文總目》)

伍起予：著有《外科新書》1卷。(據《崇文總目》)

宋霖：一作宋森。著有《丹毒備急方》3卷。(據《崇文總目》)

宋迪：著有《陰毒形証訣》。(據《通志·藝文略》)

吳晦父：曾抄錄《五發方論》1卷。(據《直齋書錄解題》)

李世英：字少穎，雪岩人。理宗時著有《癰疽辨疑論》2卷傳世。(見《四庫全書》)

李迅：字嗣立，福建泉州人。曾任大理評事，以醫著名，更善治外科，著有《集驗背疽方》傳世。與李迅同時期的外科名醫尚有伍起予、曾孚先二人。(據《宋史·藝文志》)

邢元樸：著有《癰疽論》1卷。(據《宋史·藝文志》)

定齋居士：著有《五痔方》1卷。(據《宋史·藝文志》)

東軒居士：著有《衛濟寶書》1卷。（據《宋史・藝文志》）

胡權：著有《治癰疽膿毒方》1卷。（據《宋史・藝文志》）

張允蹈：宋寧宗、理宗時人。撰有《外科保安要用方》5卷。（據《宋史・藝文志》）

張君宜：與蘇軾交友善。精醫，善治癰疽，專以濟人為務，不責酬報。（據《東坡志林》）

張杲：字季明，新安人。世業醫術聞名，至杲尤精稱精粹，著《醫說》傳世。（據《古今醫統》）

陳自明：字良甫，江西臨川人。善療癰疽，兼精女科。曾採摭前賢外科諸家之書，附以家傳驗方，撰《外科精要》等書。（據《撫州府志》）

稽清：字仁伯，仁和人。善療金瘡骨損，父由汴扈蹕南渡，時方戎馬蹂躪，全活甚眾。（據《仁和縣志》）

曾孚先：撰有《保生護命集》1卷。（據《宋史・藝文志》）

楊介：字吉老，泗州（今安徽泗縣）人。世醫名聞四方，有郡守病喉癰，成流注，久不癒。召見治之，介知其所嗜，惟與生薑一味啖之，食至一斤，始知辛辣而癰癒。（據《春渚紀聞》）

楊倓：著有《楊氏家藏方》。（據《宋史・藝文志》）

廣陵正師：著有《廣陵正師口齒論》。（據《崇文總目》）

劉沫：字道源，彭城（今江蘇徐州）人。著有《瘡疹訣》。（據《幼幼新書》）

劉贇：善治金瘡。天武右廂都揮使韓晸，於景德初從太祖征晉陽，弩矢貫左髀，贇敷以藥即愈。（據《宋史・馮文智傳》）

閻文顯：史書載一軍士中流矢，自頰貫耳。眾醫不能取，醫官閻文顯以藥敷之，信宿而鏃出。（據《宋史・馮文智傳》）

謝天錫：金華人。撰有《瘡疹証治》。（據《文獻通考》）

魏峴：碧溪（今安徽廣德東）人。著有《魏氏家藏方》。（據《文淵閣藏書》）

㈦金、元

危亦林：字達齋，江西南豐人。其高祖雲仙，遊學東京。遇董奉二十五世孫京，授以大方脈，並積其高祖以下五世醫方而學益備。撰有《世醫得效方》20 卷，內載外科骨傷方頗詳。（據《櫻寧集》）

朱震亨 (1281–1358)：字彥修，晚號丹溪翁，義烏人。從武林羅知悌，盡得所傳，長於內科雜病。著述很多，於外科有《外科精要發揮》，惜已失傳。（據戴良《丹溪翁傳》）

胡元慶：著有《癰疽神秘灸經》。（據《醫藏目錄》）

滑壽 (1304–1386)：字伯仁，晚號櫻寧生，河南襄城人。他從原籍遷徙儀真，後又移至餘姚。自幼警敏，從京口名醫王居中求學，繼學針灸於東平高洞陽，盡得其術。著有《難經本義》、《十四經發揮》等書；另有《痔瘻篇》，惜已失傳。（據《紹興府志》）

楊清叟：禾川人。著有《仙傳外科集驗方》。書成授於吳寧極，吳授於子有章，有章再授於四平李善觀。（據《國史經籍志》）

趙宜真：號原陽子。精外科，由李善觀親傳。趙之徒倪鳳岡，為紫陽觀道人，出資付刊《仙傳外科秘方》。（據《國史經籍志》）

齋德之：曾任醫學博士，充御藥院外科太醫，著有《外科精義》2 卷。（據《國史經籍志》）

竇傑：又名默，字漢卿，廣平肥鄉人。遇名醫李浩，授以銅人針法，詔治太子疾病癒，封為太師。他以針術見長，著有《針經指南》等書。（據《元史》，明季並有署名竇漢卿之《瘡瘍經驗全書》傳世）

㈧明　代

丁鳳梧：字敬山，嘉善人。精外科，一切無名腫毒，疑難雜症及咽喉等病，經治立解。授太醫院吏目，子孫能世其業。（據《嘉善縣志》）

方烻：精醫，著有《瘡瘍論》。其子方策傳父業。（據《朔方志》）

王大綸：著有《外科纂要經驗良方》及《嬰童類萃》。（據《醫籍考》）

王尚：安徽休寧人。少習外科，事母至孝。凡跌壓折傷或腦裂額破，間有腹剖腸出，則浣腸納腹中，用柔皮縫合，迄無恙。求診者眾，造門乞藥者，率以先後為序，不問貧富，人咸感悅。居恒患哮疾，邑中稱為「王哮」。（據《杭州府志》）

王伯學：著有《痔瘻論》1 卷。（據《國史經籍志》）

王肯堂：字宇泰，號損庵，江蘇金壇人。萬曆間進士，官至福建參政。著有《六科準繩》，共 120 卷。其中以《證治準繩・瘍醫》的內容最為豐富廣博。（據《明外史・吳傑傳》）

王敏：字時勉，吳縣人。少孤貧，從韓有盛學醫，有一人疽發背不起，瘍醫言起則治。王氏指出患者是「擊指脈」，即起亦不治。後過三日而逝，果如其言。（據《蘇州府志》）

王拳：大河人。明永樂時人。得異人傳授，精於外科，密傳其子孫計六世，效大顯，世人莫不知有「大河外科」者。著有《大河外科》2 卷。（據《明史》）

王象晉：著有《合刻內外科正宗》。（據《歷代醫學書目》）

申拱辰：字門垣，明神宗萬曆時人。擅長養生之道，尤精於外科。著有《外科啓玄》12 卷及《傷寒觀舌心法》1 卷。（據《醫藏目錄》）

白士偉：著有《中流一壺》，一名《癰疽摘要》。（據《天目先生集》）

吉兆來：字逢生，江蘇江寧人。業瘍醫，治有神效。性淳樸，隨疾輕重為人施治，絕不計利。三子皆能師其術。（據《江寧縣志》）

安鳳：新泰人。精內外科，永樂中掌惠民局，賴以全活者甚眾。（據《新泰縣志》）

江碧雲：字抱日，江西婺源人。精岐黃術，治背疽神效。（據《婺源縣志》）

江德泮：字文育，旃坑人。遇異僧以外科秘術授之，戒曰：「以此濟人，無罔

利也」。遵僧訓，施藥濟貧。（據《婺源縣志》）

何瑞玉：湖北京山人。性磊落，尚義氣，精於外科。治異瘡，入手便癒。（據《鍾祥縣志》）

吳又熉：撰有《救急新刊諸症》1 卷。

沈之問：著有《解圍元藪》。

李梴：南豐人。梴以學醫者，苦無完善之統系，乃收集前賢精論良驗，分別歸類，由淺入深，為習醫之階梯。其代表作為《醫學入門》7 卷，內亦有部分外科病證證治。（據《醫術名流列傳》）

李中梓 (1588–1655)：字士材，華亭（今屬上海市）人。少博學，習岐黃術，凡遇奇證，無不立癒。著有《醫宗必讀》、《外科點化》等書。（據《江南通志》）

汪機：字省三，別號石山居士，安徽祁門人。本業儒，因母病嘔，開始學醫，涉獵醫籍頗多，不僅治癒母病，對一切異症，均有治療心得。其外科著作名《外科理例》。（據《祁門縣志》）

呂愷陽：仁和（今浙江杭州）人。偶得異人傳授，專治折傷，每於武闈騎射，有墮馬箭傷者，即敷以藥立甦。（據《仁和縣志》）

呂應鐘：字無聲，江蘇江陰人。呂讀之子，太醫院吏目。傳禁方而能變化，於談笑間療人痌瘍，著有《葆元行覽》、《世效單方》二書。（據《江陰縣志》）

宋銓：潞州人。傳秘方，療折骨有神效。（據《潞安府志》）

周文采：孝宗弘治時人。著有《外科集驗方》。（據《明史》）

周春谷：福建莆田人。幼有異質，年十五，走江口，遍詢方脈之秘，凡診脈斷其之生死無不驗者。（據《福建通志》）

周漢卿：松陽（今浙江遂昌縣）人。以醫著名，如虎林（杭州）黃氏生瘰癧環頸及腋；義烏陳氏子患腸癰。漢卿或刺以針，或施以湯藥，輒應

手而效。(據《宋濂集》)

周濟廣：字紘，江蘇無錫人。成化時聞名於吳中，對瘍、疹、婦人諸科，無不通曉。(據《無錫縣志》)

宗文魁：徐州人。擅長外科，療病多奇效。喜施捨，事母以孝，取與不苟，子孫世傳其術。(據《江南通志》)

祁嗣籙：字肖虛，江蘇丹徒人。治癰疽、諸毒立效。決生死，百不失一，以薦舉官太醫院院判。(據《丹徒縣志》)

岳甫嘉：著有《外科樞要良方》，未見刊行。(據《醫學正印》)

宣士能：以瘍醫名於時。(據《朔方志》)

胡傑：精外科，善識瘡，治療無名毒立效。子瑾，術勝其父。(據《朔方志》)

郁士魁：字橘泉，外岡人。精瘡瘍之術，名噪蘇松兩郡。子名履恒，克紹其業。(據《嘉定縣志》)

倪居敬：武林(今浙江杭州市)人。父亙為瘍醫巨擘，敬承家學，活人無數。子鎮、友蔣正齋善辨瘡瘍之虛實，亦有名於時。(據《杭州府志》)

奚鳳鳴：上海人。少業瘍醫，尤善治癰疽，能察人氣色，預卜病之安危。(據《松江府志》)

徐桂庵：華亭(今屬上海市)人。善養生，僑居當湖，以刀圭活人。子光瑞，號樂庵，讀桂庵遺書，所治多驗。(據《平湖縣志》)

徐待徵：字邃雲，浙江嘉興人。得青囊秘術，尤精於外科，薦授太醫院吏目。(據《嘉興府志》)

祝堯民：號薜衣道人，籍隸河南洛陽。明・崇禎時人。精瘍醫，凡諸惡瘡，敷其藥少許即癒。人或斷脛折臂者，請治之，無不完好。(據《虞初新志》)

唐家祿：香山人。業瘍科，有盛名。著有《醫方易簡外科續編》1 卷行世。(據《蘇州府志》)

孫櫓：號南屏，東陽人。性穎異，精外科。有人頸生病，癢甚。櫓曰：此名蝨瘤。決破之，果取出蝨碗許，遂癒。（據《浙江通志》）

許兆禎：著有《外科集驗》。（據吳秀《醫鏡》）

許孫：著有《瘡科方論》1 卷。（據《菉竹堂書目》）

陶華：字尚文，號節庵，浙江餘杭人。精於傷寒，亦長於外科。治病有奇效，鄉人抱奇疾垂危，華應手就癒。著有《傷寒六書》等書。（據《浙江通志》）

郭文才：著有《瘡科心要》2 卷。（據《玉機微義》）

陳文治：號嶽谿，秀水（今屬浙江嘉興）人。明・神宗萬曆時人。著有《瘍科選粹》8 卷。（見《醫藏目錄》）

陳司成：字韶九，浙江海寧人。八世為醫，著有《霉瘍秘錄》。陳氏首先發明利用砒劑、汞劑治療梅毒，為醫界所高度重視。

陳實功：字毓仁，號若虛，江蘇南通人。少遇異人，授以刀圭之術，遂肆力於醫，術亦精，即奇瘍怪症，一睹了然，投劑無不立癒。著有《外科正宗》，以證治精詳著稱。（據《醫藏目錄》）

陳鳳典：新野人。受異人傳，有接骨神術，息尚存皆能醫治，甚至易骨縫腸，割肌取鏃，皆人所驚見者。後卒於騰越。（據《雲南通志》）

張介賓 (1562–1639)：字景岳，山陰（今浙江紹興）人。年十三隨父至京，學醫於金英，盡得其傳。暇即攻習書史，精研《內經》，醫法宗東垣、立齋。著有《景岳全書》、《類經》等書。（據《會稽縣志》）

張鸞：六合人。善外科，投藥則效，不以貧富易情。（據《六合縣志》）

陸承宣：字鳳山，浙江嘉興人。精刀圭術，著《濟人說》行世。子拱召，字明三，繼父業。（據《吳縣志》）

閔自成：字思樓，錢塘（今浙江杭州）人。善內外科。其初，術精於內外科者推姚應鳳；自成後起，遂與相埒。（據《錢塘縣志》）

異遠真人：浙江黃岩人。著有《跌損妙方》1卷。（據《中國醫學大成總目提要》）

黃承昊：字履素（號闇齋），秀水（今屬浙江嘉興）人。著有《折肱漫錄》6卷。

黃樸庵：江蘇無錫人。精外科術。（據《吳錫縣志》）

黃鐘：著有《外科辨疑》4卷。

楊得春：著有《瘍科通玄論》。

雷時震：字普春，江西進賢人。以醫名，選為太醫院吏目，升御醫光祿寺丞。子應運，世其官。震尤善外科，為人縝密謙謹。（據《進賢縣志》）

僧心齋：江西金谿人，為龍興寺老僧，精外科，宿瘤如杯，毒癰滿背，皆能療治。（據《金谿縣志》）

趙原陽：著有《外科序論》1卷。（據《國史經籍志》）

鄭汝煒：字明甫，武進人。精外科，擅治嚴重瘡毒，故有「華佗再世」之稱譽。後因不願為太醫院官，乃隱跡民間，為人民服務，行醫六十年之久，卒年八十。（據《武進縣志》）

熊宗立（約1409–1482）：字道軒，福建建陽人。從劉剡學醫卜之術，注解天元、雪心二賦，撰《名方類証醫書大全》、《勿聽子俗解八十一難經》等書。（據《福建通志》）

劉文開：字際明，新城人。專門外科，治罔弗效；醫德品行尤為醫家所崇敬。（據《新城縣志》）

劉順：泗洲（今屬江蘇）人。精外科，一貴官患瘡久不癒，召順往療之，順削桂一片令啣之即癒。（據《泗洲志》）

劉基：字伯溫。著有《金瘡秘傳禁方》。

劉倫：著有《濟世外科經驗全方》1卷。

劉勉：字仲勉，江蘇吳縣人。世為瘍醫，洪武中以名醫召至京，因老病歸。

生平視病者平等，一遇顛連無告者，輒予賑濟之。（據《蘇州府志》）

劉繼芳：字養元，太平（今屬安徽）人。精治外證，得華佗、《附後》之傳。長子翺鯉，繩家學，亦負重名。（據《太平府志》）

盧萬鍾：明・天啟時人，少年業儒，長乃棄儒事醫。著有《醫說佛乘》。

薛己：字新甫，號立齋，江蘇吳縣人。父鎧（字良武）著述很多，弘治間徵入太醫院。薛己從父習醫，正德時選為御醫，著書十四種，於外科一門尤為精熟。後擢為南京通判，嘉靖間進院使。（據《蘇州府志》）

韓懋（1441–1522?）：字天爵，號飛霞子，四川瀘州人。少為諸生，因不第往峨嵋山訪醫。著《韓氏醫通》等。（據《醫學入門》）

嚴仁泉：江西金谿人。真誠靜穆，脈理精微。雖毒癰滿背，皆能療治。（據《金谿縣志》）

竇良茂：江蘇無錫人。以瘍醫為邑訓科。子楠，孫時用，俱名於時。（據《吳錫縣志》）

竇夢麟：字仲泉，江蘇無錫人。自謂元代昭文館大學士竇漢卿裔孫。精於外科，善治癰疽（據《明史》）。為《瘡瘍經驗全書》的真正作者。

蘇庶：精外科，常治人所不敢治者，屢有奇效。（據《朔方志》）

釋堪池：字還無，濟寧人。戒律精嚴，功行甚高，尤精醫術。證治不執古方，別有刀圭，於針灸疽瘍，取效神速。人或酬謝而不取值。（據《濟寧州志》）

釋普照：江蘇鎮江人。萬曆末至金壇，精於醫而多秘方。治療瘍湯火諸患，立有神效，不責報於人。年八十餘卒。（據《鎮江府志》）

龔居中：字應圜，江西金谿人。著有《外科百效全書》、《外科活人定本》、《痰火點雪》等書傳世，精於外科及內科虛勞病，盛名於時。（據《金谿縣志》）

龔廷賢（1522–1619）：字子才，江西金谿人。龔信子，歷官太醫院，有「醫林

狀元」之稱。著有《壽世保元》、《萬病回春》等書。(據《金谿縣志》)

㈨清　代

九一老人：著有《治疔錄要》1卷。

文叔來：著有《外科摘錄》1卷。

王士雄(1808–1868)：字孟英，浙江海寧人。居餘杭，世為醫。士雄讀書礪行，家道中落，乃以醫自給。學驗兩富，尤精於溫病。著有《溫熱經緯》、《四科簡效方》等書。(據《清史稿》)

王文選：四川萬縣人。著有《外科切要》及《活人新法》。

王學海：著有《秘傳外科集驗方》1卷。

王瑞伯：浙江鄞縣人。嘉慶、道光年間拳術家，精於傷科。著有《秘授傷科集驗良方》1卷。

王維德：字洪緒，號林屋山人，江蘇吳縣人。曾祖字若谷，精瘍醫，維德傳其學。若谷謂癰疽無死證，除治疔用刺外，概不浪用刀針。維德宗其遺法，施治數十年。著有《外科證治全生集》大行於世。(據《清史稿》)

王親仁：著有《製馴多方統論》1卷。(據《中國醫學大成總目提要》)

王皐蓀：著有《疔瘡治療》1卷。

王馨遠：著有《癲狗咬方藥研究》。(據《中國醫學大成總目提要》)

伊桑阿：蒙古人。乾隆中以正骨起家至鉅富，其授徒法削竹管為數段，外包以紙摩挲之，使其節節皆接合如未斷者然。乃如法接骨，皆奏效。(據《清史稿》)

江考卿：著有《傷科方書》1卷。(據《中國醫學書目》)

何景才：著有《外科明隱集》4卷。

何鎮：著有《瘡瘍濟生論》等書傳世。(據《本草綱目必讀類纂》)

余景和：字聽鴻，江蘇宜興人。以少年孱弱多病，乃棄儒就醫，以外科名於

世。著有《外證醫案匯編》、《診餘集》等書。(據《診餘集》)

吳庚生：字平格，錢塘（今浙江杭州）人。馬文植弟子，於外科一門，盡得師傳。曾注《串雅內編》。

吳師機：字尚先（原名安業）。遷居泰州，以薄貼統治各病，頗著效。著《理瀹駢文》。行世。

吳謙 (1689–1848)：字六吉，安徽歙縣人。專崇仲景之說，謙於暇餘，詳加刪訂，書成八九，後於太醫院奉敕編撰《醫宗金鑒》。至乾隆十四年書成，是《醫宗金鑒》之編成以謙稿為藍本可知。其中以《外科心法要訣》、《正骨心法》二書尤為精詳。(據《清史稿》)

李子毅：著有《痰瘰法門》1 卷。

李礎生：著有《外科集驗》1 卷。(據《醫學彙編》)

汪大年：著有《外科應驗良方》1 卷。(據《濟世全書》)

汪本熙：選輯《理瀹駢文摘要》。

汪祝堯：字畫山，錢塘（今浙江杭州）人。諸生，吳師機之堂妹夫，師機在泰州以薄貼為人治病，祝堯曾為之助，著有《外科易知》20 卷，未刊。

沈大潤：著有《金瘡鐵扇散醫案》。

沈志裕（?–1827)：著有《片石居瘍科治法輯要》2 卷。

沈昌惠：著有《傷科秘本》2 卷。

周雲章：著有《外科三字經》。

周學霆 (1771–1834)：湖南邵陽人。以患病出求醫，遇異人，得導引術而癒。著有《三指禪》、《外科便覽》等書傳世。

孟煒：著有《瘈狗病始末及治驗》1 卷。(據《中國醫學大成總目提要》)

易鳳翥：著有《外科証治方藥備要》4 卷。

祁坤 (1610–1690)：字廣生，山陰（今浙江紹興）人。初習舉子業，父死乃從戴望之習醫。擅長外科，在清順治及康熙時為御醫，著有《外科大成》4 卷。

邵澍：著有《外科輯要》4 卷。

邵勤俊：廣東人。著有《跌打新書》2 卷。

金瓊珂：字潤寰，錢塘（今浙江杭州）人。少有神童之譽，及長業醫。著有《外科精微》，未刊。（據《錢塘縣志》）

俞應泰：字星階，浙江紹興人。本業儒，後其妻患螺疔為庸醫所誤，一指脫落，死而復甦者再。乃發奮習醫，內外兼長，並精傷科。著有《外科探源》、《傷科捷徑》。（據《中國醫學大辭典》）

胡青崑：著有《跌打損傷回生集》3 卷。

姚應鳳：字繼元，錢塘（今浙江杭州）人。少孤，隨姑適姚，以瘍醫知名。割皮刮骨，一見洞然。（據《杭州府志》）

淩維正：著有《外科方外奇方》4 卷。

淩奐：字曉五，浙江歸安人。精醫，讀書極博。撰有《淩臨靈方》。

唐黌：字芹洲，江蘇崑山人。著有《外科選要》2 卷，書成於乾隆丙申 (1776)。

孫震元：仁和（今浙江杭州）人。著有《瘍科薈粹》10 卷。

徐大椿：字靈胎，晚號洄溪，江蘇吳江人。博極群書，兼精技擊。對於各科古書，莫不悉心鑽研。著述很多，其代表作為《蘭台軌範》。兼精瘍醫，而未著專書。謂世傳《外科正宗》經用刀針及毒藥，往往害人，詳為批評，世奉為善本。（據《清史稿》）

徐成章：字紹雲，安徽屯溪人。幼穎悟，潛心《素問》，精於臨證，而瘍醫尤稱善，所全活者甚眾。（據《休寧縣志》）

徐悳銈：江蘇崑山人。著有《外科選要》6 卷。

徐潤之 (1855–1919)：著有《華佗瘍科拾遺》。

時介民：著有《時氏家傳正骨術》2 卷。

時世瑞：字靜山，婁東人。著有《瘍科捷徑》。

郝萬才：字義，山西廣靈人。幼孤貧，為人牧羊，山岩險峭，羊時有墜折傷者，牧羊人類能醫治。萬才學其技，久之遂精接骨術，由羊而人，無不應於奏效，名著一邑。其術皆由實驗而得，他醫接治不善者，萬才仍能治之如初。（據梁麗明《耕硯軒郝義傳》）

馬文植 (1820–1903)：字培之，江蘇武進人。數世業醫，精於外科，同治、光緒年間，名動公卿。晚年應詔至京為御醫，一年後力辭回鄉（孟河）。著有《外科傳薪集》、《馬培之外科醫案》等書。

高文晉：字梅溪，松江（今屬上海市）人。自乾隆四十九年起，周遊於浙江、四川等省，計四十年之久方還鄉。著有《外科圖說》。（據《松江府志》）

高思敬：字憩雲，江蘇江陰人。著有《高氏外科全書》15 卷，為外科鉅著。內有《外科醫鏡》係平生驗案，始末俱全，尤為精粹。

高秉鈞：字錦庭，江蘇無錫人。嘉慶時名醫，性亢直，工內外科。診治盡心，不計利。著有《瘍科心得集》，論列外科病症頗為扼要。

張山雷 (1873–1934)：字壽頤，江蘇嘉定人。民初自設中醫學校於浙江蘭谿，著書立說，語多中肯，著有《瘍科綱要》等書，為近代醫壇傑出人材。

張正：字貞庵，浙江嵊縣人。著有《外科醫鏡》1 卷。

張景顏：著有《外科集腋》8 卷。

張鏡：著有《刺疔捷法》1 卷。

張朝魁：人稱「毛矮子」，湖南辰溪人。治癰疽瘰癧及跌打危急之症，能以刀剖皮肉，去瘀血於臟腑，又能續筋正骨。（據《清史稿》）

張鑒峰：著有《壺中別天》1 卷。

曹禾：字畸庵，著有《瘍醫雅言》12 卷。（據《雙梧書屋書本》）

梁栢軒：字希曾，嘉應（今廣州梅縣）人。著有《癧科全書》1 卷。（據《中

國醫學大成總目提要》)

華鼎臣：著有《丁醫》2 卷，係鈔本，未刊。

許克昌：與畢法合著《外科證治全書》5 卷。

許楣：號辛木，浙江海寧人。精醫理，尤長於外科，所製膏丹，必購求良藥，親自研煉，拯救危證甚多，對瘰癧方治，有獨到見解。

陳士鐸：號遠公，山陰（今浙江紹興）人。著有《石室秘錄》、《辨証錄》、《洞天奧旨》等書。（據《醫籍考》）

陳希恕：字夢琴，吳江人。曾祖策，得外科秘方於外家潘氏，始為醫。生平所治疾悉錄記為書，積 322 卷，手撮其要為十冊，以訓子侄。其婿沈某，曾擇取陳氏治病紀錄，重予整理。

陳鳳山：著有《藥功真傳秘抄》1 卷。

陶階臣：會稽（今浙江紹興）人。著有《馬評陶批外科全生集》4 卷。（據《中國醫學大成總目提要》）

曾懿：著有《外科纂要》1 卷。

鈕芳鼎：字晴嵐，浙江烏程人。精外科，貧者求治不取資，且贈以藥。製藥不惜重金，治癒危證甚多。

程國彭：字鍾齡，安徽歙縣人。著有《醫學心悟》，內附《外科十法》。（據《醫籍考》）

費山壽；字友棠，笠澤（屬江蘇吳江縣）人。著有《急救喉証刺疔合編》。

馮兆張：字楚瞻，浙江海鹽人。著《馮氏錦囊秘錄》，內有《外科精要》。（據《馮氏錦囊秘錄》）

馮潤田：著有《少林寺跌打損傷方》1 卷。

過鑄（1839–?）：字玉書，金匱（今屬江蘇無錫）人。幼習內科，長遭兵燹，懸壺泰州者數年。後因患指疔，懼指廢，乃遍究秘方故籍，自治而效。於是專意外科數十年，而尤長於治疔。著有《治疔匯要》。（據《中國醫

學大辭典》)

鄒存淦：著有《外治壽治方初編》。

鄒五峰：字岳。著有《外科真詮》。

管先登：著有《管氏外科十三方》1 卷。

綽爾濟：蒙古人。善醫傷，有中矢垂斃，綽爾濟為之拔簇，敷良藥，傷旬癒。有身被三十餘矢而昏絕者，其令剖白駝腹，置患者於其中，遂甦。(據《清史稿》)

趙蘭亭：字廷海，浙江天台人。著有《傷科秘旨》1 卷。

趙濂：字竹泉，江蘇鎮江人。著有《醫門補要》、《傷科大成》等書。趙氏對外科、傷科病證在治法上頗有一些創新之處。

劉成璣：字啓後，咸寧人。幼傳父業，尤善刀針，凡藥餌不及治者，往往應手而癒。(據《中國醫學大辭典》)

劉恆瑞：原名吉人，號丙生，江蘇鎮江人。著有《外科學講義》、《察舌辨證新法》等書。

劉麗川 (1820–1855)：廣東人。流寓滬濱，精研瘍醫，治瘍頗得奇驗。遇貧苦不受酬，由是名益著。後應太平軍之請，在滬領導起義，於 1855 年被清兵殺害於上海西郊之虹橋。

劉濟川：編有《外科經驗親傳》2 卷。

蔣廷錫 (1669–1732)：編有《古今圖書集成醫部全錄》，內有外科部分。

鄭玉壇：字彤園。著有《彤園醫書四種》，內有《外科圖形脈証》4 卷。(據《彤園醫書四種》)

蕭曉亭：著有《瘋門全書》2 卷。

錢秀昌：字松溪，上海人。曾折左臂，得時醫楊雨蒼治癒，即從之學。臨證精於傷科，著有《傷科補要》。(據《中國醫學大辭典》)

應其南：慈谿人。著有《疔瘡要訣》。

謝應材：著有《發背對口治訣論》1卷。（據《三三醫書》）

羅天鵬：著有《外科良方》1卷。（據羅軍門，《集驗簡易良方》）

霽峰老人：著有《瘍科冰鑒》2卷。

釋傳傑：著有《明醫諸風癘瘍全書指掌》。（據《醫籍考》）

顧世澄：字練紅，安徽蕪湖人。三世業醫，世澄精於外科。僑寓揚州，行醫四十年，著有《瘍醫大全》40卷。（據《醫籍考》）

以上引用自張贊臣編著、俞瀛鰲增訂，《中醫外科醫籍存佚考》（北京：人民衛生出版社，1987）。

延伸讀物

如果各位親愛的讀者藉由閱讀本書，而對中國醫學史感到興趣，我建議可以從以下六本書，做為您了解這個領域的入門書籍。

1. 范行準，《中國醫學史略》（北京：中醫古籍出版社，1986）。

2. 李經緯，《中醫史》（海口：海南出版社，2007）。

3. 黃龍祥，《黃龍祥看針灸》（北京：人民衛生出版社，2008）。

4. 鄭金生，《藥林外史》（臺北：東大出版社，2005）。

5. 栗山茂久，《身體的語言——從中西文化看身體之謎》（臺北：究竟出版社，2000）。

6. 杜正勝，《從眉壽到長生——醫療文化與中國古代生命觀》（臺北：三民書局，2005）。

謝　辭

這本小書，主要是為了高中以上程度，對中國醫療文化史感興趣的讀者所編寫的普及通俗讀物。

本書最原始的內容主要是在中央研究院「胡適紀念講座」(2008) 的通俗演講，以圖像為主，藉由淺白的文字敘述，介紹中國醫學的發展。這也是一本通史性的小書，雖然以中醫外科為主軸，但是希望通過中醫相關領域的參差對照，讓讀者在簡短的內容裡面，對中醫外科史有較為系統性、全面性地了解。

本書的體例兼或徵引中醫醫籍的原文，讀者若覺得閱讀困難，可以省略不看。為了方便閱讀，除了標示各章以外，每章另立小節。

這本書應該是第一本以「外科史」為主題的中醫通史。我希望初步通過豐富的史料，挖掘出中醫外科這一個新的研究領域。陸九芝 (1818–1886) 曾經有一首七言，稱讚徐靈胎：「道理分明在眼前，說穿不值半文錢。如何出個靈胎後，長夜昏昏又百年。」這首詩或許可以表達我的心情。

這本小書由我個人講授，攘剔瑕瑜，並由我的學生清華大學歷史研究所碩士詹苡萱打字、校對並檢閱相關的史料。書中利用大量的二手研究；由於本書不是學術著作，沒有一一註明。這本書所涉及的中醫外科史某些歷史時期，我另有專書處理，同時也有學術論文進一步地討論。

本書編寫的期間，我發覺自己罹患糖尿病，家父也有這種疾病；為了徹底改變自己的生活方式，我每天飯後散步一個小時，並盡量控制飲食。我總是在黃昏的時候，繞著家居附近的舊莊公園閒步，這本書大部分的細節，都是在這段時間形成的。

修改這本書時，我正在香港中文大學歷史系客座，同時教授中醫外科史；學生對這個課程回應，是出乎我的意料的。西諺云，All journeys have secret destinations of which the traveler is unaware. 就以這句話，做為書的謝辭罷。

李建民謹誌

大坑溪畔

二稿於香港中文大學馮景禧樓 112 室

索引（人名）

A Visual Journey through Chinese External Medicine and the World of Bodily Experience

Li Jianmin

This is a history of Chinese medicine with a unique theme and a vivid narrative.

Is it true that traditional Chinese doctors were only good at internal medicine? Is it true that traditional Chinese doctors did not operate? This book eliminates these prejudices and argues that Chinese external medicine is also capable of dealing with visible, topical skin lesions such as carbuncles and furuncles. Chinese external medicine has been relying on "external treatment" such as petty surgery for a long time. I use the plural form "Chinese medicines" to describe the various ways in which disorders are treated and understood, and the various ways in which "Chinese medicines" are practiced.

This book argues that Chinese external medicine perceived the human body from the standpoint of "subcutaneous flesh," which included tendons, muscles, and fat deposits. The key concept of Chinese external medicine is that external illnesses or disorders are caused by “partial heat.” Starting from the Song dynasty (960–1279), Chinese external medicine was gradually “internalized”, meaning that the pulse diagnosis and decoctions typical of “internal medicine” replaced traditional external medical methods. Meanwhile, the perception that “muscles are affiliated with the spleen,” a crucial concept in the Chinese medical classic *Neijing*, was also applied to practical treatment. As a result, Chinese external medicine became more and more cautious concerning surgery.

How was the dichotomy between “external” and “internal” Chinese medicine created? In contrast with “modern medicine” in which the “surgical point of view” looms large, Chinese medicine embarked on exactly the opposite direction. With “technical rationality,” western medicine as a “discipline” is transformed into a “science” with general standards and operability. However, Chinese medicine more or less remains a “craft” that is individual, local, and intertwined with cultural and ideological discourses.

How do different methods of diagnosis and treatment affect our imagination of illness and body? Is Chinese medicine being continuously “internalized”? This book answers these questions with both macro-perspectives and detailed examples. This is one of the best introductions to Chinese medical history.

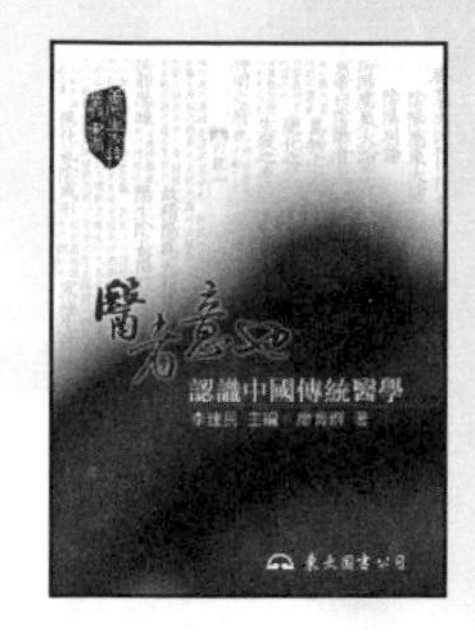

醫者意也——認識中國傳統醫學

廖育群／著

「醫者意也」是從古至今許多中醫論者常常言及的一句話。然而古代的醫家究竟是如何以「意」來構造這門學問，似乎並無人深究。本書沿著傳統醫學自身的發展脈絡，探索「意」的歷史蹤跡。

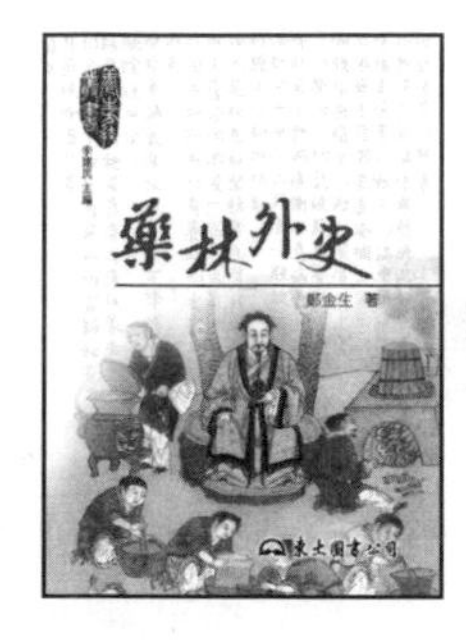

藥林外史

鄭金生／著

本書彙萃了作者多年從事中藥歷史研究的心得，展示中國古代藥學的發展。簡要清晰地介紹中國古代本草文獻發展的源流、中藥學術主題與學風的演變、中藥炮製的歷史演變等內容，有助於讀者了解中藥的歷史全貌，也為學習中醫藥者提供登堂入室的門徑。

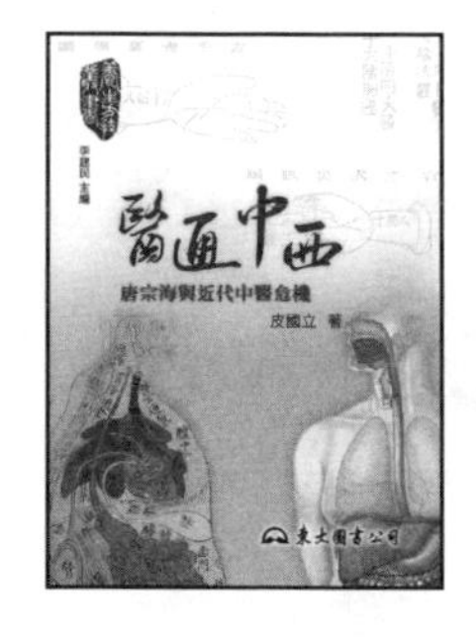

醫通中西——唐宗海與近代中醫危機

皮國立／著

您比較相信中醫還是西醫呢？您是否對許多中醫的名詞，例如氣化、三焦、命門等名詞有興趣，或者覺得為無稽之談呢？本書透過唐宗海醫生的醫論，來告訴讀者當中醫與西醫在近代初遇時，彼此對於醫學理論認知以及人類身體的解讀，到底存在什麼樣的歧異。

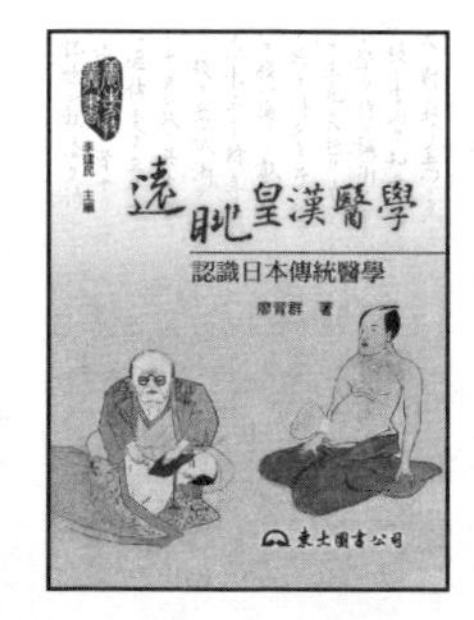

遠眺皇漢醫學——認識日本傳統醫學

廖育群／著

本書為全面述說日本漢方醫學的「通史」性著作，不糾纏諸如某位著名醫家生卒之年、著作撰寫或出版年份的考證，僅就這方面的風雲人物、有趣之事、垂世之說，略作介紹。使讀者得以遠眺東方地平線上扶桑之國的古代醫學，了解中國傳統醫學在異域獨立生活的方方面面。

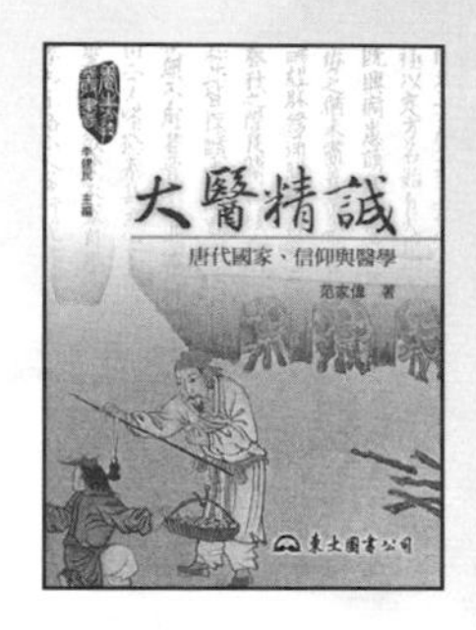

大醫精誠——唐代國家、信仰與醫學

范家偉／著

唐代結束南北朝分裂的局面，並承繼南北朝的醫學遺產，以官方醫療機構為基礎，整合中國醫學，揭開中國醫學史上的新頁。全書嘗試擺脫過去集中人物和醫書為重點的書寫方式，從國家、信仰兩大影響醫學發展的力量切入，以全新視野綜觀南北朝至唐代醫學發展的多元面向。

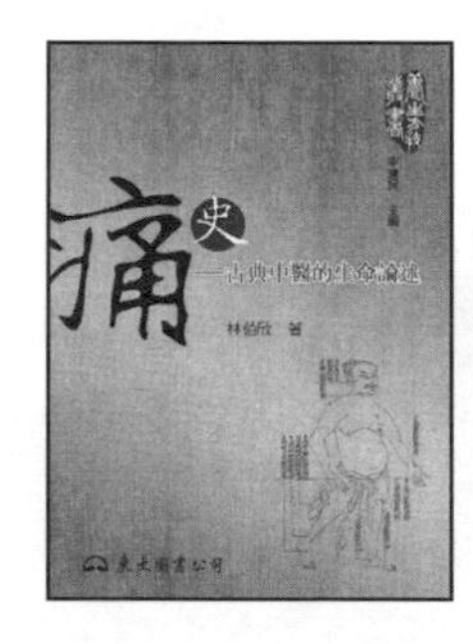

痛史——古典中醫的生命論述

林柏欣／著

「痛」是人類共有的不愉快感覺與經驗。對患者而言，緩解痛的需求經常比治療原發疾病更加迫切，這是臨床上最具特色的難題之一。作者經由各種史料與文本的分析，探索歷史、文化及醫學相互影響之脈絡，並以較寬廣的角度審視古典中醫學裡「痛與生命」之間的各種關係。全書內容不僅具備專業的深度，也透露出作者對古典中醫學的熱情與信心。